● 教育部人文社会科学研究一般项目资助

中医文化地理论

彭榕华 著

U0216932

厦门大学出版社
XIAMEN UNIVERSITY PRESS

国家一级出版社
全国百佳图书出版单位

图书在版编目(CIP)数据

中医文化地理论 / 彭榕华著. —厦门：厦门大学出版社，2016.8
ISBN 978-7-5615-6215-4

Ⅰ．①中… Ⅱ．①彭… Ⅲ．①中国医药学-文化地理学 Ⅳ．①R2-05

中国版本图书馆 CIP 数据核字(2016)第 213757 号

出 版 人	蒋东明
责任编辑	眭 蔚
封面设计	蒋卓群
责任印制	许克华

出版发行	厦门大学出版社
社 址	厦门市软件园二期望海路 39 号
邮政编码	361008
总 编 办	0592-2182177 0592-2181406(传真)
营销中心	0592-2184458 0592-2181365
网 址	http://www.xmupress.com
邮 箱	xmupress@126.com
印 刷	厦门市金凯龙印刷有限公司

开本	720mm×1000mm 1/16
印张	15.5
字数	305 千字
版次	2016 年 8 月第 1 版
印次	2016 年 8 月第 1 次印刷
定价	40.00 元

本书如有印装质量问题请直接寄承印厂调换

厦门大学出版社
微信二维码

厦门大学出版社
微博二维码

内容简介

中医药文化是在特定的地理条件下形成和发展的。不同的地理环境与物质条件,使人们形成了不同的生活方式和思想观念。东西有别的地形地势和南北有异的气候特点,以及各地人生礼俗、岁时民俗和谚语俗语等民俗中反映出来的中医药文化内涵,使中医药文化的发生发展表现出明显的地域性差异。

本书以生态地理环境对人体健康的影响为出发点,分析地域因素对中医理论发展的影响,探讨不同地理环境下特有的疾病证候规律和医药运用特点,以有特色的自然地理环境为主要分界依据,来研究中医药文化地域性分布的社会生态状况,并对近现代地域医学分区模式进行探索。本书研究了中医药文化的地理分布规律,包括地域医学的文化特征与形成背景,学术思想的形成与地域转移,中医药文化的扩散路线与融合过程,以及与中医起源、人体体质、疾病特点、药物利用、治病特点、医学流派的关系等,从人文地理学和生态社会史角度,用历史学、文献学、比较学中所运用的方法,探讨古代医家的成长、医学的发展与环境的关系,勾勒出中医药文化地理版图,以引起人们对中医学发展的环境因素的重视,把握中医生态文化区域发展的规律性。

序

中医学,是与天地、社会、人事紧密相关的全方位学问。《黄帝内经》说,要掌握中医,就必须"上知天文,下知地理,中知人事"(《素问·气交变大论》)。历代围绕着这三个支点的研究很多,成果也非常丰厚。近年来,随着研究工作的不断深入,各种分门别类的研究纷纷展现出各自的靓丽之处,福建中医药大学彭榕华副教授的新作《中医文化地理论》就是其中的一种。

俗云:"百里不同风,千里不同俗。"这"百里""千里",就是地理的概念;"风""俗",就是丰富多彩的地理(地域)文化现象了。这种文化现象,既包括社会生活文化中的家族、社会、交往、婚丧礼仪,也包括物质生活文化中的衣食住行、生产、交易形式,还包括民族传统中的信仰、岁时节日、游艺竞技、语言艺术等诸多方面。可以说,地理文化是构成中华完整民族史、社会史、生活史的基本构件之一。毫无疑问,这些内容的每一个环节都离不开健康的信息,都交织着与医学科学的纵横联系,并最终成为中华优秀传统文化的重要特征,也是中医学最突出的文化亮点。

中医地理文化的基因渗透于中医学的骨骼、肌肉、组织、细胞之中,无处不在,从对健康的认知到疾病的病因、病机、诊断、预防、治疗、康复和药物的应用,都随时可见。《中医文化地理论》要展示给读者的正是这些内容。全书共分八章,从中医文化地理总论、地理环境与中医源流、地理环境与人体体质、地理环境与疾病特点、地理环境与治病特点、地理环境与药物利用、地理环境与医学流派、中医文化地理版图等方面多视角地勾勒出地理环境与中医学的关系,诠释了中医地理文化的深邃内涵。书中不仅引用了历代医家们大量研究中医地理文化的论述和成果,而且也有颇多作者本人的学习体会和研究心得,为中医地理文化的研究注入了新鲜血液。

民谚有"一方水土养一方人"的说法,引申到中医学就是一方医生善于防治某一方人的疾病、一方药物善于防治某一类疾病的意思。这是形成中医学众多学术流派、众多特色绝技、众多道地药材的土壤,使它表现出道同法异、精彩纷呈、异曲同工、各显千秋的特点,维系着中华民族的繁衍昌盛和健康生存。

"凡用药,皆随土地所宜,江南岭表,其土暑湿,其人皮肤薄脆,腠理开疏,用药轻省;关中河北,大地干燥,其人皮肤坚硬,膜理闭塞用药重复。"(唐·孙思邈《备急千金要方》)地理位置不同,疾病的表现不同,治法和用药也不同,这种因人、因地、因时制宜的学说,是中医学活的灵魂。这样的证据比比皆是,可以随手拈来,如宋·方勺在《泊宅编》中记载的"蜀人石藏用以医术游都城,其名甚著。陈承余杭人,亦以医显。然石好用暖药,陈好用凉药,俗语曰'藏用担头三斗火,陈承箧里一盘冰'"的故事就是一例。石藏用的行医范围在今四川成都一隅,陈承、刘寅的行医范围则在今江、浙一带,后来这两个地区分别成为火神派和滋阴派活跃的地域。

关于药物的地域性,东汉药物学专著《神农本草经》说得明白:"土地所出,真伪新陈,并各有法。"它强调的药物与产地的关系,虽然包括土壤、气候、光照、雨水等诸多因素,但都与地理文化难以分割。古代大量的医学典籍都是立足于以中原地区为代表的黄河流域的地理文化为背景的,包括一些民谚也是如此:"正月茵陈二月蒿,三月割了当柴烧""正月二月三月间,荠菜可以当灵丹"……若放在长江以南,这个时间概念就得提前半个月到一个月左右;若放到华北或东北地区,那就要推迟一个月乃至更长的时间了。中医人对中药的选择、应用有诸多考究,其看重并确立地理因素与药物质量、疗效的关系从中可见一斑。

中医药文化是在特定的地理条件下形成和发展的,表现出明显的地域性差异。研究中医药文化,绝不能忽略了这个重要的特征。对中医药文化研究的整体定位和方向,也不能脱离这个大前提,否则就有可能掩盖中医药文化应有的民族地位和国家功能,对中医药文化的评价就可能缺乏分量。这个定位,是中华大文化圈的层面;这个方向,是国家发展的战略高度。打开中华数千年的文明史,不难发现,中医药文化是中华文化传承发展的风向标、标识和灯塔,是中华文化对外开放的名片,对中华文化的传承和复兴具有示范、启迪和推动作用。它的宇宙观包含着的天人合一、天人一体、世界一家、顺应自然、绿色开放的生态体系;哲学观包含着的循序渐进,继承、创新并行,在继承的基础上发展,与时俱进的发展体系;认识论包含着的以人为本、和谐共存,求同存异、和而不同,包容吸纳、共荣共享的学术体系;伦理观包含着的自信自律、自强不息,美人之美、与人为善,团结友爱、奋进奉献的道德体系;方法学包含着的因人、因地、因时制宜的个性化理念,灵活多变、简便效验、科学实用的服务体系,与中央提出的"创新、协调、绿色、开放、共享"五大发展理念是一脉相承的。

从这个基点出发去认识和研究中医药文化,既需要加强文化自信,又需要提升文化自觉,还需要提高文化悟性,真正把中医药文化建设落到实处。许多学者感到文化研究是"软饭",研究工作无从入手,写不出新意,抓不住亮点,归根结底还是文化自信、文化自觉,尤其是文化悟性不足的表现。"运用之妙,存乎一心"(《宋史·岳飞传》)是说兵法的,其关键问题就在这个"心"字上,核心是如何解决善于判断、善于思考的问题,也就是悟性。从中华大文化圈切入去感悟中医药文化,用多元化的手段去研究、破解中医药文化的密码,永远有做不完的文章。全身心投入之后才会发现,中医药文化的每个研究领域之内都隐含着无数的闪光点,把它们连成一片就是繁星满天了。彭榕华副教授的这本书,虽然还不尽完美,还存在一些需要商榷和完善之处,但其立意中透发出的对中医药文化的自信、自觉和悟性是值得肯定和称赞的。新书付梓之际,她发来了电子版书稿,并邀我作序,写上这些话,算是我先睹为快的感言,也算借机向中医界的朋友们发出一点呼吁:希望在国家中医药文化建设大旗的引领下,有更多的学者融入中医药文化研究的队伍中来,踏踏实实做好关于中医药文化研究的文章,为中医的传承、发展,为人类的健康事业谱写出更加绚丽的篇章。

国家中医药管理局中医药文化建设与
科学普及专家委员会专家
中国健康管理产学研联盟指导专家
中华中医药学会学术顾问
2016 年 7 月 1 日

前　言

　　我国地域辽阔,北有神秘壮美的蒙古戈壁,西有世界上最高的青藏高原,东南有浩瀚无际的太平洋,开阔的腹地上有中华传统文化的发源地黄河和长江,造就了中华传统文化鲜明的地域性。著名学者金克木认为,中国的地理环境造就了两种文化:一是长城文化,即隔绝阻塞的文化;二是运河文化,即南北贯通的文化。与西方文明史上世界地理的大发现和大探索相比,中国古人始终把精力放在内向自足的探求上,没有向外扩张的企图,从而形成一种内向的、求稳的文化类型。

　　中医学正是我国各族人民在几千年的社会生产实践活动中,在与疾病的斗争中逐步形成并不断丰富发展起来的医学科学,中医学发生发展的过程始终植根于中华传统文化的土壤之中,形成了独具特色的中医药文化。

　　中医药文化集中体现了中医学的本质与特色,深深植根于老百姓的风俗习惯、饮食文化之中,并在历史的变迁中不断包容、发展、创新,也为不同地域、不同民族的人民所接受,具有鲜明的地域性特征。中医药文化讲求天时、地利、人和,正是这种顺应天地自然的理念,使得中医药文化在数千年的风雨变幻中历久弥新,毅然屹立于医学之巅,为人类的生命健康默默地服务。

　　中医药文化的产生与发展,与地域环境有着极为密切的联系,注重中医药文化的地域性特色,不仅要关注不同的地域环境对人的体质、疾病以及治疗方案的影响,也要关注中药材的生长环境及药物的栽培、采收、加工、炮制、储存等对药物品质的影响,还要考虑到气候以及人文因素的影响。

　　中医药的发展就是为了防治疾病,保卫人类的生命健康。历代中医家都强调治病"因地、因时、因人"制宜对治病救人的重要性,但由于各时期客观条件的限制,每位医家只能将自己接触到的一些地域性的特殊疾病进行归纳总结,各自有所局限,所述理论也较零散,没有形成完整的体系,不利于后世学者

1

研究地域性疾病和人文。本书拟从地域文化的角度阐述中医药文化在不同的历史时期,气候、人文的不同,而对中医药文化产生不同程度的影响,以及在同一历史时期地域、环境的不同,所形成的文化性差异。

作　者

2016 年 6 月

目　录

第一章
中医文化地理总论

中医文化地理研究中医药文化的分布规律包括中医药区域文化特征及其形成背景,医学文化中心的形成及地域转移,中医药文化的扩散路线与融合过程,以及与中医起源、人体体质、疾病特点、药物利用、治病特点、医学流派等的关系。中医文化地理在地理学科、社会文化艺术学科和自然技术学科的交融中成长,是中国区域地理的重要组成部分。加强中医文化地理研究可以把握中医药文化区域性发展的规律性。

本章以生态地理环境对人体健康的影响为出发点,分析地域因素对中医理论发展的影响,探讨不同地理环境下特有的疾病证候规律和医药运用特点,以有特色的自然地理环境为主要分界依据,来研究中医药文化地域性分布的社会生态状况,并对近现代地域医学分区模式进行探索。

第一节　中医药文化的地域性特征

中医药文化是在特定的地理条件下形成和发展的,具有悠久的历史、深厚的底蕴、丰富的内容和广泛的影响。中医学在发展过程中形成了独特的文化特征,地理环境对中医药文化的特征产生了深远而持久的影响。

一、中医学的文化特征

(一)"三才一体"的整体观

天、地、人最早出自《易经》:"一生二,二生三,三生万物。天、地、人,合为

1

'三才'。天主气。天数乃大势,气数应之。地主精。精血为体,依托魂灵。人主神。神、形相倚,心性相果。"

中医学认为天文、地理、人事是一个有机整体,强调天人合一、形神一体,认为人既有自然属性又有社会属性,以人与自然和社会的关系去认识生命、健康和疾病等问题,从而确立了生物-心理-社会的医学模式。中医学要求医者需上知天文、下晓地理、中通人事,这是中国传统文化整体观念在中医文化中的体现。

中医学非常重视人体本身的统一性、完整性及其与自然界的相互关系,认为人体是一个有机的整体,构成人体的各个器官在结构上不可分割,在功能上协调补充,在病理上相互影响。人体与自然界也是密不可分的,自然界的变化随时影响着人体,人类在能动适应自然和改造自然的过程中维持着正常的生命活动。这种机体自身整体性和内外环境统一性的思想即为整体观念。整体观念是中国古代唯物论和辩证思想在中医学中的体现,它贯穿于中医学的生理、病理、诊法、辨证和治疗等方面。

1. 人体是一个有机的整体

人体由若干脏腑、组织和器官组成,每个脏腑、组织或器官各有其独特的生理功能;人体各个组成部分之间,在结构上是不可分割的,在生理上是相互联系、相互支持又相互制约的,在病理上也是相互影响的。中医学在整体观念指导下,认为人体正常的生理活动一方面依靠各脏腑组织发挥自己的功能作用,另一方面又要靠脏腑组织之间相辅相成的协同作用和相反相成的制约作用,才能维持其生理上的平衡。每个脏腑都有其各自不同的功能,但又是在整体活动下的分工合作、有机配合,达到人体局部与整体的统一。在认识和分析疾病的病理状况时,中医学首先从整体出发,将重点放在局部病变引起的整体病理变化上,并把局部病理变化与整体病理反应统一起来。在诊治疾病时,可以通过面色、形体、舌象、脉象等外在的变化,来了解和判断其内在的病变,以作出正确的诊断,进行适当的治疗。人体是一个有机的整体,在治疗局部病变时,也必须从整体出发,采取适当的措施。如"从阴引阳,从阳引阴,以右治左,以左治右"[①]"病在上者下取之,病在下者高取之"[②]等,都是在整体观指导下确定的治疗原则。

---

① 林亿,高保衡,孙奇整理.黄帝内经素问[M].北京:人民卫生出版社,2012:31-32.

② 中医出版中心整理.灵枢经[M].北京:人民卫生出版社,2015:26.

2.人与外界环境的统一性

外界环境是指人类赖以生存的自然环境和社会环境。中医学的整体观念强调人体内外环境的整体和谐、协调统一,认为人体是一个有机整体,既强调人体内部环境的统一性,又注重人与外界环境的统一性。天人关系是中国古代哲学的基本问题,在中国古代哲学中,天的含义有三种:一是指自然之天,二是指主宰之天,三是指义理之天。人的含义有两种:一是指现实中认知的主体或实践主体,二是指价值意义上的理想人格。天人关系实质上包括了人与自然和社会的关系。中国古代哲学"气一元论"认为天人一气,整个宇宙都统一于气。天和人有着物质的统一性,有着共同的规律。中医学根据"天人合一"的理论,用医学、天文学、气象学等自然科学材料,论证并丰富了天人合一说,提出了"人与天地相参"[①]的"天人一体观",强调"善言天者,必有验于人"[②],把人的需要和对人的研究放在天关系理论的中心地位。

3.人与自然环境的统一性

人与自然有着统一的本原和属性,人产生于自然,人的生命活动规律必然受自然界的规定和影响。人与自然的物质统一性决定生命和自然运动规律的统一性。人类生活在自然界之中,自然界存在着人类赖以生存的必要条件。自然界的运动变化又可以直接或间接地影响着人体,人的机体则相应地发生生理和病理上的变化。这种"天人一体观"认为自然界阴阳五行的运动变化,与人体五脏六腑之气的运动是相互通应的。所以,人体与自然界息息相通、密切相关。人类能主动地适应自然,并且改造自然,从而保持健康、生存繁衍,这就是人体内部与自然环境的统一性。

(二)以人为本的医德观

传统文化的人文精神在于以人为本,强调人的主体地位。基于这种人文精神,中医学强调人的生命与价值,认为"天覆地载,万物悉备,莫贵于人"[③],把保护人类健康、减少疾病、追求长寿作为医学伦理的核心,把人的生命价值视为医学的出发点和归宿。所以中医学强调医乃仁术,把不计名利、潜心医道、厚德济生、精诚仁爱作为医德的标准,是中国传统文化重视人伦道德修养

---

① 林亿,高保衡,孙奇整理.黄帝内经素问[M].北京:人民卫生出版社,2012:147.
② 林亿,高保衡,孙奇整理.黄帝内经素问[M].北京:人民卫生出版社,2012:149.
③ 林亿,高保衡,孙奇整理.黄帝内经素问[M].北京:人民卫生出版社,2012:108.

的体现。

医德观念,是指一个人对医德行为规范及其执行意义的理解。在医疗实践中,医德观念表现为对他人和自己行为的是与非、美与丑的判断和评价,是一切自觉的医德行为的基础和动力。医学道德观念作为一种社会意识形态,它的形成和发展受到社会经济、政治、文化、科学等多种因素的制约。由于人们的世界观、人生观不同,医务人员的医德观念和修养水平也不尽相同。把人的生命价值视为医学的出发点和归宿;把维护和保障病人的生命和健康作为医务人员的神圣职责;把不为名利、无欲无求、潜心医术、志存救济、仁爱至尊、认真负责作为医德的标准,自觉履行"医乃仁术",始终保持珍重普济众生、恻隐仁爱之心,是对于一名医者最基本的医德要求。强调"坚持以病人为中心"的服务理念就是强调以人为本的医德观。

关于"医德"概念,唐代"药王"孙思邈在《大医精诚》一文中有精当的论述:"凡大医治病,必当安神定志,无欲无求,先发大慈恻隐之心……见彼苦恼,若己有之,深心凄怆,勿避昼夜寒暑,饥渴疲劳,一心赴救……夫为医之法,不得多语调笑,谈谑喧哗,道说是非,议论人物,炫耀声名,訾毁诸医,自矜己德。"①孙思邈的这一论述,被后世奉为悬壶济世的圭臬。古往今来,医生皆以救死扶伤为宗旨,以济世活人为天职,赢得了全社会普遍的敬重与拥戴。《宋史》载:"名医庞安时,为人治病,率十愈八九,踵门求诊者,为辟邸舍居之,亲视饼粥药物,必愈而后遣。其不可为者,必实告之,不复为治。活人无数,病家持金来谢,不尽取也。"②在市场经济条件下,商品经济的竞争性、求利性,金钱的诱惑和利益的驱动,使少数医务人员忽视了道德修养,见利忘义,医患之间出现了信任危机,严重影响了医务人员的良好的形象。为了养成与市场经济相适应的医德,与病人保持和谐的医患关系,树立高尚的敬业精神,医务人员应该注重自己的医德修养。

(三)动静互涵的恒动观

中医学用运动变化的观点来看待生命运动,以及健康与疾病的变化,认为天地万物本源于气,人之生死亦由于气。运动是气的根本属性,生命就是一个气化的有机体,健康、亚健康、疾病和死亡是气机之阴阳运动的结果。中医学重视用运动变化的观点来认识生命过程,指导防病治病,这是中国传统文化动

---

① 〔唐〕孙思邈撰,刘清国等主校.千金方[M].北京:中国中医药出版社,1998:5-16.
② 史仲序.中国医学史[M].台北:"国立"编译馆,1984:97.

静平衡观的体现。《周易》说:"一阴一阳之谓道"①"刚柔者,立本者也"②。宇宙间一切事物的变化,无不是阴阳相互对应的作用,在阴阳交错的往来中,阴退阳进,阳隐阴显,相互作用,相反相成,生化不息。《素问·生气通天论》中记载:"阴平阳秘,精神乃治,阴阳离决,精气乃绝。"③阴与阳相互对立制约,而又交感互藏,互根互用,矛盾统一,不断维持着相对的动态平衡。真阴有收敛收藏阴精的作用,并能滋养真阳收敛真阳(阴平);真阳有生长生发抵御外邪的作用,并不让真阴外泄而固束真阴(阳秘)。

动和静,是物质运动的两个方面或两种不同表现形式。人体生命运动始终保持着动静和谐的状态,维持着动静对立统一的整体性,从而保证了人体正常的生理活动机能。王夫之《周易外传》说:"动静互涵,以为万变之宗。"④辩证法认为:"孤阳不生,独阴不长。"故阴阳互涵互根是宇宙万物的根本法则,也是生命活动的要谛。《思问录》谓"太极动而生阳,动之动也;静而生阴,动之静也","静者静动,非不动也"⑤。又《张子正蒙注》说:"动而不离乎静之存,静而皆备其动之理,敦诚不息,则化不可测。"⑥这就是说"动"不离"静","静"不离"动","动静"相对立,而又相互依存。因此,只承认运动或者只承认静止的观点都是不对的。所以王夫之又说:"流俗滞于物以为实,遂于动而不返,异端虚则丧实,静则废动,皆违性而失其神也。"⑦只承认一方面而否认另一方面,把运动和静止割裂开来,都是违反事物运动变化的本质的。朱熹也明确指出:"静者,养动之根,动者所以行其静。"⑧动与静互为其根,无静不能动,无动不能静,阴静之中已有阳动之根,阳动之中自有阴静之理,说明动静是一个不可分割的整体。古代哲学认为,既无绝对之静,亦无绝对之动。"动静"即言运动,但动不等于动而无静,静亦不等于静止,而是动中包含着静,静中又蕴伏着动,动静相互为用,才促进了生命体的发生发展与运动变化。

运动和静养是中国传统养生防病的重要原则。动静结合的摄生保健,以动静来划分我国古代养生学派:老庄学派强调静以养生,重在养神;以《吕氏春

① 黄寿祺,张善文撰.周易译注[M].上海:上海古籍出版社,2004:503.
② 史仲序.中国医学史[M].台北:"国立"编译馆,1984:530.
③ 林亿,高保衡,孙奇整理.黄帝内经素问[M].北京:人民卫生出版社,2012:14.
④ 〔清〕王夫之著.周易外传[M].北京:中华书局,1977:120.
⑤ 〔清〕王夫之.船山思问录[M].上海:上海古籍出版社,2010:32.
⑥ 〔清〕王夫之著.张子正蒙注[M].北京:中华书局,1975:95.
⑦ 〔清〕王夫之著.张子正蒙注[M].北京:中华书局,1975:329.
⑧ 黄珅,曹姗姗注评.朱子语类[M].南京:凤凰出版社,2013:73.

秋》为代表的一派,主张动以养生,重在养形。他们从各自不同的侧面,对古代养生学做出了巨大的贡献。他们在养生方法上虽然各有侧重,但本质上都提倡动静结合,形神共养。只有做到动静兼修,动静适宜,才能"形与神俱",达到养生的目的。

1. 静以养神

我国历代养生家十分重视"神"与人体健康的关系,认为神气清静,可致健康长寿。由于"神"有易动难静的特点,"神"有任万物而理万机的作用,常处于走而难守的状态,故清静养神就显得特别重要。老子认为"静为躁君",主张"致虚极,守静笃"①,即要尽量排除杂念,以达到心境宁静状态。《内经》从医学角度提出了"恬淡虚无"的摄生防病的思想。后世的很多养生家对"去欲"以养心神的认识,如三国的嵇康、唐代的孙思邈、明代的万全等都曾做过精辟的论述,无论在理论上还是方法上都进行了深化和发展。清代的曹庭栋在总结前人静养思想的基础上,赋予"静神"新的内容。其所谓"心不可无所用,非必如槁木,如死灰,方为养生之道","静时固戒动,动而不妄动,亦静也"②,即是对"静神"的诠释,使清静养神思想前进了一大步。"静神"实指精神专一,摒除杂念及神用不过。正常用心,能"思索生知",对强神健脑会大有益处。但心动太过,精血俱耗,神气失养而不内守,则可引起脏腑和机体病变。静神养生的方法也是多方面的,如少私寡欲、调摄情志、顺应四时、常练静功等。就以练静功而言,其健身机制却体现出"由动入静""静中有动""以静制动""动静结合"的整体思想。练静功有益于精神内守,而静神又是气功锻炼的前提和基础。

2. 动以养形

形体的动静状态与精气神的生理功能状态有着密切关系,静而乏动则易导致精气郁滞、气血凝结,久即损寿。所以,《吕氏春秋·尽数》说:"形不动则精不流,精不流则气郁。"③《寿世保元》说:"养生之道,不欲食后便卧及终日稳坐,皆能凝结气血,久则损寿。"④运动可促进精气流通,气血畅达,增强抗御病邪能力,提高生命力,故张子和强调"惟以血气流通为贵"⑤。适当运动不仅能

① 饶尚宽译注.老子[M].北京:中华书局,2006:39.
② 〔清〕曹廷栋撰.老老恒言[M].长沙:岳麓书社,2005:32.
③ 廖名春,陈兴安译注.吕氏春秋全译[M].成都:巴蜀书社,2004:386.
④ 〔明〕龚廷贤撰,孙洽熙等点校.寿世保元[M].北京:中国中医药出版社,1993.
⑤ 〔金〕张子和撰,邓铁涛,赖畴整理.儒门事亲[M].北京:人民卫生出版社,2005:72.

锻炼肌肉、四肢等形体组织,还可增强脾胃的健运功能,促进食物消化输布。华佗指出:"动摇则谷气得消,血脉流通,病不得生。"①脾胃健旺,气血生化之源充足,故健康长寿。动形的方法多种多样,如劳动、舞蹈、散步、导引、按蹻等,以动形调和气血,疏通经络,通利九窍,防病健身。

3.动静适宜

《类经附翼·医易》说:"天下之万理,出于一动一静。"②我国古代养生家们一直很重视动静适宜,主张动静结合、刚柔相济。动为健,静为康,动以养形,静以养气,柔动生精,精中生气,气中生精,是相辅相成的。实践证明,能将动和静、劳和逸、紧张和松弛这些既矛盾又统一的关系处理得当、协调有方,则有利于养生。

从《内经》的"不妄作劳",到孙思邈的"养性之道,常欲小劳",都强调动静适度;从湖南马王堆出土竹简的导引图中的导引术、华佗的五禽戏,到后世的各种动功的特点,概括言之就是动中求静。动静适宜的原则,还突出了一个审时度势的辩证思想特点。从体力来说,体力强的人可以适当多动,体力较差的人可以少动,皆不得疲劳过度;从病情来说,病情较重,体质较弱的,可以静功为主,配合动功,随着体质的增强,可逐步增加动功;从时间上来看,早晨先静后动,有益于一天的工作,晚上宜先动后静,有利于入睡。总之,心神欲静,形体欲动,只有把形与神、动和静有机结合起来,才能符合生命运动的客观规律,有益于强身防病。

(四)防病治变的防治观

中医学主张"不治已病治未病,不治已乱治未乱",强调未病先防,既病防变,与其治疗于有病之后,不如摄养于未病之先。这种预防为主的医学思想,是传统文化中防微杜渐忧患意识的具体体现。

未病先防是指在人未发生疾病之前,采取各种有效措施,做好预防工作,以防止疾病的发生,这是中医学预防疾病思想最突出的体现。疾病的发生,主要关系到机体的内在正气和机体感受的外来邪气,正气不足是疾病发生的内在根据,而外来的邪气则是发病的重要条件。既病防变是指在疾病发生以后,应早期诊断、早期治疗,以防止疾病的发展与传变。疾病发生后,由于邪正力

---

① 〔晋〕陈寿撰,〔宋〕裴松之注.三国志[M].北京:中华书局,2005:593.

② 〔明〕张介宾撰,李志庸主编.张景岳医学全书[M].北京:中国中医药出版社,1999:668.

量的变化,就产生了疾病的变化。疾病可能会出现由浅入深、由轻到重、由单纯到复杂的发展变化。如果能在疾病的初期早期诊治,此时病位较浅,正气未衰,病情多轻而易治。故《素问·阴阳应象大论》说:"故邪风之至,疾如风雨,故善治者治皮毛,其次治肌肤,其次治筋脉,其次治六腑,其次治五脏。治五脏者,半死半生也。"①说明如不及时诊治,病邪就有可能步步深入,使病情愈趋复杂、深重,治疗也就愈加困难。

中医学关于疾病传变是研究疾病发展的机转、趋向和转归的一种理论,不仅关系到临床治疗,而且对于早期发现、控制疾病的进展、推测疾病的预后,均有着重要的指导意义。在疾病防治工作中,只有掌握疾病发生、发展规律及其传变途径,做到早期发现、明确诊断以及有效地治疗才能防止疾病的传变。具体的传变规律有外感病的六经传变、卫气营血传变、三焦传变,内伤杂病的五行生克规律传变,以及经络传变等。如果我们能够认识和掌握疾病的传变途径及其规律,就能及时而适当地做出防治措施,从而制止疾病的发展或恶化。未病先防,必须从增强人体正气和防止病邪侵害两方面入手。

1. 增强人体正气

(1)调摄精神。中医学强调精神情志活动对于人体的影响。积极的、乐观的、向上的精神情志活动可促进人体的正常气化,而消极的、悲观的、低俗的精神情志活动就会使人体的气化功能失常,抗病能力下降,导致疾病发生。故《素问·上古天真论》有云:"内无思想之患,以恬愉为务,以自得为功,形体不敝,精神不散,亦可以百岁。"②(2)锻炼身体。科学的运动或劳动可使人体气机调畅,经脉气血通畅,关节疏利,从而增强体质,提高抗病力,减少疾病的发生。(3)饮食有节。进食时间要有规律,养成习惯。饮食要有节制,不可过饱或过饥。膳食搭配要科学合理,不可偏食,亦不可五味偏嗜。(4)起居有常。起居有常是指起居要有一定的规律。中医非常重视起居作息的规律性,并要求人们要按时、定时进行休息、劳作、运动。白天"阳运于外",便可进行适当运动和劳作;夜晚"阳入于阴",便要休养生息,切不要劳作运动,大动阳气。(5)顺应自然规律。自然界的四时气候变化,必然影响人体,使之发生相应的生理和病理反应。适应四时时令的变化,安排适宜的作息时间,能够达到预防疾病,增进健康和长寿的目的。《素问·四气调神大论》为四季起居确立了原则,

---

①　林亿,高保衡,孙奇整理. 黄帝内经素问[M].北京:人民卫生出版社,2012:31.

②　林亿,高保衡,孙奇整理. 黄帝内经素问[M].北京:人民卫生出版社,2012:5-6.

其中提到"春三月,夜卧早起,广步于庭""夏三月,夜卧早起,无厌于日""秋三月,早卧早起,与鸡俱兴""冬三月,早卧晚起,必待日光"①。只有掌握其规律,适应其变化,才能避免邪气的侵害,减少疾病的发生。(6)药物预防及人工免疫。我国在16世纪就发明了人痘接种法预防天花,是人工免疫的先驱,为后世预防接种免疫学的发展开辟了道路。近年来随着中医药的发展,试用中药预防多种疾病收到了很好的效果。如板蓝根、大青叶预防流感、腮腺炎,马齿苋预防菌痢等,都是行之有效的方法。

2. 防止病邪的侵袭

邪气是导致疾病发生的重要条件,故未病先防除了增强正气,提高抗病能力之外,还要注意避免病邪的侵害。《素问·四气调神大论》说:"是故圣人不治已病治未病,不治已乱治未乱,此之谓也。"②汉代医圣张仲景在《金匮要略》中,所涉及的范围有未病先防、有病早治、已病防传、病盛防危、新愈防复五个方面。张仲景《脏腑经络先后病脉证第一》曰:"若五藏元真通畅,人即安和……若人能养慎,不令邪风干忤经络……更能无犯王法,禽兽灾伤,房室勿令竭乏,服食节其冷热苦酸辛甘,不遭形体有衰,病则无由入其腠理。"③提示人体若能内养正气、外慎风寒,与自然界四时气候相适应,就可以抵御外邪侵袭,避免疾病发生,这是预防疾病的关键之所在,指出了摄生养慎对未病前预防疾病的积极意义及具体的预防措施。他用中医整体观念和五行学说的生克制化理论,较全面地补充和发展、继承和发扬了《内经》"治未病"的思想,对"治未病"做出了具体细致的阐述,内容丰富体系严密,有效指导了临床实践,也为后世预防医学奠定了基础。

二、中医药文化的核心理念

中医药文化是中华民族优秀传统文化的重要组成部分,是中华民族优秀传统文化中体现中医药本质与特色的物质文明、精神文明和科技文化的总和。几千年来,中医药文化为中华民族的繁衍生息、治病养生、文明发展做出了重大贡献。中医药文化的核心理念集中反映了中华民族优秀文化的核心价值,也就是中和的生命观念、人与自然和谐的养生理念。中医药文化的核心价值

---

① 林亿,高保衡,孙奇整理. 黄帝内经素问[M]. 北京:人民卫生出版社,2012:6-8.
② 林亿,高保衡,孙奇整理. 黄帝内经素问[M]. 北京:人民卫生出版社,2012:9.
③ 〔汉〕张仲景撰,何任,何若苹整理. 金匮要略[M]. 北京:人民卫生出版社,2005.

是对中医药核心理念、价值观念与中医思维方式的高度概括,它源于中国哲学的中庸思想,是在运用中国传统文化核心理念、价值观念和思维模式指导中医学实践的过程中形成和发展起来的。中医药文化的核心价值不仅是中医药文化研究的核心,更应该成为宣传东方文化、彰显中国智慧的窗口,成为理解中华文明的捷径。

中医药文化的核心价值在于中和的生命观念。首先,中医认为,生命根源在于阴阳平和,阴平阳秘是生命得以存在的物质条件。阴阳学说是中医理论的重要来源,而之所以阴、阳能够成为生命物质的要素,其根本在于"和"。中和是生命得以产生的根本条件,一切生命都起源于"阴阳和"。《道德经》有云:"万物负阴而抱阳,冲气以为和""道生一,一生二,二生三,三生万物"①。"道生一"谓无极生太极,"一生二"谓太极生两仪,"二生三"谓两仪化生"和气","三生万物"就是从和气中繁衍出天下万物。其次,中医主张在护卫生命生长的过程中以"平"为期、以"和"为贵。不病的表现就是气血平和。阴阳在对立制约和消长中所取得的动态平衡,是人体生命的最佳状态。这种生命的最佳状态源于阴阳两者相互调节而维持的相对平衡,"阴平阳秘"是中医学用阴阳学说诠释人体正常生理状态的高度概括。再者,中医治病的常用手段就是调和阴阳。在正常情况下,人体中阴阳两方面处于相对平衡状态。从根本上说,疾病的发生是阴阳的相对平衡被打破,即阴阳的偏盛偏衰代替了正常的阴阳消长。既然阴阳失调是疾病发生、发展的根本原因,那么,调理阴阳,使失调的阴阳向着协调方面转化,恢复阴阳的相对平衡,则是中医治病的最高原则。所以中医治病就是调和阴阳。最后,中医处判针药的原则在于"中和"。"中病即止"是中医用药的金科玉律,在用药的过程中,过与不及都非良策。如《伤寒论·辨可下病脉证并治》所说:"凡服下药,用汤胜丸,中病即止,不必尽剂也。"②《素问·血气形志篇》亦云:"抑强扶弱,损多益广,泻有余补不足,制太过,化不及,致中和之要诀。"③总之,在中医学看来,适中是生理健康的前提,欠中是疾病发生的条件,执中是健身防病的法宝,致和是防病祛疾的途径。

关于中医药文化的核心理念,有关学者还提出,中医药文化核心理念是

---

① 李耳.道德经[M].北京:中国纺织出版社,2007:163,228.

② 〔汉〕张仲景述,〔晋〕王叔和撰次,钱超尘,郝万山整理.伤寒论[M].北京:人民卫生出版社,2013:139.

③ 〔汉〕张仲景述,〔晋〕王叔和撰次,钱超尘,郝万山整理.伤寒论[M].北京:人民卫生出版社,2013:105-106.

"以人为本、效法自然、和谐平衡、济世活人"。由以下六个要素构成:①天人合一、致中和的"人文观念";②治未病、防重于治的"防治思想";③整体观、辨证论治的"思辨模式";④勤求古训、博采众方的"治学方式";⑤本立道生、德业双修的"医德医风";⑥精诚专一、淡泊名利、大医精诚的"行为准则"①。要回归卫生的根本目的和医道尊严,关键又在于培植中医药事业发展之"根",这个"根"就是中医药文化。换而言之,要使中医药牢固地植入人民大众生活之中,就必须使中医药文化"化入"人民大众的道德取向、价值标准、思想观念、行为准则之中。如此可见,探寻中医药文化的核心理念十分具有必要性。

三、我国的地理环境概况

"地理"一词最早见于《周易》。《周易·系辞上》:"仰以观于天文,俯以察于地理。"孔颖达疏:"地有山川原隰,各有条理,故称理也。"②东汉班固《汉书·地理志》是我国现存第一部以"地理"为名的地理学专著,它标志着我国传统地理学至此已形成一个完整的体系。此前,还有《尚书·禹贡》《山海经》等书记载了《内经》前时代的地理知识。中医学以整体观念为指导,强调"人与天地相参也",就必然具有地理特点③。

地理环境是指一定社会所处的地理位置以及与此相联系的各种自然条件的总和,包括气候、土地、河流、湖泊、山脉、矿藏以及动植物资源等。地理环境是能量的交错带,位于地球表层,即岩石圈、水圈、土壤圈、大气圈和生物圈相互作用的交错带上,其厚度 10~30 千米。自然环境是由岩石、地貌、土壤、水、气候、生物等自然要素构成的自然综合体。

地理环境包括两个主要方面:自然地理环境和人文地理环境。自然地理环境,如气候、地形、地貌、水文、植被、海陆分布等,发展变化的速度一般比较缓慢,有时需要相当长的时间才能被人们所察觉。但在某些阶段和某些地区,自然地理环境的变化也可能发生得非常迅速和剧烈,造成巨大的影响。人文地理环境,如疆域、政区、民族、人口、文化、城市、交通、农业、牧业等方面,发展变化的速度比自然地理因素要快得多。这两方面是相互作用,不能截然分开的。

---

① 孙光荣.中医药文化核心理念初探[C].中医药国际论坛论文集,2009:1-5.

② 〔魏〕王弼,韩康伯注,〔唐〕孔颖达等.黄侃经文句读·周易正义[M].上海:上海古籍出版社,1990.

③ 鞠宝兆.《内经》医学地理学思想与应用[C].中华中医药学会 2009 年中医运气学学术研讨会论文集,2009:96-101.

（一）中国地理环境的基本特征

不同的地理环境形成不同的气候特点。《素问·阴阳应象大论》记载了我国五方气候的基本特点，即东方生风，南方生热，西方生燥，北方生寒，中央生湿。《素问·异法方宜论》还进一步论述了我国五方气候与地理的关系，指出："东方之域，天地之所始生也，鱼盐之地，海滨傍水"；"西方者，金石之域，沙石之处，天地之所收引也，其民陵居而多风，水土刚强"；"北方者，天地所闭藏之域也，其地高陵居，风寒冰冽"；"南方者，天地所长养，阳之所盛处也，其地下，水土弱，雾露之所聚也"；"中央者，其地平以湿，天地所以生万物也众"[①]。这些记载说明了地区方域不同，地势高下之异，因而有着不同的水土性质、气候类型，大体符合我国东南纬度低气候温暖多湿，西北纬度高气候寒凉多燥的气候特点。这些认识虽然还比较粗浅，但它已与现代地理、气候区划思想颇为相似。《素问·五常政大论》还指出，南北高下之地，有寒热温凉的气候差异，主要是由于"阴阳之气，高下之理，太少之异也"[②]的缘故。因为"东南方，阳也，阳者其精降于下，故右热而左温。西北方，阴也，阴者其精奉于上，故左寒右凉。是以地有高下，气有温凉，高者气寒，下者气热"[③]，从而科学地运用古代的朴素辩证法思想——阴阳五行学说，解释了地域不同气候亦异的自然现象。我国地广，跨纬度经度大，地理环境特征明显，除了具有自然的特性外，在不同的历史时期亦有特色。

1. 自然地理环境特征

（1）地理位置优越，自然资源丰富。中国是一个素称"以农业立国"的国家，各朝统治者都是高度重视农业的发展。究其原因，地理环境是一个极为重要的因素。地域辽阔，气候条件良好，这对于政治、经济、军事等影响极大，尤其是对农耕及农耕文明的影响深远，农耕自然经济易于发展延续。"以农业立国"在很大程度上决定了中国古代文化是一种典型的农业社会文化。中国内陆产生了具有悠久历史的农耕文明，其水平曾一度领先于世界其他民族，令中华文化具有了强劲的影响力与延续力。

（2）地理环境完整，山河系统完整。中国极为广袤的疆土，内部平原广阔，

---

① 鞠宝兆.《内经》医学地理学思想与应用[C].中华中医药学会 2009 年中医运气学学术研讨会论文集,2009:55-56.

② 鞠宝兆.《内经》医学地理学思想与应用[C].中华中医药学会 2009 年中医运气学学术研讨会论文集,2009:300.

③ 林亿,高保衡,孙奇整理.黄帝内经素问[M].北京:人民卫生出版社,2012:300.

特别是黄河、长江两流域平原毗连，没有明显的天然屏障，因此在政治、经济、文化以及军事上都易于统一，所以历史上强悍的游牧民族南侵，中国纵使丧失了首当其冲的黄河流域，仍有广大的退路可供周旋。其他古文明地区沦亡于外族的入侵，即一蹶不振，独中国能对边族进行潜移默化，始终保持着自己文化的独特风格和完整系统，并使之绵延不绝。

（3）地形气候多样，文化格局多元。复杂多样的地形，对人们的生活、生产有着深厚的影响。中国地势西高东低，从东南沿海向西北内陆大体呈阶梯状分布，山区面积广大，有利于海洋的湿润空气深入内地，形成降水，同时多条河流沟通了东西部。但是，西高东低、三级阶梯状的地势分布，在一定程度上也抑制了中华文化的发展：第一级阶梯是青藏高原，平均海拔在 4 000 米以上，其北部与东部边缘分布有昆仑山脉、祁连山脉、横断山脉，是地势一、二级阶梯的分界线；第二级阶梯上分布着大型的盆地和高原，平均海拔在 1 000～2 000 米之间，其东面的大兴安岭、太行山脉、巫山、雪峰山是地势二、三级阶梯的分界线；第三级阶梯上分布着广阔的平原，间有丘陵和低山，海拔多在 500 米以下。这些山脉的阻挡，在一定程度上阻隔了东西方交流。

2.历史地理环境特征

（1）疆域、政区。自秦至清的疆域范围，以鸦片战争前的清朝疆域为极盛。秦汉实行郡县制，唐朝逐渐演变为道—州—县三级制，宋朝主要为路—州—县三级制，元朝实行行省制，明清沿袭，基本形式为省—府—县。

（2）民族、人口。中国历来是多民族国家，各族共同缔造了中国，中国领土也由各民族共同开拓和巩固。公元初已有 6 000 多万人口，几经起落，至 19 世纪中叶达 4.3 亿。人口分布极不均衡，迁移频繁，移民众多。

（3）地形、地貌。一些湖泊消失，或发生巨大变化；水道、水系变迁，如黄河改道，海河水系形成；海陆变迁，一些沿海大陆架陆续成陆，另一些地区又没入大海；黄土高原水土流失，地貌破碎；沙漠扩大或范围变动等。

（4）气候。温度变迁，有过多次反复，由寒转暖，又由暖转寒；湿润状况变迁，由湿润而逐渐干燥，旱情增加。

（二）地理环境对中华文化的影响

著名学者马敏在《中国文化教程》一书中指出："不同的地形，构成了不同的经济区域，孕育了不同的人文，铸就了文化的多元性。"[①]北方有着辽阔的黄土地和黑土地，气候干燥寒冷，植被贫乏，在这种环境下，人们性情多厚重、强

---

① 马敏等编著.中国文化教程[M].武汉:华中师范大学出版社,2007:19.

悍、豪爽、严谨。而南方水域纵横,山色清华,气候温暖湿润,植物华丽,在这种环境下,人们性情多柔婉、细腻、精明。地形东西有别,气候南北有异,不同的地理环境与物质条件,使人们形成了不同的生活方式和思想观念。复杂的地形地势和气候,使中华文化的发生发展表现出明显的地域差异。半封闭的大陆型地理环境为中华文化系统创造了一个隔绝机制,使中华文化成为一个独立的文化系统得以延续。

1.地理阻隔的影响形成了具有不同特点的自然地域

地理阻隔把大地划分成为许多个相对独立的自然地域,每个自然地域都具有自己独特的气候、地形地貌、景观和物产等,地理环境多样化是形成不同地域文化的前提。在不同自然环境的地域内形成了具有不同特点的地域文化,这是因为任何地域文化的形成与发展,都与本地区的自然地理环境紧密相连。生活在不同地域中的人们长期适应这种地理环境,使地域文化深深地烙上了不同地理环境的影子。特别是长时间生活在一种地理环境下的人们,饮食、服饰、思维方式、心理特征、生产节律等都与本地域的地理环境和谐一致。自然环境的要素包括气候、地形、水文、海洋、土壤、动植物资源和矿产资源等,它们是人类赖以生存与发展的基础。自然环境的诸要素主要是通过影响不同地域的生产力,进而间接地影响地域文化的形成与发展,也通过对人的心理和生理作用,直接影响地域文化的形成。

2.地理阻隔限制了各地域文化之间的交流

地理阻隔对地域文化形成的作用还表现在通过交通阻隔来限制不同地域间人们的交往与交流,这是不同地域文化间差异性增大的保障。交通阻隔限制了不同地域文化之间的交往与交流,这些交流包括信息交流、物质交流、文化交流和种族基因交流等。当这些交流被限制到了一定程度以后,各地理单元间的人们在继承前人文化的基础上,不断受到本区域地理环境的影响,发生趋异适应,随着时间的延长,不同地域之间的文化共性逐渐减少,差异逐渐增加,当这种差异增加到了一定程度便出现了不同的地域文化。交通阻隔程度的大小和时间的长短会使不同地域之间的文化差异程度不一。换言之,地理阻隔造成了文化传播困难。在古代以陆地和海洋交通工具为信息传递的文化扩散中,崇山峻岭、广阔的沙漠、浩瀚的海洋,以及湖泊、河流、草原和高原等各种形式的地理障碍是阻隔交流的自然环境,这导致了文化在地域之间的封闭化。某一地域内人们的活动范围存在着地域上的限制,在不同地域之间接触少,不仅生活阻隔,各自保持着孤立的社会圈子,而且文化上互相封闭,少有交流和接触的机会。不同地域之间长期相对封闭是形成各具特色的地域文化的重要因素。

地理阻隔形成了具有不同特点的自然地域,这是不同地域文化形成的前提;而地理阻隔限制了各地域之间的文化交流,则是这种趋异发展变化的必要条件,最终形成了文化特征差别较大的地域文化,促进了地域文化的多样化发展[①]。

(三)地理阻隔对医学发展的影响

地域问题是人们在医疗活动中可以感受到的客观影响。现代医学地理学、生物气象学对地理气候问题有相当多的研究,但它们的角度与中医不一样。中医地域医学是以地理环境对人体健康的影响为出发点,根据当地中医学运用中的理论和临床特色进行归类的学术流派划分方式。地域医学不仅是对某地的医家、医著和医事的回顾,也是对当地名家学术的传承,如新安医学、孟河医家、钱塘医派等;而其核心是探讨在该地区特有的疾病证候规律和医药运用特点,它往往是以有特色的自然地理环境为主要分界依据,而不是以行政省区为界限。从历史上中医学派形成的过程来看,每一个学派都是在前人注意不够或研究不充分的地方获得突破的。中医地域医学的研究将传统"三因制宜"原则的内涵进一步具体化和体系化,有助于更深入地理解和运用。

自《黄帝内经》以来,历代医家有关地域对医学的影响已经有丰富的论述,某些根源于地域差异的医学论争还曾促进了中医理论的发展。从历史上看,中国传统医学不断随着政治区域与文化影响的扩展向周边传播。作为形成于中原地区的医学理论,在向不同地域发展时常常遇到新问题,于是不断形成解决问题的新理论,这成为中医发展的内在驱动力之一。这些研究多数具有普适性,是对中医理论框架丰富内蕴的开发。

1.南北地域差异与医学流派发展

隋唐以前,中国经济文化的重点在黄河流域一带,对疾病的医疗经验以北方为主。随着宋元以来经济文化重心向东南转移,对南方的地理气候及医药特点的认识逐步加深,推动了明清温病学派的形成。

元代朱震亨是医药中心南移的标志性人物,其"丹溪学派"对后世影响深远。朱丹溪的著作很重视地域因素,并且根据地域因素提出了一些新的医学

---

① 庄立会.地理阻隔在地域文化形成中的作用探析[J].文山师范高等专科学校学报,2009,22(3):16-18.

理论。他著名的"阳常有余,阴常不足"及"相火论"与在江南多见"阳浮于上、阴盛于下"的情况不无关系。他在临床病证中也注重相关地域因素的影响,如,《格致余论》论中风说:"案《内经》以下,皆谓外中风邪。然地有南北之殊,不可一途而论。惟刘守真作将息失宣,水不能制火。由今言之,西北二方,亦有真为风所中者,但极少尔。东南之人,多是湿土生痰,痰生热,热生风也。"[①]他以东南地区经验为依据,提出了因痰湿致中风之说,丰富了中风病机理论。又如《丹溪心法》论伤寒治疗时说:"《内经》云:邪之所凑,其气必虚。内伤者极多,外感间或有之,有感冒等轻症,不可便认为伤寒妄治。西北二方,极寒肃杀之地,故外伤甚多;东南二方,温和之地,外伤极少,所谓千百而一二者也。"[②]说明南方各种感冒多伤寒,为温病学派的诞生扫清了道路。

温病学派出现后,与伤寒形成论争之势,又进一步促进了关于南北病种及用药的争论。温病医家既立足于南北差异来论证新理论的正确性和必要性,又进而指出温病学说具有普遍性,而与伤寒全面抗衡。如,陈平伯《外感温病篇》中认为"凡大江以南,病温多而病寒少","独是两北风高干燥,风寒之为病居多"。王孟英进一步认为"北省温病亦多于伤寒"[③],强调温病既有地区差异性,也有普遍适用性。

2.地域差异影响下的不同用药特点

用药当随地域差异有所变通,这一直为历代医家所注意。六朝陈延之《小品方》指出,方药有"或先于岭南服之得益,传往淮北为治反害"者,"凡用诸方欲随土地所宜者。俱是治一冷病,共方用温药分两多者,宜江两、江北;用温药分两少者,宜江东,岭南也。所以方有同说而异药者,皆此之类也。"[④]唐代孙思邈也指出:"凡用药,皆随土地之所宜:江南、岭表,其地暑湿热,肌肤薄脆,腠理开疏,用药轻省;关中、河北,土地刚燥,其人皮肤坚硬,腠理闭实,用药重复。"[⑤]地域差异对用药的影响有时相当复杂,并不是热地用凉药,冷地用热药

① 〔元〕朱丹溪撰,田思胜校注.丹溪心法[M].北京:中国中医药出版社,2008:15.

② 〔元〕朱震亨撰.丹溪治法心要[M].北京:人民出版社,1983:5.

③ 〔清〕王士雄撰,蒋文明整理.温热经纬[M].太原:山西科学技术出版社,2013:106.

④ 〔南北朝〕陈延之撰,高文铸辑校注释.小品方[M].北京:中国中医药出版社,1995:278.

⑤ 〔唐〕孙思邈撰,刘清国等主校.千金方[M].北京:中国中医药出版社,1998.

那么简单。《素问·五常政大论》已揭其端,有"西北之气散而寒之,东南之气收而温之"①的说法,张景岳解释说:"西北气寒,气固于外,则热郁于内,故宜散其外寒,清其内热。东南气热,气泄于外,则寒生于中,故宜收其外泄,温其中寒。此其为病则同,而治则有异也。"②即指西北方大气寒冷,病人多为外寒而内热,故治疗时宜发散外寒,清解里热;东南方天气温热,病人多阳气外泄,寒从内生,故治疗时宜收敛阳气,温其内寒。

地域影响除有偏寒偏热之别,又有重剂轻剂、发散收敛之不同。如,清代张璐说:"西北之人,惯拒风寒,素食煤火,外内坚固。所以脉多沉实,一切表里诸邪,不伤则已,伤之必重,非大汗大下,峻用重剂,不能克应。滇粤之人,恒受瘴热,惯食槟榔,表里疏豁,所以脉多微数,按之少实。纵有风寒,只宜清解,不得轻用发散,以表药性皆上升横散,触动瘴气,发热漫无止期,不至津枯血竭不已也。"③清代伤寒与温病两大学派的论争中,用药轻重和南北地域不同也是焦点之一。这些论争,其实是中医用药不同风格的比较,其实质仍然是以辨证为基础的,只是在不同学派理论或地域因素的影响下形成一定的差异。

3.地域因素对中医医者认知方式的影响

生活在不同地理环境下的人们,受其周边地理环境的长期影响,往往会产生相对稳定的认知方式,这种认知方式长期影响人们对事物的理解,从而使当地的文化也带有地理环境这一因素的印迹,中医文化也是其中的一部分,因此中医医者的成长过程也不例外。不同地区的中医医者或多或少都有认知方式上的差异,而这些认知方式上的差异则导致不同学术思想的产生。在一定程度上,不同的地理环境对医者的认知风格和学术思想的形成具有决定性的作用。因此,探讨中医学理论形成之初的地理环境,对于认识中医不同的学术思想以及中西医学理论体系的差异,把握不同医者的认知方式,具有非常重要的意义。

中国复杂的地形,也在一定程度上造成"十里不同俗,百里不同音"的状况,而中医医者在诊疗时必须"入国问俗,入家问讳,上堂问礼,临病人问所便"。这种地域性的风俗习惯也在无形中影响着医者的认知方式。因此,中国不同地区的复杂地理环境所具有的种种因素,久而久之便促使不同地区的中

① 林亿,高保衡,孙奇整理.黄帝内经素问[M].北京:人民卫生出版社,2012:301.

② 〔明〕张介宾编著,郭洪耀,吴少祯校注.类经[M].北京:中国中医药出版社,1997:404.

③ 〔清〕张璐撰,张民庆等主编.张璐医学全书[M].北京:中国中医药出版社,1999.

医医者形成了不同的认知方式。在没有便利的交通工具和通信工具的时代，中国广阔的领土和复杂的地形便成为思想和文化交流的天然屏障，而中医教育也受此影响。古代的中医教育主要有两种：一种是医学校教育，另一种是师承教育。作为主要教育模式的师承教育，又分为家传、师授和私塾三种形式，家传主要是在家族内部之间传承，师授是师徒之间的传授，而私塾则是个人通过间接的方式向某位名师学习。而家传、师授多具有明显的地域性特点，这也导致医者个体或群体在认知方式上具有地域性特点，从而导致各家学说的产生[①]。

(四)南北地域差异与中医理论发展

中医的发展是动态的，是随着环境的变化而不断变化的。在中医发展过程中，大的医学思潮基本上是由北向南慢慢发展起来的。唐以前，北方是经济和文化的中心地带，所以，中医的发展集中在北方。宋元以来，人们开始重视南方的经济和文化的发展，加深了对南方的地理气候及医药特点的认识，并产生了许多具有代表性的医学思潮。明代朱震亨是医药中心南移的标志性人物，其"丹溪学派"对后世影响深远。朱丹溪的著作重视地域因素，他在临床病证中(如"中风")注重地域因素的影响。另一大思潮是温病学派的出现，它基于丹溪学派的发展，与伤寒形成论争之势，进一步促进了南北病种及寒温用药的争论。中医的地域性特点还表现为用药上的差异，根据不同的地域特征采用不同的药物或者剂量对症治疗，这也是地域中医的特点。

1.阴阳地域

根据阴阳本身的属性划分地域，其中西北和东南最为鲜明，《黄帝内经》中经常以这两大区域为代表来讨论其差异。《素问·阴阳应象大论》："天不足西北，故西北方阴也，而人右耳目不如左明也。地不满东南，故东南方阳也，而人左手足不如右强也。帝曰：何以然？岐伯曰：东方阳也，阳者其精并于上，并于上则上明而下虚，故使耳目聪明而手足不便也。西方阴也，阴者其精并于下，并于下则下盛而上虚，故其耳目不聪明而手足便也。故俱感于邪，其在上则右甚，在下则左甚，此天地阴阳所不能全也，故邪居之。"[②]阴阳与地域特性有密切关系。

---

① 丁宝刚,孟庆刚.地理和文化环境对中医医者认知方式的影响[J].中华中医药学刊,1999,29(11):2440-2442.

② 林亿,高保衡,孙奇整理.黄帝内经素问[M].北京:人民卫生出版社,2012:30.

2. 五方地域

受中医理论"五行学说"思想的影响,将地理区域大致划分为东土、南土、西土、北土、中土五个部分,对细化的地理环境性问题与疾病特点进行分析,进而采取针对性的治疗。

3. 九宫地域

在张景岳《类经》卷二十五"运气类"引述了一种九宫地域划分法:"西北,东南,言其大也。夫以气候验之,中原地形,所居者悉以居高则寒,处下则热。尝试观之,高山多雪,平川多雨,高山多寒,平川多热,则高下寒热可征见矣。中华之地,凡有高下之大者,东西、南北各三分也。"[①]这种划分法等于在中国地图上划出二纵二横线区,形成九宫格式的九分地域。文中对每一区域的寒热燥湿属性均有所论述。

上面这三种划分方法,都呈现出一种不乏其理,但又有牵强套用阴阳五行和九宫模式的嫌疑之处。除此三种地域性划分法外,还可以在中医理论指导下合理划分,并在对不同地域的具体分析基础上阐明人群体质、疾病与用药特点。清代以来有的医家在这方面做过一些具有地区自然与人文特色的探索。在"五方"基础上,针对不同省区的阴阳寒热状况进行了具体分析。

第二节　研究中医文化地理的意义

中医药文化是在特定的地理条件下形成和发展的,地理环境对中医药文化的特征产生了深远而持久的影响。不同的地理环境与物质条件,使人们形成了不同的生活方式和思想观念,东西有别的复杂地形地势和南北有异的气候特点,以及各地人生礼俗、岁时民俗和谚语俗语等民俗中反映出来的中医药文化内涵,使中医药文化的发生发展表现出明显的地域性差异。中医学从整体观念出发,运用变易的思维方式,充分认识到自然地理环境不同,人的体质、寿命、疾病、治疗以及药材等方面都有很大的差异,重视地理环境是中医学的

---

① 〔明〕张介宾编著,郭洪耀,吴少祯校注.类经[M].北京:中国中医药出版社,1997:404.

重要特点之一。

环境与人体的关系是生物发展史上长期形成的一种互相联系、相互制约和相互作用的关系。客观环境的多样性和复杂性以及人类特有的改造和利用环境的主观能动性,使环境和人体呈现着极其复杂的关系。根据现代科学的研究,许多疾病与环境因素(大气、土壤、水、居住条件等)密切相关。深入研究环境与人体的关系,阐明它们之间的相互关系的规律,对更好地利用环境因素以消除污染、预防疾病、增进健康具有十分重要的意义。

一、对于区域发展的意义

中医地理文化的研究不仅能促进中医药学术的发展,也必将促进地域中医药文化的建设和发展,从而提高本地区的知名度,带来本地区经济的发展和文化的繁荣进步。

地域中医药文化是该地区宝贵的资源财富。在中国古代由于交通的不便,再加上气候、地理等诸因素的影响,各个相对独立的区域形成具有特色的医药文化。如绵延千年至今不衰的新安医学、上古名医岐伯故里的庆阳医学、在中医现代史上具有重要地位的孟河医学、具有南国特色的岭南医学等,从经济、文化、思想、历史渊源等不同角度,考察研究地域医药文化,探求地域中医药文化形成的原因,极大地促进了当地的经济、文化的发展。地域中医药文化是与当地的名医文化密不可分的,如庆阳的岐伯、南阳的张仲景、新安的汪机、蕲春的李时珍、玉田的王清任等,这些名医无疑成为当地的名片,给当地带来了不可估量的无形资产。

我国幅员辽阔,地区差异悬殊,在长期的历史发展过程中,不同地区形成了具有不同文化特质的中医药文化。这些中医药地域文化是不同地区人们巨大的精神物质财富,内容丰富,形式多样,独具特色。大力传承和弘扬具有地域特色和优势的中医药文化,对促进当地文化、经济的可持续发展具有深远的意义。

二、对于体质研究的意义

体质的特殊性使人对致病因素或疾病具有不同的易感性。后天诸因素对体质的发展和定型至关重要,通过改变个体的生活环境、饮食习惯,积极参加体育锻炼,调畅情志,药物调摄等,逐渐使体质的偏性得以纠正,预防其可能发生的某些病证。《素问·上古天真论》曰："其知道者,法于阴阳,和于术数,食饮有节,起居有常,不妄作劳,故能形与神俱,而尽终其天年。"①此为适应自然的养生法则,从侧面提示人们:通过合理饮食、起居得当等因素调节体质,预防疾病发生是完全可能的。

疾病是变化的。疾病发生发展过程中证候的类型、性质,病机发展的趋向和预后,取决于病因与体质两个方面,其中体质是内因,占主导地位。要做到及时治疗、防止疾病恶化,必须积极调整和改善疾病赖以形成的体质基础,才能从根本上控制证候,防止传变甚至治愈疾病。大病新瘥,气血尚虚,脾胃弱,体内正气未完全恢复,调养不慎,易致病复,而采取一定的措施如药物的巩固治疗、饮食调养、情志调摄、劳逸适度从而增强体质,对防止疾病的复发会起到积极的临床意义,是不可忽视的环节。对于那些有明显季节性、昼夜性、周期性等时间性发作的疾病或宿疾的发作,采取先期择时治疗的方法,以达到控制发病或宿疾发作的目的。根据中医学"天人合一""春夏养阳、秋冬养阴"的理论和时令、地域、人体禀赋对体质进行调理,对防止复发具有良好的效果,如冬病夏治等。

因地制宜,即根据不同地域的人群体质特征,制定相应的预防保健和治疗措施的原则。由于人们生活在不同的地理环境之中,受地形地貌、水土性质、气候类型、饮食习惯、生活条件等复杂因素的影响,形成了人群不同的体质,因此必须采用不同的防治疾病措施。《内经》中因地制宜的治疗原则是从体质的环境制约论定观点提出的。《医学阶梯》云:"善疗疾病者,必先别方土。方土分别,遐迩高卑,而疾之盛衰,人之强弱因之矣。"②

三、对于养生保健的意义

地理环境对人体的影响是显而易见的。地理位置、经纬高低、气候、阳光、空气、土壤,不仅是人类赖以生存的因素,同时还是塑造人类,影响人类生理、病理和生命的重要条件。《素问·阴阳应象大论》早就指出:"治不法天之纪,不用地之理,则灾害至矣。"早在几千年前,中国古人就指出了环境对人类的重要性,认为只有拥有天时、地利的条件,才能人和。

我国幅员辽阔,各地的地理环境、气候条件相差很大。《素问·异法方宜

---

① 崔应珉,王淼校注.黄帝内经素问[M].郑州:中州古籍出版社,2010:17.
② 〔清〕杨维仁著.医学阶梯[M].海口:海南出版社,2000.

论》关于五方地域理论的阐述,说明了地域不同,地理环境、饮食嗜好、气候物产各异,人们所患的疾病也各不相同。这些理论对深入认识地域环境与体质的关系、不同的地域环境与疾病的关系、不同地域环境的养生特点等均有积极意义。

我国西北和东北地区,气候寒冷,空气干燥,食物以牛羊肉居多,烹调方式则多为烧、炸、烤,食物气味浓厚。肉类饮食热量较高,有助于抵御寒冷的侵袭,但同时也可能产生燥热偏盛之症,因此还应常用一些滋阴润燥之品。南方气候炎热,饮食以鱼类、蔬菜居多,烹调方式多为蒸、煮、炒,食物气味清淡。这类饮食热量较低,既可适应外界炎热的天气,也有益于消化吸收。如地处南方的广东居民喜食汤水,对汤水的煲制时间及内容相当讲究,尤其是重视不同的时令,饮用不同的汤水。这都是出于调摄养生的需要。

在气候寒冷、潮湿的四川和湖南,居民饮食以燥胜湿为主,饮食偏辣,川菜、湘菜以辣而著名;而在气候炎热的广东和福建,居民的饮食则以清热利湿为主,煲汤常用苡米、扁豆、凉茶,更选用许多清热祛湿药。这种饮食习惯,是地域性养生的具体表现,因地制宜则为顺。上述各地饮食风味、饮食习惯,实际是不同地域的居民以饮食为手段调摄人体健康的养生方法,以期与所居住的地域环境达到和谐。

总之,选择中医药文化地域性分布的社会生态环境作为对象,来研究中医药文化的地理分布规律,包括地域医学的文化特征及其形成背景,学术思想的形成及其地域转移,中医药文化的扩散路线与融合过程,以及与中医起源、人体体质、疾病特点、药物利用、治病特点、医学流派的关系等,从人文地理学和生态社会史角度,用历史学、文献学、比较学中所运用的方法,探讨古代医家的成长、医学的发展与环境的关系,勾勒中医药文化地理版图,可以引起人们对中医学发展的环境因素的重视,把握中医生态文化区域发展的规律性,对此问题的探讨对当代中医学的发展有借鉴意义。

第二章
地理环境与中医源流

　　中国医学的发展有着悠久的历史。在原始社会初期,生产力极其低下,人们不懂得耕作收获,只懂得从自然界寻找现成的东西充饥,"饥则求食,饱即弃余"①。人类在采集野菜、种子以及植物根茎充饥的时候,有可能吃到一些有毒植物而发生头痛、呕吐、腹泻等情况,甚至可能昏迷、死亡;也可能有例外的情况,正在腹泻时,无意中吃了某种植物,腹泻缓解了。这样,经过长期的实践总结,药物就出现了。除了发现药物以外,外治法的出现大体也经历了这样一种体验摸索的过程。在原始社会中,我们的祖先曾经面临太多的生存问题,饥饿、酷暑、严寒,特别是外伤和病痛,在诸多的一系列生存问题之中,人和动物杂处一起,物竞天择,适者生存,难免引起搏斗而导致外伤;当采集和猎取食物时,因碰撞、跌倒或由高处坠下而引起身体损伤的事也经常出现。当这些外伤出现时,最直接的便是医疗问题。出于人的与生俱来的天性,人们就可能不自觉地抚摩、揉搓以减少疼痛,或者随手用泥土、树叶、苔藓等敷在患处止血,久而久之,也就发现了可以减轻疼痛或可以止血的东西。这就是某些外治法和推拿术的起源。至于针灸疗法的出现,恐怕为时更早。我们的考古学家曾不止一次地在出土的文物中发现了一种叫作"砭石"的石器,据考证,它是用来刺破痈肿排脓放血或刺激身体某部位治疗痛苦的工具,是新石器时代的东西,以后的金属针和刀就是从砭石发展来的。灸法的出现,则是在火的发明之后。人们用火烤制食物时,难免被火灼伤局部皮肤,可能偶尔发现,某个部位皮肤被灼伤,反而会减轻甚至消除某些病痛,这种经验的日积月累,人们便有意识地点燃某种植物茎叶来灼烤身体的某些部位以治疗疾病。从药物、外治法以及针灸疗法的出现,我们可以看出,中医药起源于人类劳动生活的实践,原始的医药卫生是原始人类长期与自然和疾病作斗争的经验积累。正是这些早期

---

　　① 〔汉〕班固著,陈立疏证.白虎通义[M].北京:商务印书馆,1937.

经验,为以后中医药的发展和中医基本理论的形成打下了基础。随着战国到秦汉这一时期《黄帝内经》的完成,中医的理论体系已基本形成。东汉末年,张仲景的《伤寒杂病论》总结了中医辨证论治原则。以后,中医的理论和实践不断有所发展。

第一节 中医学产生的特定地域

地域环境和生活习惯的不同,也在一定程度上影响着人体的生命活动。我国幅员辽阔,北方多干燥寒冷,南方多湿润温暖。如果地域环境突然改变,则一般人在开始时多感到不太舒适,以后才会慢慢调节适应。这就是人们常说的"水土不服"的现象。地域环境的不同,对疾病的发生也有一定影响,有些地方病或"水土病"的发生就与地域环境密切相关。由于中医强调"人与自然"休戚相关的整体观念,故对病证的辨识也常结合人体的外在环境,诸如地势高下、五方域区、气象寒温等因素加以综合分析。

一、地形对中医学的影响

《黄帝内经》提出医家要"上知天文,下知地理,中通人事",《素问·异法方宜论》中还提出了不同环境产生不同疾病的论述。可见,"因地制宜"的思想是中医治疗学的精华之一,是中医学整体观念与辨证论治基本特点在中医治疗学上的具体体现。

(一)我国的三级阶梯地形

我国地域广阔,面积宽广。地势西高东低,呈阶梯状分布。地形多种多样,山区面积广大,根据地理特点可以划分为三个阶梯:

第一阶梯:平均海拔4 000米以上,以高原为主。主要包括青藏高原、巴颜喀拉山、唐古拉山、喜马拉雅山脉等。

第二阶梯:平均海拔1 000~2 000米,以高原、盆地为主。高原主要有内蒙古高原、黄土高原、云贵高原。盆地有准噶尔盆地、四川盆地、塔里木盆地。

第三阶梯:平均海拔500米以下,以平原、丘陵为主。三大平原:东北平原、华北平原、长江中下游平原。三大丘陵：辽东丘陵、山东丘陵、东南丘陵。

其中，昆仑山脉—阿尔金山—祁连山脉—横断山脉为第一、二阶梯分界线，大兴安岭—太行山—巫山—雪峰山为第二、三级阶梯分界线。

（二）地形差异对中医传播的影响

古代交通普遍落后，西北高原地区人烟稀少，却分布着广大的少数民族，当地少数民族应用自己的方法发展当地医学，如藏医、蒙医等就是有名的民族医学。黄土高原地区海拔相对较低，交通比较发达，中原的医学能传播到这里。中部和东部平原及沿海地区，自古交通发达，是我国文化、经济、政治的交通枢纽，中医的发展和传播相对方便。所以，中医的发展主要是集中在中部和东部地势比较平坦的地方。

二、气候对中医学的影响

人体健康和疾病深受气象条件影响。天气气候与健康的关系在我国特别显著。中医学说中把环境致病因子"风、寒、暑、湿、燥、火"称为"六淫"，"六淫"几乎都与气象有关。我国盛行大陆性季风气候，具有冬冷夏热、冬干夏湿的显著特点。

（一）我国的主要气候类型

我国大陆框架广阔，气候环境复杂。我国主要有五种气候类型：热带季风气候、亚热带季风气候、温带季风气候、温带大陆性气候、高原山地气候。我国绝大多数领土属于亚热带和温带气候区域，热带的气候仅在南海诸岛和台湾南部等地区。冬季西北蒙古高原的干冷空气在越过大兴安岭、太行山脉后直接吹过东北、黄淮平原，带来了干冷的天气；夏季受太平洋副热带高压进退的影响，带来我国大部分地区的季节性降水。著名气象学家竺可桢对我国五千年气候变化的研究表明，在中华民族发展的历史长河中，气候变迁主要有四个寒冷期和四个温暖期的交替：公元初至公元 600 年左右，即东汉到南北朝时期，我国处于寒冷期，此时期的代表作为《伤寒论》；隋唐时期，我国的气候进入了一个温暖期，此时期的代表作为《备急千金要方》，在治疗温病的方剂中寒凉药的使用频率达 79%；两宋时期，我国的气候又趋寒冷，而伤寒学说则重新得到了重视；到 13 世纪初，我国的气候又进入了一个温暖期，宋代开始出现创新的治疗方法；其后，我国又进入到 16、17 世纪的寒冷时期，温补学派开始形成和发展。这些都足以说明气候在促进中医学形成中的作用①。

(二)不同气候对人体及诊疗的影响

不同的气候对人体的影响是不同的。我国气候类型较多,生活在不同气候环境下,人们的体质是有差异的。例如,生活在高原山地气候下的人们早已经适应了缺氧的环境,他们的体质比较耐氧;生活在热带、亚热带气候下的人们适应了湿热的气候环境;而生活在温带的人们则适应温带的气候环境。

不同的气候环境下,人们的饮食习惯也有所差异。在我国,秦岭—淮河以南,春雨、梅雨较多,适合水稻生长;而秦岭—淮河以北,气候比较干燥,适合小麦生长。沿海地区的人们通常多食海鲜,西北之人多食牛羊。四川季风气候明显,气候湿热,人们喜欢吃辣椒祛除潮气;东北夏季高温多雨,冬季干燥寒冷,人们喜欢喝酒来抵抗寒冷。这些都体现了气候对饮食的影响。

不同的气候环境下产生的疾病也有很大的差异。《内经》就提出了"人以天地之气生,四时之法成"②的理论:在春、夏、长夏、秋、冬季节中,用药宜分别加辛温、苦寒、酸温、甘苦、辛热之药,以顺应春升、夏浮、化成、秋降和冬沉之气,做到顺四时气象而养天和之气。在人体的疾病中,很多都与自然气候的不同有很大的关系,如呼吸系统疾病与季节的变化有很大的关系。

我国地处亚欧大陆东部,太平洋西岸,所跨经纬度大、地形复杂,各地方区域气候相差甚远。从中医学的角度来看,我国大体分为四大诊治区域。

南部沿海地区湿热较盛。中医学认为:湿热盛而为"邪",侵入人体则易伤筋骨。《素问·异法方宜论》曰:"南方者……其地下,水土弱,雾露之所聚也……其病挛痹。""中央者,其地平以湿……故其病多痿厥寒热。"即风湿脾胃疾病甚多。尤其夏季高温,人们喜食生冷瓜果,过量者普遍,易损脾阳,且内生湿。内外之湿夹击成疾,这就是该区疾病的根本原因。加上该区森林资源丰富,枯枝落叶和动物尸体腐烂散发毒气弥漫于湿热空气之中,形成中医学上的"瘴毒",人接触就会染毒致病,这也是南部沿海区人们致病的另一个共同原因。

长江中下游地区夏季高温多雨,冬季干燥,且地势低平,河湖众多,被誉为"鱼米之乡"。这里"阳气旺于阴气",人们食物"多肥甘"。"肥甘之品,助热也",即丰盛甜美的食物势必滋生体内之"热",故此区内人体普遍"阳"盛,阳盛

---

① 王侃,秦霖.气候因素对中医学形成和发展的影响[J].中华医史杂志,2004,34(2):93-96.

② 林亿,高保衡,孙奇整理.黄帝内经素问[M].北京:人民卫生出版社,2012:108.

呈"邪"侵入致病,中医学上称"阳邪"或"邪从阳化",故"热者寒之"。即该区病人用药多"唯寒唯凉",对温热之药严格禁忌,即使非用不可,也显得小心谨慎。

华北北部、东北地区地势平坦,东临太平洋,夏季大洋暖湿气流影响明显;而纬度较高,日照不强,气温不高,水分蒸发少而湿润;冬季冰天雪地,气候上以寒湿为主要特征,即"阴气"大大重于"阳气",此区病人多为寒湿之证。寒湿之"邪"伤人,内困脾阳,"脾不运湿,湿阻中焦,发病多见胀满"。《素问》曰:"北方者……风寒冰冽,其民野处而乳食,藏寒则生满病。"因此,此区病人腹部疾病伴发风湿、骨髓疾病者多见。

西北地区地处内陆,因青藏高原阻挡以及远离东、西两边的海洋,暖湿气流不易到达,且海拔比东部、南部高,日照强,气温变化大且干燥少雨成为该区主要的气候特征。为了适应这种环境,"人之肌腠必坚"。肌腠坚实则外邪难以入侵,因此,该区居民体魄一般都较为健壮。若病,多为内生之病,故《素问》载:"水土刚强之西北……故邪不能伤其形体,其病生于内。"[①]该区没有南部和东部的外部之"邪",故诊治时,多注重调理恢复体内的平衡功能。由此可见,区域地理环境的不同,导致人体疾病的病因存在极大的差别,中医学诊断与治疗的方法也就根本不同了。要发展祖国宝贵的中医科学,必须深刻、全面地研究地理环境对人类生活、身体产生影响的各个方面。

三、水源对中医学的影响

(一)我国各地区的主要水源

水是地球上所有生物生存中必须依赖的一种物质,我国地域广阔,水源主要有海洋、湖泊、雪山等,不同地区在水的来源上有很大的差异。目前我国的饮用水主要以地下水为主,在许多农村的偏远地区,仍然还有一些人饮用河流、山泉的水。在西北地区,由于地理位置的影响,人们的主要水源是地下水或者雨水,新疆等地还有以山水作为主要水源的地方。在我国中部地区,主要以河流和雨水作为水源。南方地区,气候比较湿润,每年的降水量丰富,而且地势比较低,地下水丰富,许多河流、江水都流经这一地区,所以南方的水源是十分充足的。

---

① 林亿,高保衡,孙奇整理.黄帝内经素问[M].北京:人民卫生出版社,2012:55-56.

(二)饮水与人体致病的关系

水在人体中有重要的作用,人体血液、细胞的组成很大部分是水分。水在对体温的调节、对皮肤的润滑等方面都有着举足轻重的作用。中医五行学说中的水就指的是湿润、下行的特点。现在的水体污染比较严重,就会导致很多有毒和致癌物质进入人体,形成疾病。例如氟进入水体,对人体就会造成各种损伤。中医学提到许多与水有关的疾病或治疗,《吕氏春秋·尽数》记载:"轻水所,多秃与瘿人;重水所,多尰与躄人。"①这里的瘿指地方甲状腺肿,尰指的是肿足,躄指瘸脚。《淮南子》也有对水致病的记载:"清水音小,浊水音大,湍水人轻,迟水人重。"②《金匮要略》中有"病水腹大,小便不利,其脉沉绝者,有水,可下之"③的论述,讲的就是对人体水肿的相关治疗。另外,中医有人提出了用水来养生的方法,这些都反映了水与人体的密切关系。

第二节　中医学传布的地域因素

在中医的发展史上,由于不同地域的影响,形成了不同的医学流派。古代名医荟萃,诸子百家争鸣,从金元四大家、伤寒温病学派到民间走方医,内、外、妇、儿各有派别。学术争鸣、百花齐放推动了中医学的传承与发展,使中医宝库更加灿烂。中医地域医学,是以地理环境对人体健康的影响为出发点,根据当地中医学运用中的理论和临床特色进行归类的学术流派划分方式。

一、地理环境对学术特点的影响

地域不同,疾病特点亦不尽相同,医家学术特点自然也有别。如温病学派的出现,乃地域因素影响医学流派形成的最好例证。《外感温病篇》载曰:"凡

---

① 廖名春,陈兴安译注.吕氏春秋全译[M].成都:巴蜀书社,2004.

② 〔西汉〕刘安著.淮南子[M].长沙:岳麓书社,2015:35.

③ 〔汉〕张仲景撰,何任,何若苹整理.金匮要略[M].北京:人民卫生出版社,2005:53.

大江以南,病温多而病寒少""独是西北风高土燥,风寒之为病居多",表明了江南乃温病的高发之地,也是温病学派形成的得天土壤。温病学派的代表医家均来自于江南,如温病学派代表医家吴又可乃江苏吴县人,温病四大家中的叶天士、薛生白均为江苏吴县人(亦有人认为薛生白为江苏苏州人),吴鞠通为江苏淮安人,王孟英为浙江海宁人。可见,医学流派的形成及其学术特点,具有鲜明的地域色彩。

(一)一病多致

在人们对疾病的认识过程中,会注意到这样一种现象:同样的一种疾病,比如,流行性感冒,有的人容易感染,有的人却很难感染,这是因为引起感冒的原因很多,包括受凉、淋雨、过度疲劳、烟酒过度、鼻炎等都可以引起感冒的发生,感冒还与人体的体质有很大的关系。导致慢性阻塞性肺病的病因也比较多,吸烟、吸入粉尘和化学物质、呼吸道感染、机体的遗传等都可能导致此病的产生。引起高血压的原因也是多样化的,年龄、食量、体重、遗传等都是造成高血压的病因。在医学实践中,往往存在"一病多致"现象,一种疾病的发生,往往不是由单一的诱导因素造成的,而是由很多自身和外在因素所导致的。中医讲究的是整体观,任何可能导致人体生理、心理变化的因素都可能导致疾病的产生,一种疾病可以由单一的因素独立造成,也可由多种病因共同作用。"一病多致"现象在很大程度上描述了中医的辨证思想。

(二)异病同治

"异病同治"是中医在治病时经常遇到的现象,这与中医对疾病的诊断方法有很大的关系。中医治病讲究的是整体,强调从根本上治疗疾病。中医独特的望、闻、问、切的诊断方法,使中医善于从整体上把握疾病的根源,从而将其综合起来,产生中医所说的"证"。中医看病要求"辨证治疗",在疾病的诊治过程中、不同疾病发展过程中,由于病因、病理、发展趋势等相似而出现了相同的病机变化,即出现了相同的"证",这就是中医所说的"异病同证"。例如:《伤寒论》的"六经辨证"把所有的病症都归属到太阳、阳明、少阳、太阴、少阴、厥阴这六个层面中去,所以,出现"异病同治"就不足为奇了。清代医家陈世铎《石室秘录》最早明确提出"异病同治":"同治者,同是一方而同治数病也。"[①]《金匮要略》和《伤寒论》中就强调同一方剂的重复使用,也就是同一方剂用来治疗

---

① 〔清〕陈士铎著,彭勃点校.石室秘录[M].上海:第二军医大学出版社,2005:201.

多种疾病,其实质也就是"异病同治"。比如:《伤寒论》中的名方"小柴胡汤"就被广泛应用于治疗外感、肠胃、肝胆、妇科杂病等许多病种,都取得良好效果。"五苓散"一般用于"痰饮病",也可用于"水肿病"需利小便者,还有其他用法就不一一赘述了。《三国志·魏书》记载了两个病人同患有头痛、身热的症状,华佗给他们开药,一个用下法,一个却用汗法①。我们可从中看出"多病一治"在我国中医的发展史上很早就存在,也足以显示出中医学的整体思想。

(三)同病异治

"同病异治"是指同一病症因时、因地、因人不同,或由于病情进展程度、病机变化,以及用药过程中正邪消长等差异,治疗上相应采取不同的治法。"同病异治"的思想最早出现于《内经》中,《素问·五常政大论》:"西北之气,散而寒之,东南之气,收而温之,所谓同病异治也。"②而《素问·病能论》又云:"有病颈痈者,或石治之,或针灸治之,而皆已,其真安在?岐伯曰:'此同名异等者也。'夫痈气之息者,宜以针开除去之;夫气盛血聚者,宜石而写之。此所谓同病异治也。"③之所以会有"一病多治",是因为导致同一疾病的病因是多种多样的。如感冒的病因有风、寒、暑、湿、燥、邪等,任何一种病因都可能导致感冒的发生。汉代张仲景的《伤寒论》中就广泛运用了"同病异治"的思想,极大地丰富了中医的辨证论治思想。在近代,"同病异治"的治病思想更是被广泛运用到实际治疗过程中,补充和发展了中医的理论和治疗内容。

二、"因地制宜"对中医传布的影响

"因地制宜"是中医理论的基本内容之一。因地制宜是指根据不同地理环境特点考虑治疗用药的原则。导致疾病的因素是多种多样的,具有地域性差别。我国的西北部气候严寒,多用辛温发散药;而东南地区气候温润,用辛温发散药较少,这就是因地制宜在中医中的具体应用。《素问·异法方宜论》载:"一病而治各不同,皆愈何也?……地势使然也。"④环境不同,人体就有所差异,比如:北方多寒冷,人阳虚质和呈寒象者居多;南方较温热,人的体质多是

---

① 〔晋〕陈寿撰,〔宋〕裴松之注.三国志[M].北京:中华书局,2005.
② 林亿,高保衡,孙奇整理.黄帝内经素问[M].北京:人民卫生出版社,2012:301.
③ 林亿,高保衡,孙奇整理.黄帝内经素问[M].北京:人民卫生出版社,2012:175.
④ 林亿,高保衡,孙奇整理.黄帝内经素问[M].北京:人民卫生出版社,2012:55-56.

阴虚。历代医家皆依据当地的疾病特点和致病特点而发展中医的特色。例如：明代的医学家张景岳生活在北方,他发现北方人阳虚体质较多,病多寒象,因而提出"阳常不足,阴本无余"的观点;而元代医家朱丹溪在义乌行医,所医治的人基本都是南方的,他发现了江南地土卑弱,湿热相火为病者最多,从而提出了"阴常不足,阳常有余"的观点,并因地制宜进行对症治疗。"因地制宜"的应用还体现在历来医家针对疾病的用药不同上,唐代名医孙思邈《备急千金要方》言:"凡用药,皆随土地所宜,江南岭表,其土暑湿,其人皮肤薄脆,腠理开疏,用药轻省;关中河北,大地干燥,其人皮肤坚硬,腠理闭塞用药重复。"①可以说中医是伴随着"因地制宜"的地方特色治疗所形成的,"因地制宜"是中医的一个基本医疗观点,也是中医整体观的一部分。

（一）交通因素的影响

我国复杂的三级阶梯式的地形,在中医的传播上有利有弊。特殊的地形在中医的传布中有着开放与闭塞两种情况:一方面,向东流淌的大河沟通了我国东西的交通,方便了沿海和内陆的联系;另一方面,阶梯交界处的高大山脉成为我国东西交通的巨大障碍。我国多山地、丘陵,古代没有先进的交通工具,出行多靠步行或者马车等代步工具,由于其速度慢,且粮食储存不方便,因此在出行上不可能离开得很远去为病人看病。尤其是按照我国地势西高东低情况来看,东南沿海的医者基本上不太可能跨越高山平原和山地,深入内陆为病人治疗,因此,东南沿海的医疗技术在短时期内无法顺利地传布到西北内陆地区。但是,在对外传布上,便利的海运交通却可以为其对外发展起到良好的桥梁作用,可辐射到东南亚等地区。如东南亚人在外感病、鼻病、脾胃病症上,均有使用中药治疗的历史。唐、宋朝时开凿了贯通南北的大运河,南北有了较为便捷的交通方式,使南北的经济、文化都有所交流与沟通。另外,交通的落后也是中医具有区域性的一个因素,交通不便则古代医家出行就不方便,这样医家之间就缺少交流,不能全面发展中医。这在一定程度上影响着中医的发展。

（二）通信因素的影响

通信方式的快慢直接影响到文化的传播速度,也影响到中医的发展。文字产生以前,人们交流情感、传播医药知识靠口耳相传,后来产生了以物记事

---

① 〔唐〕孙思邈撰,刘清国等主校.千金方[M].北京:中国中医药出版社,1998.

的传播方式,如"结绳"法以代替记事人的思维意识。到"甲骨文"时代,人们在龟甲、兽骨上占卜刻记,记述了许多医药知识,如河南汤阴殷商遗址发掘的甲骨文中,记载与疾病有关的甲骨有 323 片,有疾首、疾目、疾齿、疾育等二十余种病名,甲骨文传播下来的医药知识,是后人研究殷商时期人们的疾病、卫生保健的重要资料。魏晋至隋唐刻成的河南洛阳龙门石窟,窟群中的"药方洞"大多以楷书或魏碑体字书写后雕刻成。药方洞壁上刻有治疗四十余种疾病的民间验方、150 余种药物,还书刻了最早的"葱管导尿术",这是我国现存最早的石刻药方,反映了唐以前人们用药的情况。位于广西桂林南溪山的刘仙岩上的摩崖石刻,以粗健的楷书,书刻了宋代宣和年间,当地防治岚瘴之气所致疾病的药方"养气汤方"的来源、组方、煮服法与治疗效果。四川绵阳李杜词的石碑上以隶书为主,书刻了汉代名医涪翁,隐居涪水渔父村时,曾用针石治病,立取疗效的情况。洛阳兴国寺的一块石碑上,用楷书刻写了宋代无际禅师留传后代的"换骨丹"药方的组成、服法、适应症等。由于石碑上的字可以不断地拓片流传,故为后来印刷术的发明打下了基础。

中国现存的几部古代经典著作《诗经》、《书经》、《易经》、《礼记》等,原来都是用篆书或隶书写在简策上,书中零散地记载了一些人生修养、保健、药物方面的知识。如《周礼》中有"五药养其病"[①],《诗经》载与药有关的植物 50 余种,《尚书·说命》中有"若药弗瞑眩,厥疾弗瘳"[②]的记载。湖北江陵张家山西汉墓中发现了大批竹简,属医药著作的有两种:一是《脉书》,写有经脉、主治、病名等;二是《引书》,原文抄写在 113 枚竹简上,阐述了一年四季养生之道,导引术的名称、动作要领与功用,以及疾病的病因与防治。甘肃武威发掘的东汉墓中有医药简牍 92 枚,其内容有内、外、妇、儿、五官各科疾病的病因、证候,载药方三十余首,用药 100 余种,同时记载了药物配伍的法度,剂型有汤、散、丸、膏、醴等,亦记述治病时针、药并用与针灸穴位、针灸禁忌等情况。湖南长沙马王堆西汉墓中出土的帛书有十多种,均用墨笔以篆体或隶体书写,其内容极为丰富,为研究当时的经络、针灸、脉学、方药、饮食、导引、养生、孕胎产育留下了宝贵的资料。这是简、牍、帛书的传播方式。至汉代,书法用的纸、毛笔、石砚、墨等逐渐齐备于世,为医药知识的发展与传播又提供了便捷的条件。至宋代,应用宋体字的雕版印刷盛行。故自晋至唐宋,墨海书林之中,大部头医药著作相继涌现,医药学家层出不穷。到了现代信息全球化的社会,中医已经逐步走

---

① 刘波,王川,邓启铜注释.周礼[M].南京:南京大学出版社,2014:34.

② 〔春秋〕孔子著,张馨编.尚书[M].北京:中国文史出版社,2003:121.

向全世界了。

(三)文化因素的影响

文化的开放程度决定着文化的发展程度。中医历来都是以师承的方式流传,直到唐代才设立太医署,由行政、教学、医疗、药工四部分人员组成,具有医学教育和医疗多重职能。宋代重视医药人才的培养,医学教育比唐代更发展,太医局成为一个独立的医学教育机构,医学校的社会地位得到进一步的提高。丝绸之路商业活动的往来,为东西方医学交流带来了便利。中医古籍中常常可以见到产于丝绸之路沿途的药材、来源于西域各国的方药和治疗手段。例如,在《千金要方》在介绍当时各种地道药材的产地时,就有河西道、陇右道地道药材的详细记载[①]。不仅西域和丝路沿途的药材被中原医学所采用,很多来自于西域诸国的有效的方剂和治疗手段也被中医所吸收采用。东汉末年张仲景撰写《伤寒杂病论》时,西域的药物就已经传入中原,被应用到中药组方之中。如《金匮要略》中治疗气利,用诃黎勒散治疗:"气利,诃黎勒散主之。"[②]诃黎勒即是诃子,据《本草纲目》记载其为"梵言天主持来",最初产自西域天竺和大食。张仲景用单味诃黎勒十枚为末,调入粥中,顿服,也就是采用了诃子涩肠止痢的功效[③]。丝绸之路对中原地区与西域的医学交流产生了广泛的影响,中原医学不仅采用了西域原产地道药材,吸收了西域地区的方剂和其他治疗手段,还吸收了由丝绸之路传来的西方医学理念,中原地区的文化也受到过西域地区医学的影响。

改革开放以来,中华文化正在越来越多地走向世界,我国传统中医文化中"以人为本、医乃仁术、天人合一、调和致中、大医精诚"等观点和理念,通过跨文化传播及交换留学生的方式,与各国友人共享,得到了很好的阐释和解读,中医药文化越来越受到他们的青睐。

(四)气候因素的影响

疾病的发生往往具有一定的地域差异,生活在同一地方的人们往往患同

---

① 〔唐〕孙思邈撰,刘清国等主校.千金方[M].北京:中国中医药出版社,1998.

② 〔汉〕张仲景撰,何任,何若苹整理.金匮要略[M].北京:人民卫生出版社,2005:70.

③ 姚洁敏,郎卿,严世芸,等.历代医家学说中的传统文化[J].中医教育,2011,30(2):59-62.

一种疾病,这与当地的气候有很大的关系。比如在春冬、秋冬之际,北方之人发生感冒的可能性较大,而生活在南方之人就容易患痰湿症。由于相似气候人们所患的疾病具有一定的相似性或相同性,因此在治疗时经常采用同一种方法。李时珍《本草纲目》中的"四时用药例"就是讲在相似气候中,用药治疗时的相似性。气候因素对中医传布的影响,既有相同气候的异病同治,也体现在不同气候的同病异治。在不同的气候条件下,人体的反应机制是不尽相同的,所以不同人群对疾病的认识和治疗也有所差异的。从中医的脉象上说,春天为玄脉,夏天呈钩脉,秋天为浮脉,冬天为营脉,说明了人体的生理是顺应四时变化的,不同的气候所引发的疾病是不同的。《素问·阴阳应象大论》就记载了五方气候的基本特点,即东方生风,南方生火,中央生湿,西方生燥,北方生寒。而这几个气候特征都是中医学中的"六淫"的特征,相同的疾病在这样不同的气候环境下治疗的方法当然也各有所异。此外,《淮南子》中记载"土地如各以其类生,是故山气多男,泽气多女,瘴气多喑,风气多聋,木气多伛,岸下气多肿,石气多力,险阻气多瘿,暑气多夭,寒气多寿,谷气多痹,丘气多狂,衍气多仁,陵气多贪"[1],更是记载了不同地理和不同气候环境下人们不同的疾病特点。《黄帝内经》中指出在各不同季节中要分别加温热甘酸和苦寒之药,以顺四时气候而养天和之气。唐代孙思邈也说过,因南北人的体质虚实不同,用药也应该有所差异。中医用针灸治疗疾病时,也讲究四时而异,不同的季节所取的穴位、用针的深浅都不相同。《本草纲目》中还强调了"四时用药剂",说明了由于季节的不同、气候的差异,无论是疾病的生成、治疗的方法,还是在用药的剂量上都有很大的差别。相同的疾病,应随着气候的改变而采取不同的治疗方法。

三、中医的传承方式

传承是传统文化生存发展的主旋律。学术造诣精湛、实践经验丰富的中医学专家的学术继承是中医学发展的重要推动力。古代交通不发达,地域环境和生活习惯不同,也在一定程度上影响着中医的传承方式。交通阻隔限制了不同地域文化之间的交往与交流,这些交流包括信息交流、物质交流、文化交流和种族基因交流等,最终形成了文化特征差别较大的地域医学文化,促进了中医传承方式的多样化。

---

① 〔汉〕刘安等著,〔汉〕高诱注.淮南子[M].上海:上海古籍出版社,1989:69.

（一）师承授受

受我国古代文化和生活习俗的影响，中医在古代大多是以师承方式进行传承的。《史记·扁鹊传》记载了扁鹊师徒砺针砥石，说明了当时扁鹊的医学也是师徒相承；具有"医圣"之称的东汉医家张仲景年轻时就随同郡的医家张伯祖学医，后来他又将其传给了自己的徒弟；元代著名医家朱丹溪就有"千里求医"的佳话，他45岁时到杭州拜罗知悌为师，而罗知悌是刘完素的二传弟子；李东垣师从张洁古学医，再传罗天益；叶天士一生拜十七位医家为师……这些都说明了中医的传承是以师承的方式进行的。虽然唐代政府设立"太医署"，担任医疗单位和医学教育机构的角色，有的州还建立了地方性医学教育机构，一直到清朝"太医院"，中央政府的医学教育不断发展扩大，但这些教育机构并没有成为中医教育的主流模式，主要的中医教育还是在民间以家传和师带徒的师承形式或自学等方式进行。我国历史上的名医绝大多数是通过这一途径造就的。这些中医世家代代在前辈的指导下，饱览家藏医学经籍，领悟医中妙绝，在中医理论和医术方面各树一帜。

（二）学校教育

我国医学教育的端倪见于战国至秦汉时期。长沙马王堆3号汉墓出土的《脉法》开篇即称"以脉法明教下"。在春秋时期，官学教育由于王权衰弱而逐渐趋于衰败，文教官员流于四方，形成"天子失官，学在四夷"（《左传·昭公十七年》）的现象。这部《脉法》当为战国至秦汉时期的私学教材，可以推知当时已有学校性质的医学教育。公元443年，南北朝刘宋王朝皇帝刘义隆采纳名医秦承祖"置医学，以广教授"的建议，创办了医学教育机构，这是我国由国家创办中医学教育的开始。唐朝在公元624年正式设立"太医署"，包括行政、教育、医疗、药学四科，明确规定组织编制、医学分科、课程设置、学生成绩考核等制度，这种由国家创办、太常寺领导、太医署管理的中医教育机构是世界上最早的医学教育机构，比欧洲意大利于公元872年创立的萨勒诺医学校早200多年。北宋继承唐朝医学教育制度，设立专门的医药教育机构"太医局"，大力发展医学教育并开展实验教学。明清时期，由太医院兼管国家医学教育，主要是为太医院培养医药专门人才。地方医学教育机构在明清时代设置较为普遍，各府州县均设"医学"，主管地方各级医药行政及医学教育。纵观古代官方医学教育，因其办学规模小、医学生数量少，始终未能在医学教育传承中占据主导地位，但其改变传统的培养模式，对中医学的发展具有规范作用，在很大程度上影响了中医学的发展。

(三)家传

《礼记·曲礼》云:"医不三世,不服其药。"[①]可见,中国的世家医学由来已久。在"官守其学"的时代,医学知识可能就是由一些世袭家族来世代掌握并传承的。当然,世家医学的鼎盛还是在六朝时期,即所谓的"门阀的医家"。其中最为显赫者当属东海徐氏。徐氏医学始自徐熙,传至八代,亦医亦仕,史传皆有载。至元、明时犹有余绪,唯不及先世之显。六朝时期,门阀士族势力极重,几乎垄断了大部分的政治权力与社会资源,而世医在这一时期达到最盛,这也正是当时的社会形势在医学史中的一个反映。在中医的发展过程中,家族继承的方式是一种主要的流传形式,为中医的发展做出了巨大的贡献。明代李时珍可谓是典型的家族传承方式,李时珍世代行医,祖父是"铃医",父亲也是当地的名医。因而,受到家族的影响,他最终成为当时的一代名医。还有孟河医派的费家,费伯雄、费绳甫就是祖孙二人的家族式,其他的马家、巢家、丁家也都是家族式的。

(四)文仕通医

范仲淹"不为良相,则为良医"的名言折射出古代读书人选择生活道路的两个不同取向。历代士大夫阶层本来就有留心医药的传统,正统儒家思想也将医药知识视作"养生奉亲"之术,对这一风气也持肯定和鼓励的态度,认为其符合"孝道",所谓"为人子者,尝膳视药,不知方术,岂谓孝乎"?[②](《北史·许智藏传》)因此,古代士人大多对医药知识有所接触和了解,有些人还会因兴趣所致,深入研读医书,并取得相当的造诣。自唐代实行科举取士以后,门阀士族对仕途的垄断被打破,门阀士族的势力被不断削弱,大批出身寒门庶族的士子们踏上了"学而优则仕"的道路。读书士子习医业医的风气在宋代以后变得更为普遍,从而形成了新的"儒医"传统。医学史上,此类"儒医"不胜枚举,远如晋代皇甫谧、金代刘完素、张元素树文仕通医之典范,近如近代章太炎鸿儒而通医、岳美中大医亦大儒等。文仕通医一方面提高了医学领域的整体文化水平,有利于医学水平的提高;另一方面,儒家"尊经法古"的研究思想被用于对中医学的研究,在注疏发挥经典著作的同时,束缚了中医学的创新,对中医

---

① 梁鸿编选.礼记[M].长春:时代文艺出版社,2003:17.

② 〔唐〕李延寿.北史[M].北京:华雅士书店,2002.

学理论的发展有消极作用。

影响中医学传布的因素很多,主要包括自然因素和社会因素。自然因素主要指地形地貌因素,包括山脉、河流、沙漠、湖泊和海洋等。自然因素中的山脉愈高,河流愈宽,沙漠、湖泊和海洋愈大,所造成的地理阻隔程度就愈强,对中医传承方式的消极作用就愈大。社会因素包括生产力水平、交通方式和意识等。社会因素中的生产力水平愈低下、交通方式愈落后,人们安土重迁,地理阻隔的效果就愈强,形成了各具特色的中医地域文化,对中医学的传布产生了深远的影响。

第三章
地理环境与人体体质

　　人们生活在不同的地理环境条件下,受着不同水土性质、气候类型,以及由水土和气候而形成的生活习惯等的影响而形成了不同的体质。现代科学认为,生物体中所存在的全部化学物质都来自土壤、空气和水。因为不同地域的水质与土壤的化学成分不同,土壤和岩石中的化学元素通过水的溶解或通过植物的吸收和其他动物的食用,直接或间接地进入人体,从而形成了人类体质明显的地区性差异。中国幅员广大,人体体质的地区性差异颇为明显,早在《素问·异法方宜论》中就曾详细论述过东西南北中各地人的体质特征。地理环境及其资源的不均一性,在一定程度上影响和控制着不同地域人类的发育,形成了人类体质明显的地区性差异。环境科学表明:当自然环境中,地壳、空气、水等的化学组成的变化超过了人体的适应和调节能力时,就会影响人的体质,甚至会形成某些地方病和流行病。因此,中医学在诊断和治疗上强调"因地制宜",所谓"善疗疾病者,必先别方土"[①]。

　　在地理环境中,气象因素给人类体质以极大的影响。中医学的运气学说包括中国古代朴素的气象学和医学气象学两部分,详细地论述了气候和气象因素的变化规律对人体的影响,以及气候和气象因素与疾病的发生、发展、诊断、治疗的关系,强调"因时制宜"。风、寒、暑、湿、燥、火六气,是构成各种气象变化的基本要素,其运动变化构成了自然界中风、寒、暑、湿、燥、火六种气候,形成季节岁时的变迁。人与天地相应,四时六气万物为一体。人的体质与人所处地域的气候条件、气象因素也密切相关。一般来说,恶劣的气候环境培养了人健壮的体魄和强悍的气质,舒适的气候环境则造就了人娇弱的体质和温顺的性格。我国的地理条件,南方多湿热,北方多寒燥,东部沿海为海洋性气候,西部内地为大陆性气候。因此西北方人,形体多壮实,腠理偏致密;东南方

---

　　① 〔清〕杨维仁著.医学阶梯[M].海口:海南出版社,2000.

人,体型多瘦弱,腠理偏疏松。

体质的形成是机体内外环境多种复杂因素共同作用的结果,关系到先天因素和后天因素两个方面,与性别、年龄、地理等因素有关。体质是在遗传性和获得性基础上表现出来的人体形态结构、生理功能和心理因素的综合的、相对稳定的特征[①]。这一定义明确指出了人的体质受到遗传及其后天生存环境的双重影响。遗传只为体质的发展提供可能性,其体质强弱的现实性则更多地依赖于后天的生存环境。我国地域辽阔,不同地区之间存在自然地理环境差异、生活差异、饮食差异和经济发展差异。

第一节 人类生活地域的差异

地理环境是除生态环境、气候环境以外重要的自然环境。自然环境的诸多要素对于大多数人来说是无法选择的,但是,人们可以根据现有的知识,对自身居住的地理环境有一定的了解与认识,从而积极利用有利因素,消除不利因素,达到养生防病的目的。祖国医学对体质的研究迄今已有两千多年历史,认为生命活动遵循"禀赋于先天,充养于后天"的基本规律,多部中医典籍从多个角度对此进行了记载。研究、传承并发扬中医体质学说,对防病、治病和康复都具有重要意义。

一、体质的形成因素

中医体质学说中,体质的概念是指人体生命过程中,在先天禀赋和后天获得的基础上形成的形态结构、生理功能和心理状态等方面综合的、相对稳定的固有特质,是人类在生长发育过程中所形成的与自然、社会环境相适应的人体个性特征。它具有遗传性、个体差异性、群类趋同性、相对稳定性和动态可变性等特点。中医体质的概念,一方面体现了体质形成的基础是先天禀赋和后天获得两个基本要素。另一方面也反映了机体内、外环境相统一的整体观念。

---

① 田野,王清,李国平,等.中国体育科学学科发展综合报告(2006—2007)[J].体育科学,2007,27(4):3-14.

机体内环境的统一与人的形体结构、脏腑功能与精神意识相关,即中医"形神合一"的生命观;机体与外环境的统一,是指生命个体在后天生长发育过程中与外界环境相适应而形成的个性特征,体现了"天人合一"的整体观,即人与社会统一,人与自然统一。

(一)先天因素

先天禀赋,是指子代出生以前在母体内所禀受的一切,包括父母生殖之精的质量,父母血缘关系所赋予的遗传性,父母生育的年龄,以及在体内孕育过程中母亲是否注意养胎和妊娠期疾病所给予的一切影响①。先天禀赋是体质形成的基础,是人体体质强弱的前提条件。在体质的形成过程中,先天因素具有关键性作用。体质的先天禀赋沿袭着父母之精的厚薄强弱,父母肥胖者,其子女亦多见肥胖体型,父母矮小者,其子女身材大多不会高,这是"形"的基因传递。父母患过某种疾病,其子代发病的概率也高,如血友病、精神分裂症、肿瘤、麻风病等,这是体质的遗传性。可以说,人类的智力、体力、健康和绝大多数疾病无一不是遗传和环境相互作用的结果,这就是体质先天禀赋的重要所在。

1.父母遗传信息的影响

阴阳相合乃成其形。肾为先天之本,肾中所藏之精来源于父母,这与现代分子生物学不谋而合,犹如受精卵中的 DNA,其链一条来源于母亲,一条来源于父亲,以半保留形式保留并整合了父母的信息,从而决定了出生以后的先天体质。研究表明,父母之精的消息盈亏,决定和控制了基因活性的激活和阻遏,进一步影响了体质的强弱。父母体质五行偏重的,则可遗传给下一代,从而在受精卵期形成特殊体质。某些具有明显家族遗传疾病的人群有力地证明了这一体质观点。

2.胎育期和出生日的气化影响

胎儿在母体孕育的过程,不仅靠母体所养,还靠自然之气滋养,因此胎育年的运气偏向会影响胎儿脏腑的气化倾向。出生日对每一个人都很重要,它不仅代表了一个人生而为人,亦蕴含着大量信息,其中就提供了一个人体质的阴阳五行信息。《素问·宝命全形论》曰:"人以天地之气生,四时之法成。"人出生之时,禀受了当时盛行的自然之气,由年之气、月之气、日之气、时之气组

---

① 迟华基主编.中医基础学[M].北京:科学出版社,2005:110.

成了具有各自特点的阴阳五行配属,以四柱形式呈现了五行大体的量化比例。《灵枢·阴阳二十五人》中按五行岁运出生不同将人分为不同体质类型。中医重视天人合一,宇宙的气化必然影响人体气化的模式。胎儿出生时,不同的时空环境所致的气运偏向影响了其脏腑气化反应模式,从而影响脏腑功能,形成了各自不同的体质。《素问·五常政大论篇》曰:"同者盛之,异者衰之。"以岁运气化而言,无论是气运太过、不及或平气对人体都存在着影响。水运太过之年孕育出生的人,体质易偏阴盛阳耗,心气易受损,不及之年出生的人肾气不充;火运太过之年出生的人,体质易偏于阳盛,不及之年出生的人易火热不足;土运太过之年出生的人易形成湿盛体质,不及之年出生的人易燥偏盛;金运太过之年出生的人体质趋于燥化,不及之年出生的人易木火刑金,而形成燥火体质;木运太过之年出生的人体质偏于肝气胜,不及之年出生的人生化不足,体质较差;凡五行平气之年出生的人多为阴阳平和之体质。

(二)后天因素

体质的后天培育也关系着体质的强健与否,居处环境的不同、年龄长幼的差异、男女性别的不一,以及个人的饮食起居习惯、劳作休养程度、运动锻炼与否都对体质产生着重要影响。《素问·上古天真论》曰:"上古之人,其知道者,法于阴阳,和于术数,食饮有节,起居有常,不妄作劳,故能形与神俱,而尽终其天年。"[①]指出了后天调摄对体质及健康的影响。后天因素包括地理环境、气象物候、饮食营养、精神状态、年龄差异、性别差异、劳逸状况、社会因素、疾病作用、针药反应等。

1.年龄因素

《黄帝内经》阐述了小儿、壮年、老年的体质均有不同之处,所谓"婴儿者,其肉脆血少气弱","壮者之气血盛,其肌肉滑,气道通,营卫之行不失其常","老者之气血衰,其肌肉枯,气道涩"[②]。体质的形成是一个随着个体发育的不同阶段而不断演变的生命过程,某个阶段的体质特点与另一个阶段的体质特点是不同的。这是因为人体有生、长、壮、老、已的变化规律,在这一过程中,人体的脏腑经络及精气血津液的生理功能都发生着相应的变化。

2.性别差异

人类最基本的体质类型可分为男性体质与女性体质两大类。由于男女在

---

① 林亿,高保衡,孙奇整理.黄帝内经素问[M].北京:人民卫生出版社,2012:5-6.
② 中医出版中心整理.灵枢经[M].北京:人民卫生出版社,2015:75.

遗传性征、身体形态、脏腑结构等方面的差别,相应的生理功能、心理特征也就有异,因而体质上存在着性别差异。男为阳,女为阴。男性多禀阳刚之气,脏腑功能体质与抵抗力较强,体魄健壮魁梧,能胜任繁重的体力和脑力劳动,性格多外向、粗犷、心胸开阔;女性多禀阴柔之气,脏腑功能较弱,体形小巧苗条,性格多内向、喜静、细腻,多愁善感。男子以肾为先天,以精、气为本;女子以肝为先天,以血为本。男子多用气,故气常不足;女子多用血,故血常不足。

3. 劳逸所伤

过度的劳动和安逸是影响体质的又一重要因素。适度的劳作或体育锻炼,可使筋骨强壮、关节通利、气机通畅、气血调和、脏腑功能旺盛;适当的休息,有利于消除疲劳,恢复体力和脑力,维持人体正常的功能活动。劳逸结合,有利于人体的身心健康,保持良好的体质。但过度的劳作,则易于损伤筋骨,消耗气血,致脏腑精气不足,功能减弱,形成虚性体质。

4. 饮食因素

饮食结构和营养状况对体质有明显的影响。食物各有不同的成分或性味特点,而人之五脏六腑各有所好。脏腑之精气阴阳需五味阴阳和合而生。长期的饮食习惯和固定的膳食品种质量,日久可导致体内某些成分的增减等变化而影响体质。如饮食不足,影响精气血津液的化生,可使体质虚弱;饮食偏嗜,使体内某种物质缺乏或过多,可引起人体脏气偏盛或偏衰,形成有偏倾趋向的体质,甚至成为导致某些疾病的原因。

5. 情志因素

情志活动的产生、维持有赖于内在脏腑的机能活动,以脏腑精气阴阳为物质基础。七情的变化可以通过影响脏腑精气的变化而影响人体的体质。情志和调,则气血调畅,脏腑功能协调,体质强壮;反之,长期强烈的情志刺激,持久不懈的情志活动,超过了人体的生理调节能力,可致脏腑精气的不足或紊乱,给体质造成不良影响。

6. 地理因素

《素问·异法方宜论》记载:"东方鱼盐之地,海滨傍水,食鱼而嗜咸,其民皆黑色疏理;西方之人,陵居而多风,水土刚强,其民华食而脂肥,病生于内;北方之人,地高陵居,风寒冰冽,其民乐野处而乳食,脏寒生满病;南方之人,其地下,水土弱,雾露之所聚也,故其民皆致理而赤色,其病挛痹;中央者,其地平以湿,其民食杂而不劳,故其病多痿厥寒热。"[①]不同地区或地域具有不同的地理

---

① 林亿,高保衡,孙奇整理.黄帝内经素问[M].北京:人民卫生出版社,2012:55-56.

特征,包括地壳的物理性状、土壤的化学成分、水土性质、物产及气候条件等特征。这些特征影响着不同地域人群的饮食结构、居住条件、生活方式、社会民俗等,从而制约着不同地域生存的不同人群的形态结构、生理机能和心理行为特征的形成和发展。

7. 疾病针药及其他因素

疾病是促使体质改变的一个重要因素。一般来说,疾病改变体质多是向不利方面变化,如大病、久病之后,常使体质虚弱;某些慢性疾病(如慢性肾炎、肺结核等)迁延日久,患者的体质易表现出一定的特异性。但感染邪气罹患某些疾病(如麻疹、痄腮)之后,还会使机体具有相应的免疫力,使患者终生不再罹患此病。不同药物具有不同的性味归经特点,针灸也具有相应的补泻效果,能够调整脏腑精气阴阳之盛衰及经络气血之偏颇,用之得当,将会收到补偏救弊的功效,使病理体质恢复正常;用之不当,将会加重体质损害,使体质由壮变衰,由强变弱[①]。

(三)环境因素

1. 地理环境因素

(1)地形类型的差异。我国地形复杂多样,平原、高原、山地、丘陵、盆地五种地形齐备,大致呈三阶梯状分布。西南部的青藏高原,平均海拔在 4 000 米以上,为第一阶梯。大兴安岭—太行山—巫山—云贵高原东一线以西与第一阶梯之间为第二级阶梯,海拔在 1 000~2 000 米之间,主要为高原和盆地。第二阶梯以东,海平面以上的陆面为第三级阶梯,海拔多在 500 米以下,主要为丘陵和平原。对于四大高原、四大盆地、三大丘陵以及三大平原在地理上的分布,可以总结出地势特点为西高东低,高度尤其以西南部为突出。

(2)气候类型的差异。早在《内经》中就论述了不同地域具有不同的气候特点。如《素问·阴阳应象大论》:"东方生风,风生木","南方生热,热生火","中央生湿,湿生土","西方生燥,燥生金","北方生寒,寒生水"[②],这是运用五行学说概述了我国五方气候的基本特点。《素问·五常政大论》曰:"东南方,阳也。阳者,其精降于下,故右(南方)热而左(东方)温。西北方,阴也,其精奉于上,故左(北方)寒而右(西方)凉。是以地有高下,气有温凉,高者气寒,下者气热。"[③]这是运用阴阳理论,解释了地域有南北高下之不同,气候亦有寒热温

---

①　巩克波.体质与鼻衄[D].山东中医药大学,2006.

②　林亿,高保衡,孙奇整理.黄帝内经素问[M].北京:人民卫生出版社,2012:24-29.

③　林亿,高保衡,孙奇整理.黄帝内经素问[M].北京:人民卫生出版社,2012:300.

凉之差异。《素问·异法方宜论》云:"东方之域,天地之所始生也,鱼盐之地,海滨傍水""西方者,金玉之域,沙石之处,天地之所收引也,水土刚强""北方者,天地所闭藏之域也,其地高""南方者,天地所长养,阳之所盛处也。其地下,水土弱,雾露之所聚也""中央者,其地平以湿,天地所以生万物也众"①。这具体说明了五方的地形、地貌、水土、气候、物产:东方像春天一样,得天地始生之气,气候温和,地处海滨,盛产鱼、盐;西方是金玉沙石之处,气候像秋天,有收引之象,水土强硬;北方像冬天,有闭藏的气象,地势较高;南方像夏天,自然界多长养之气,是阳气最盛的地方,地势低下,水土薄弱,雾露经常聚集;中央之地平坦多湿,利于种植,且与四方交往便利,所以物产资源丰富②。我国幅员辽阔,跨经纬度较广,距海远近差距较大,因而气温降水形成了一定的差异,再加之地势高低不同,地形类型及山脉走向多样,形成了多种多样的气候。从气候类型上看,东部属季风气候,西北部属温带大陆性气候,青藏高原属高寒气候。同时我国的气候具有夏季高温多雨、冬季寒冷少雨,高温期与多雨期一致的季风气候特征。

(3)饮食文化的差异。我国境内错综复杂的地理环境造就了丰富多样的动植物资源,影响着人们的饮食习惯,不同地域的饮食文化具有明显的地域差异性。在北方独特的自然条件影响下,种植小麦是最佳选择,面食便成了北方人民的主要食物,以玉米、豆类及少数几种蔬菜等植物性食物,以及畜类、禽类、兽类等动物性食物为主要补充。北方人的饮食习惯可以概括为:以面食为主,副食简单,蔬菜种类较少,食物原料和加工方式简单,饮食口味偏咸。而南方主食以稻米为主,在副食方面,一方面通过发展畜牧业和种植农副作物获得食物,另一方面通过发展渔捞经济和淡水养殖获得水产食物。南方人的饮食习惯可以概括为:以稻米为主食,辅以多种副食,食物原料选择广泛,加工方式精细,口味主要以酸辣为主。由此可见地理环境对于饮食的食物原料、饮食口味等文化都具有一定的影响。

2.社会环境因素

(1)经济区域的划分。我国地域辽阔,东西南北跨度较大,新中国成立60多年来,随着经济与社会的发展,国际、国内形势的变化,我国经济区划的基本框架发生了多次变更。总体而论,国家对宏观区域经济格局的划分有过

---

① 林亿,高保衡,孙奇整理.黄帝内经素问[M].北京:人民卫生出版社,2012:55-56.
② 鞠宝兆.《内经》医学地理学思想与应用[C].中华中医药学会 2009 年中医运气学学术研讨会论文集,2009:96-101.

四次大的变动,即沿海和内地→"一、二、三线地区"→沿海和内地→东、中、西三大地带→东部、中部、西部、东北。基本是在二分法、三分法和四分法之间的变化。迄今为止,就区域划分而言,政府部门和学者提出了不下几十种的方案,但由于各种原因,目前除了延续了"七五"计划时划分的东中西三大经济带的提法以外,其他区域划分方法或者不再使用,或者没有进一步的研究。这是因为,目前还没有一个十全十美的划分方案,各种方案均存在着一定的缺陷。目前,众多的体质地域差异研究基本都会采用以上划分方法对我国不同地区人群的体质状况进行对比研究,也得出了不少有助于了解我国体质分布情况的结论。

(2)流域区域的划分。流域是以河流为依托的特殊类型区域。我国有八大流域,分别是长江流域、黄河流域、淮河流域、海河流域、太湖流域、辽河流域、珠江流域、松花江流域。国务院发展研究中心提出新的区域划分方法中,将中部板块划分为黄河中游和长江中游两个综合经济区,可以看出长江和黄河两大流域在我国区域划分中的重要地位。除了以河流为依托的区域,我国还有以海洋为依托的特殊类型区域,如东北部沿海地区、环渤海湾地区、东部沿海地区、南部沿海地区等。它和流域有共同的特点,就是它们都是以自然水系为划分标准的特殊区域。

(3)地势区域的划分。根据上述三阶梯划分法对我国31省(区、市)进行划分,可以得出划分结果:第一阶梯为西藏、青海;第二阶梯有甘肃、宁夏、内蒙古、山西、陕西、四川、重庆、云南、贵州、新疆;第三阶梯为吉林、黑龙江、辽宁、河北、北京、天津、山东、江苏、上海、浙江、河南、安徽、湖北、湖南、福建、广东、海南、广西、江西。从中可以看出,根据不同的依据可以将我国划分为不同的区域,但是这些不同的分区之间都有一个共同点,就是分区内的省份在地理位置上都是相邻的或者成片分布的,这也是这些分区的现实可操作性之所在。所以在研究体质水平地域差异的时候,可以首先对以上不同地区间的体质水平进行比较,对体质的地域分布有个大体的认识,这样更有利于进行针对性的研究[①]。

---

① 李纪江,蔡睿.地域划分与体质地域分布特征现状综述[J].四川体育科学,2010,6(2):79-81,89.

二、地理环境因素在体质形成中的作用

不同的地理环境,造就了人们不同的生活习惯、饮食结构,进而形成了地域性体质类型。《素问·异法方宜论》就论述了东、南、西、北、中五方之地的人们的生活习俗,以及各自所具有的体质特点:东方之地的人们习惯吃鱼类和咸味食品,因鱼性属火,会使人积热于中,成能走血,多食伤血,所以该地域的人大多皮肤色黑,肌腠松疏;西方之地的人们依山陵而居住,宅简多风,披毛布,盖草席,吃鲜美的酥酪骨肉类食品,形体较肥壮,抵抗力较强,不易受外邪侵袭;北方之地人们依山陵而居住,经常处在风寒冰冽的环境中,过着四野临时住宿的游牧生活,腠理致密,阳气旺盛;南方之地的人们喜欢吃酸类和腐臭的食品,肤理致密而色红;中央之地的人们吃的食物种类繁多,劳动比较少,生活相对安逸。元代著名医家朱丹溪认为:"西北之人,阳气易于降;东南之人,阴火易于升。"强调人的体质有地域性的差异[①]。

(一)环境与体质

人群体质的构成与不同地理区域和不同季节、气候有明显关系。人处于不同条件下,机体必然要有不同反应,以适应各种不同变化,并形成带有地域特点的体质类型。《灵枢·阴阳二十五人》根据人体各方面的特征进行系统分类,提出木形人、火形人、土形人、金形人、水形人分别代表不同的地域特征,认为长期生活在不同的地区,其禀赋可显示出地域差异性。一般说来,北方比南方的阳虚质和见寒象者明显为多;南方则多阴虚体质;越趋濒海或东向,痰湿质者越多;冬秋季多阳虚和见寒象者,夏季则多见阴阳两虚者。

(二)环境与疾病

不同的地域气候、饮食习惯、体质特点,决定机体对某种致病因子的易感性及所产生的疾病类型的倾向性,因而所致的常见病、多发病亦不同。例如青藏高原是高原病高发区域,因为那里海拔高、紫外线强。气管炎、关节炎等多发于寒冷的北方,心脑血管病总体上呈现北方高于南方的趋势。我国食管癌

---

① 谭素娟,王蕊芳.对中医学重视地理环境的探究[J].中华中医药学刊,2008,26(8):1661-1662.

以太行山为高发区,南段最为显著,自北向东、向西发病率显著下降;肝癌则以江苏、浙江、两广、福建、上海等东南沿海地区多见;地方性甲状腺肿和地方性克山病多见于山区;霍乱、嗜盐菌食物中毒多见于沿海;流行性出血热、钩体病多见于低洼的沼泽地区;血吸虫病、某些经水传播的肠道传染病与河流相关;高原性心脏病等与海拔相关,等等。例如新疆位于中亚腹地,南、西、北三面环山,天山山脉自西向东横穿中部,形成三山夹两盆地的特有地理环境,特殊的地理环境导致与碘相关的疾病以不同程度流行,既有塔里木西部严重碘缺乏病流行区,又有准噶尔盆地西南部高碘带。而上海地区属东南亚热带海洋性气候,空气湿度偏高,地表含水分多,所以不但受海洋性暖湿气流的影响,且更受地表水蒸发的湿气影响,两湿相合,故上海地区六淫致病以"湿邪"较多见,常见湿热、暑湿、寒湿、风湿等证型[①]。

(三)环境与康复

环境在康复领域中分类方式较多。如人们根据其范围特点,分为个人、社会、国家的等环境;也有根据功能特点,分为住家、工作场所、学校、购物店铺等。在康复治疗中应用环境治疗,往往需要考虑到环境因素和人的关系。环境因素包括文化、经济、制度、物质和社会等因素,而人的关系包括个人、家庭、邻居、社区、政府和国家等的关系。要兼顾这两方面的观念,康复从业者在临床治疗中不仅应该考虑患者日常生活与直接物质、个人、家庭等环境之间的关系,而且要考虑与更广泛的社会、政府和国家等环境之间的关系。康复治疗中最理想的环境要素包含三个方面:物质环境、社会环境和文化环境,以上三方面要素构成了康复环境,并被应用在康复的临床治疗活动中。

近年来越来越多的国内外医学人士逐渐认识到环境在康复临床中的重要性,进行了一些可喜的探索。这些研究大多关注于环境对疾病发生、发展和患者康复的影响,认为不利的建筑环境、公共空间、健康规范和政府办事效率等康复环境因素限制了残疾人的社会日常生活能力。国内学者也证实了有利的环境因素可以促进儿童的语言发育、学习能力,同时可以促进患者的康复。相反,高温、噪音等工业环境中的有害因素,以及患者过高的社会愿望、家庭矛盾的激化、过多使用移动电话等生活环境中的有害因素均易导致疾病的产生或恶化。通过环境干预进行治疗是康复的一个重要方面。国外学者通过虚拟环

---

①　薛丽飞.自然环境对人体体质的研究进展[J].江西中医学院学报,2006,6(18):72-73.

境训练学习能力低下人群取得了良好的效果,部分国内医学工作者也关注到通过环境干预可以促进儿童患者和人群的康复。但是,环境干预作为临床康复治疗手段的研究在我国尚处于起步阶段,大多数研究仅仅是个案报道和非随机对照的叙述性描述。对环境干预治疗的随机、对照、大样本研究将是今后康复领域的一个重点。

第二节　人体体质的地域特征

　　体质是指人体在遗传性和获得性的基础上表现出来的功能和形态上相对稳定的固有特性。这种固有特性往往决定着机体对某种致病因子的易感性及所产生的疾病类型的倾向性。《内经》认为地域不同,人群的体质不同。《素问·异法方宜论》指出东方是"天地之所始生","其民皆黑色疏理";西方是"金石之域、沙石之处、天地之所收引","皆华食而脂肥";北方是"天地所闭藏之域",故"藏寒";南方是"天地所长养,阳之所盛处也","其民皆致理而赤色"。这段论述不仅朴实地描述了我国不同区域内人群的体质状况及易感性,而且说明了人们生活在不同的地理环境条件下,便受到不同的水土性质、气候类型、生活条件的影响,因而形成了不同的体质,科学地解释了因地异质的原因。

一、体质的分类

　　中医对体质的分类起源于秦汉时期。《黄帝内经》奠定了中医体质学的基础,《黄帝内经》对体质的分类方法主要有阴阳分类法、五行分类法、形态分类法和心理分类法。例如,《灵枢·通天》以阴阳的偏颇为依据,将体质划分为太阴人、少阴人、太阳人、少阳人及阴阳之气平和之人。《灵枢·阴阳二十五人》:"先立五行金、木、水、火、土,别其五色,异其五行之人,而二十五人俱矣。"[1]系统概括了人体肤色、形态、功能、行为、心理及对环境的适应能力等生命现象的几个方面。《内经》中还有以阴阳含量、形志苦乐、禀性刚柔、勇怯肥瘦等分类方法,以及因体而受邪、因形而生病、因质而从化的认识等,强调了体质因素与

─────────────

　　[1]　中医出版中心整理.灵枢经[M].北京:人民卫生出版社,2015:108.

疾病和健康的密切关系。根据新出台的中医体质分类国家标准，人体体质大体可分为平和质和8种偏颇体质，即阳虚质、阴虚质、痰湿质、湿热质、气虚质、瘀血质、气郁质、特禀质等。

（一）平和质：机能协调，七情适度

平和体质是一种身体和谐、自稳能力强的体质。拥有这种体质的人，身体不一定结实强壮，甚至可能还有些气血不足、血压偏低，脉搏也不是很有力，但是脏腑、气血很和谐，七情适度。这种体质的人，多数生在长寿家族，比如五世同堂的大家族，而平常的人家四世同堂就不容易了。平和体质通常表现为情绪稳定、生活规律、体重波动小等；得病少，对于环境和气候的变化适应能力比较强；生病以后，对治疗的反应敏感，易治，自我康复能力强。

（二）阳虚质：火力不足，畏寒怕冷

阳虚体质的人，一年四季手都冷，夏天大家都喜欢吹空调，他不敢，一吹空调就手脚冰凉，还要加一件毛衣。但是如果冬天只有手冷，那不算真正的阳虚，"手冷过肘，足冷过膝"才是"货真价实"的阳虚。比如说同样是感冒，别人感冒时是喉咙疼，流黄鼻涕，吐黄痰，扁桃腺发炎化脓；阳虚体质的人感冒，就会流清水鼻涕，打喷嚏，喉咙发痒，吐的是清稀白痰，反映出寒象。阳虚体质的人，给人的整体感觉就是火力劲不够。

（三）气虚质：气力不足，容易过敏

"气"令我们提劲，与生存环境之间的物质交换出入有序，营养精微向上向外布散，糟粕废物向下向外排泄。这股气，由空气、谷气和元气组成。空气由肺吸入，谷气从脾产生，元气自肾提供。因此，气虚体质是由于肺、脾、肾三脏功能相对不足，尤其是肺、脾不足造成的。比如一进空调室就打喷嚏，春天春暖花开也打喷嚏。有的气虚的人对温度非常敏感，冬天很冷，晚上睡觉时，刚开始被窝是冷的，就在他钻进去暖被窝的那几分钟，身上会起风团，被窝暖热了风团就消下去了；早上起来穿棉衣，棉衣是凉的，一穿到身上又起风团，等到活动活动，棉衣热了，风团又落了。

（四）痰湿质：下肢沉重，容易发胖

痰湿体质是水太多了或者生命的河流不那么畅通，导致不是这里堵塞就是那里泛滥。为什么会这样呢？主要和脾脏功能相对不足有关。人体中

70%左右是水分,在婴幼儿或者年轻女性身上这个比例可能会更高些。所以中医说"百病皆由痰作祟"。腰痛、脂肪瘤、眩晕、颈椎病、高血压、糖尿病、单纯性肥胖、带下症、不孕症、月经不调等疾病有一部分就属于中医的痰湿作祟,所以中医还有一句话:"顽痰生怪病。"

(五)湿热质:又湿又热,排泄不畅

大家都知道"桑拿天"时空气又湿又热,使人感觉非常不舒服。湿热体质的体内就像桑拿天,内环境不清洁,又湿又热,湿热氤氲,排泄不畅。内外皆显得"浊"。在湿热的环境中,东西非常容易腐败,产生很难闻的味道。对应到人体,湿热体质会表现为口臭,汗臭味大,汗液发黄,皮肤油腻,容易感染化脓,小便黄、味道大,大便很臭,下体外阴异味较大,白带色黄,口苦,烦躁易怒,等等。湿热体质通常是由于各种先、后天因素导致的肝胆、脾胃功能相对不畅通,肝胆郁结化热,脾胃积滞化湿,湿热熏蒸而形成的。

(六)阴虚质:烦热躁动,口干口苦

一阴一阳谓之道,人体也是由阴阳组成的。阳气就是各种功能活动,阴就是有形的物质,包括阴液、津液等。在人体,阴阳水火是相互依存、制约的。健康状态下,阴阳平衡互涵,应该既感觉不到阴盛也感觉不到阳盛,否则不是寒证就是热证。很多阴虚内热的人经常烦恼、躁动,生命体验不好,我们就要想办法让他们静下来。

(七)瘀血质:面色晦暗,易生肿瘤

瘀血体质就是血脉相对不那么畅通,有点缓慢瘀滞,但是又达不到疾病的程度。"痛则不通,通则不痛",因此瘀血体质很容易产生各种以疼痛为主要表现的疾病,而且疼痛较为持久,位置固定,是刺痛、憋痛,比如偏头痛、痛经、胃痛、胸痹、痹证等,而且疼痛聚集,瘀滞时间久了还会生肿瘤包块,比如全身各种良性及恶性肿瘤。如果一个人体内的血液循环不好,还会带来很多外形的变化,比如说面色口唇比较晦暗,容易生色斑、留疤印、生黑眼圈等。瘀血体质一旦得病,不及时正确治疗很容易转化成难治的慢性病,中医有句话叫"久病入络",基于瘀血体质的各种慢性病尤其如此。所谓"入络",就是病位很深,药力不太容易达到。

（八）气郁质：气机不顺，情绪郁闷

怎么理解"气郁"呢？大家试着体会一下，在"理不通，气不顺""这口气实在咽不下去""好憋屈啊""真郁闷""堵心""添堵"等状态下，身心是什么感觉。"气"是力量、是动力，要够力，同时气在发挥作用时还一定要畅通无阻，无挂碍、无阻滞。在人体，气的基本运行形式是升降出入，就是清气上升，浊气下降，阳气发散，阴精收藏。这个过程一定要顺，人才能周身通泰。

（九）特禀质：诱因刺激，容易过敏

体质特殊的人群。过敏体质的人，有的即使不感冒也常鼻塞、打喷嚏，易患哮喘，易对药物、食物、花粉、季节过敏。养生法：多食益气固表的食物，少食辛辣之品、腥膻发物及含致敏物质的食物。起居避免过敏原，保持室内清洁。适宜药膳：固表粥[①]。

正常人群里边，一般分为这九种体质。就个人体质来说，不大可能是单纯的阳虚体质、瘀血体质或痰湿体质等，更为常见的是各种体质间夹、混合，比如瘀血兼痰湿和气虚、阳虚兼湿热、阴虚兼湿热和瘀血等。小孩子的体质可能会简单些，所以古代医家说"小儿脏气清灵"。但是，随着环境、年龄等后天因素的变化，体质也会发生变化。

二、不同体质导致不同疾病类型

体质学说是中医理论体系中的重要组成部分。体质由先天遗传和后天获得所形成，是人类个体在形态结构和功能活动方面所固有的、相对稳定的特性，与心理性格具有相关性。个体体质的不同，表现在生理状态下对外界刺激的反应和适应上的某些差异性，以及发病过程中对某些致病因子的易感性和疾病发展的倾向性。所以，对体质的研究有助于分析疾病的发生和演变，为诊断和治疗提供了依据。

（一）体质决定疾病的易感性

疾病的发生，是机体在一定条件下与病因相互作用而产生的一个损伤与抗损伤斗争的规律过程，是在病因作用下机体自稳调节紊乱而发生的异常生

---

① 杨响光，李颖慧.体质与养生［J］.党政论坛（干部文摘），2014，（3）：35.

命活动过程。从现代医学的角度来看,体质是免疫力与抵抗力的体现。两者维持着机体内环境的相对稳定,保护机体不受致病因子的侵袭。因此,免疫力和抵抗力是体质强弱与否的重要因素。当身体处于亚健康状况,营养不良,环境恶劣,过度劳累,曾经患病等均可削弱机体抵抗力而产生疾病。疾病的产生有一定的致病源,而机体免疫系统的免疫器官、免疫细胞和免疫分子可清除入侵机体的细菌、病毒、寄生虫等及其产物,清除机体自身可改变细胞,减轻内外致病因素造成的病理性损伤。这就是人体的免疫功能,这种功能就是体质的实质。疾病的发生、发展和变化是在一定条件下邪正斗争的反映。

体质的特殊性决定了致病因素对人体的侵袭程度以及对疾病的易感程度。如胖人多痰湿,善病中风;瘦人多火,易患劳嗽;癫狂、哮症多有家族史等。由于脏腑组织坚脆刚柔有别,故体质对病邪的反应及发病过程也不一样。如:同一感冒,有偏风寒者,有偏风热者;黄疸有阳黄疸,有阴黄疸。《伤寒论》中的六经转变也说明了体质在疾病过程中的作用。若抗病力衰减,则出现三阴证;正气不足者,阳证可转为阴证,表证可转为里证。疾病的演变过程充分证明,体质在其中的主导作用是显而易见的。

体质的特殊性决定了对各种病邪有不同的反应性和易感性,既病之后,其发病的倾向性也不同。体质虚弱者,或遇天气变化、季节更替,或因情志刺激,或因饮食不调,或因劳倦内伤,则容易患病,而体质强健者往往安然无恙。生活中常遇过这样的情况,生活在相同环境下的两个人,比如夫妻、亲人、朋友等,同样因为天气骤变未及时察觉而引起感冒,发病时间、地点、原因均是一致的,然而双方的外感表现却相距甚远,一个表现为怕冷、头痛、鼻塞、流清涕,而另一个却是发热、身疼、流浊涕。中医常将这两种不同的症状区别为伤寒和温病,便可给予不同的证治,此即所谓的"辨证论治",而其中原委则常归咎于各自不同的体质。虽说中医所谓体质与人们广泛所言及的体质并不相同,但其中的道理却可谓是异曲同工。

(二)体质影响疾病演变与归转

人体进入疾病状态后,疾病的发展、变化和转归往往因个体体质的差异而呈现出不同的发展趋势。由于体质有阴阳之别、脏腑有强弱之分,机体对于致病因素有化寒、化热、化湿、化燥等区别。病机从化的一般规律是:素体阴虚阳亢者,受邪后多从热化;素体阳虚阴盛者,受邪后多从寒化;素体阴亏血耗者,易受邪且从燥化、热化;素体痰湿偏盛者,受邪后多从湿化、寒化。

若仅从人的虚实角度来谈体质,那么人体感邪后疾病的区分便亦可从虚实来区别。证的虚实多取决于正气是否充足。正气盛,则御邪有力,多表现为实证;正气弱,则御邪乏力,多表现为虚证。由于体质和正气都是气血、脏腑和经络结构与功能的反映,而且前者在一定程度上反映了后者的盛衰偏颇状况,是疾病发生与否以及疾病过程中表现出种种差异的根本内在原因,因此,体质状况不仅在很大程度上决定着病证的基础属性,而且还往往决定着证候的虚实。详言之,在病邪侵入人体的时候,如果受侵者体质强健,正气抗邪有力,则邪盛正实,正邪斗争激烈,机体反应明显,表现为有余、亢奋、停聚的实证;如果受侵者体质虚弱,正气抗邪乏力,则邪盛正衰,正邪斗争不激烈,机体反应不明显,表现为不足、低沉、衰退的虚证。临床上,前者常见壮热,胸闷烦躁,狂躁,声高气粗,甚至神昏谵语,痰涎壅盛,大便秘结,腹痛拒按,小便不利,舌苔厚腻,脉或洪大或实且有力;后者常见低热,精神疲惫,少气懒言,四肢无力,语声低沉,痛处则为绵绵而痛,小便清长,大便溏泻,舌淡苔薄,脉沉细无力。

而疾病的变化和发展趋势,或者说疾病在脏腑经络等之间的传递或者转移,以及疾病性质的转化和改变,虽然与正气邪气的兴衰消长、治疗措施得当与否有关,但是体质因素具有重要作用。体质因素往往主导着疾病的传变趋势。不同的体质类型有不同的传变形式。《金匮要略·脏腑经络先后病脉证并治》中以"肝病传脾"为例,在专论杂病的传变规律时,指出肝病传脾的发生条件除了已病脏腑属于邪实以外,还需要受其克侮的未病脏腑为虚的体质基础。也就是说,因患者体质有别,"脾旺不受邪"也是存在的。例如,湿病的传变,从卫气营血层面上看,其一般规律是"卫之后方言气,营之后方言血";从上中下三焦部位来说,其一般规律是"始上焦,传中焦,终下焦"。然而由于体质揭示的是潜在的发病倾向性,因而疾病的传变往往并不是一成不变的,而是顺应正邪这一矛盾斗争的结果。再者,个体间体质千差万别,病情的发展因而更为复杂多样。例如,在温病的传变中,就有邪气不经气分阶段而直入营血的"逆传心包"。再如,在内伤杂病中,经络之间的传变、脏腑之间的传变以及它们相互之间的传变是十分普通的。总之,体质是决定病变传递转移以及疾病性质改变的重要因素。既病防变的过程中,掌握患者的体质特征具有非常重要的意义。

(三)疾病的体质分布

现代医学临床实践中表明:儿童脏腑娇嫩,形体不壮,易患咳嗽、腹泻、食积等病;老年人精气多虚,体质转弱,易患痰饮、咳喘、眩晕、心悸、消渴、痹证等病;肥胖或者痰湿内盛者,痰湿内伏,滞脏腑,阻经络,碍气化,易患痰证、饮证、水肿证、中风、眩晕等病；消瘦或者阴虚之体，阴津亏乏，易患肺痨、咳嗽、便秘、衄血等病；阳虚体质者，阴寒内盛，卫外不固，气化无力，易患感冒、咳嗽、腹泻、遗尿等病；瘀血体质者，气机郁滞，血行不畅，易患郁证、痛证、痹证等病。不同体质易导致不同疾病，同样地，不同疾病亦有不同体质的易感人群，且他们的疾病演变和归转大多相似，这便为临床的诊治提供了便利。

例如，在前列腺炎患者中以湿热质、阴虚质与瘦燥质为多见。湿热质患者多属平素嗜饮烈酒，或过食辛辣厚味，蓄湿生热，湿热内伏，一遇湿邪、热邪或湿热之邪侵犯，即与内伏湿热相合而易使前列腺发病，且以实证、热证为主，全身症状较重。阴虚质患者，多由热病或大病之后伤阴，或房事过度，纵欲泄精，导致阴液耗伤，前列腺因阴虚而阳偏盛，阴阳失调，其防御功能降低，容易招致外邪侵袭而发病。瘦燥质患者多属先天不足，阴阳失调而体瘦质燥，或幼时患热性病，病程过长，而使阴津内伤，形体偏瘦。"瘦人多气多火"，瘦燥质患者易发阳亢火动之证，故此类男性，若性生活过频，使前列腺液耗伤，加之内燥之体，每使虚火内动，易成慢性无菌性前列腺炎[①]。

而前列腺增生患者以阳虚质及痰湿质为多见。阳虚质为阴寒较盛之质，加之本病为老年病，阳气渐衰，或过服寒凉之品，使阳气更损，阳虚无以气化，易见小便不通之症，更因寒邪易侵阳虚阴盛之躯，故每遇寒冷刺激，特别是会阴部受寒，阴寒闭阻，小便则不通。痰湿质由脾肾阳气素虚，水液代谢功能减退，从而导致痰湿蓄积体内。此型也多见于肥胖丰满之人，即所谓的"肥人多痰湿"。痰湿内蕴阻碍气机，气机不畅，血行不利，痰浊瘀血阻滞尿路，小便难以排出[②]。

另有学者研究发现，鼻咽癌发生基本体质和首要内因是虚弱质；多囊卵巢综合征患者多见于痰湿体质，妇科恶性肿瘤常见瘀血体质[③]；慢性结肠炎、慢性溃疡性结肠炎的患者以久泄为特点，多见脾胃气虚、脾胃湿热等证；脾胃湿热在肠炎的中医辨证分型中是常见的证型之一，湿热体质的患者易于表现为脾胃湿热证[④]。综上所述，中医体质与疾病有着密切的关联。通过对疾病体质分布特点的研究，可以看出病种不同，体质分布特点亦不同。疾病可能与某

① 沈元良编著.名老中医话前列腺疾病[M].北京：金盾出版社，2012：27-28.

② 沈元良编著.名老中医话前列腺疾病[M].北京：金盾出版社，2012：27-28.

③ 徐晓霞，庄爱文.中医体质学说在妇科疾病中的应用[J].甘肃中医，2011，24(4)：6-8.

④ 蒋燕.湿热体质与疾病的关系探讨[J].中华中医药杂志，2006，21(5)：293-294.

种体质有显著密切的相关性,也可能与几种体质相关。且疾病的体质分布类型均以偏颇体质居多,平和质少见,提示疾病与体质尤其是偏颇体质密切相关。

三、《内经》中的体质理论

(一)体质与病理的关系

《内经》认识到个体体质的特殊性及在治病过程中的倾向性。即在人群中,虽同感一种病邪,但由于人体体质的差异,在发病后的病况表现则各不相同,这就是后世所谓的"从化"问题。如《素问·痹论》曰:"其寒者,阳气少,阴气多,与病相益,故寒也。其热者,阳气多,阴气少,病气胜阳遭阴,故为痹热。"[①]《素问·逆调论》又曰:"是人者阴气虚,阳气盛。"故"逢风寒如炙如火",而"是人多痹气也,阳气少,阴气多,故身寒如从水中出"[②]。《灵枢·刺节真邪》《素问·风论》《灵枢·五变》等篇也详细论述了体质的差异是造成病理不同反应的重要原因。

(二)体质与发病、预后的关系

人体正气的盛衰,决定人体抗病能力的强弱,而体弱正虚是发病中易感性的决定因素。《灵枢·百病始生》曰:"风雨寒热,不得虚,邪不能独伤人……此必因虚邪之风,与其身形,两虚相得,乃客其形。"《素问·评热病论》曰:"邪之所凑,其气必虚。"这些都体现了体质虚弱在发病中的易感性。另外,体质强壮者,对邪气耐受性强,反之则差。如《素问·刺法论》曰:"正气存内,邪不可干。"说明人的体质健壮,内外协调,精神饱满,正气不衰,则耐受性强,虽遇大风苛毒,不能为害。以上论述从生理学角度阐述了体质壮实、正气旺盛在抗病中的主导作用,及体质的阴阳偏胜对气候、病邪的耐受性。《素问·阴阳应象大论》曰:"阳胜……能冬不能夏;阴胜……能夏不能冬。"[③]从病理的角度说明体质的阴阳偏胜对气候、病邪的耐受性。疾病的预后转归是由多种因素决定

① 林亿,高保衡,孙奇整理.黄帝内经素问[M].北京:人民卫生出版社,2012:167.

② 林亿,高保衡,孙奇整理.黄帝内经素问[M].北京:人民卫生出版社,2012:134-135

③ 林亿,高保衡,孙奇整理.黄帝内经素问[M].北京:人民卫生出版社,2012:29.

的,但关键的是体质正气的强弱。而这种体质差异,《内经》则以形气、神气、胃气形式来描述。形气体质差异导致了病性和转归的不同。了解形气的强弱、气血的盛衰,然后才能对疾病的预后作出判断。神气是生命活动的外在表现,其健旺与否,是判断体质强弱、疾病预后和治疗成败的关键;胃气是形体生命活动的根本,人无胃气,就会断绝生机,有病则无望。

(三)辨质论治的势

从体质病理学角度来看,体质在证的形成中起着重要的作用,体质特征左右着证型,因此,辨质是辨证论治中的重要环节。《内经》大篇幅提到辨质论治的内容,后世医家朱震亨、周学海等也强调治病当辨质。近代也提出临床用药事先必须明察年龄长幼、形体强弱、意志强弱等差异。个体的体质禀受于先天,培养于后天,影响着疾病的发生、发展和病理变化,而且与疾病的治疗息息相关。正确认识体质的特点及其与病、证的关系,有利于临床准确诊断,减少辨证失误,提高辨证清晰度,体现"治病求本"的治疗原则,增强治疗效果。积极改善体质,有利于防止证的形成,减少相关疾病的发生,有利于未病先防。

研究体质在预防医学上有着重要意义。辨质论治是中医治疗学的一大特色,目前的辨质论治主要有两种方法:一是根据影响体质的因素造成的体质差异而治,二是根据临床病理体质分型而治。体质有强弱寒热之偏,治当权衡补泻温清;年龄有长幼之别,稚阴稚阳,不论用温热或苦寒,均应中病即止,老年人多虚衰,驱邪当不忘扶正,且补勿过偏,攻勿太过;性别有男女之分,女子以血为本,以肝为先天,治疗应重视调理气血、调整肝脏;生活条件有优劣之不同,膏粱厚味者,常配合化痰祛湿,饥饿劳役者,多考虑补中益气;因地区差异而体质不同者当因地制宜,等等。辨质论治具有极其重要的临床意义,只有通过正确辨质,辨证论治才能准确无误,用药治病才能切中病机,保证疗效。

第四章
地理环境与疾病特点

人类与环境密不可分。环境创造了人类,人类依存于环境。人类受环境的影响,不断与之相适应;人类又通过自身的生产活动不断改造环境,使人与自然更加和谐。生活环境对人类的生存和健康意义重大,适宜的生活环境,可以促进人类健康长寿。反之,如果对人类生产和生活活动中产生的各种有害物质处理不当,使环境受到破坏,不仅损害人类健康,甚而还会对人类健康产生近期和远期的危害,威胁子孙后代。严重的环境污染能造成生态系统的危机,导致人类的灾难。流行病学研究证明,人类的疾病 70%~90% 与环境有关。一个人想健康长寿,人类想繁衍生息,就必须建立和保持同外在环境的和谐关系。

第一节 人体疾病的环境因素

一、人是一个有机的整体

整体观念认为人体自身是一个有机整体,由各脏腑组织器官构成,而构成人体的各个脏腑组织器官之间,在结构上相互联系、不可分割,在功能上相互协调、相互为用,在病理上相互影响。同时,人还与自然环境和社会环境相互联系,密不可分。人生活在自然环境和社会环境中,而自然环境、社会环境的变化又影响着人体。人类在能动地适应和改造自然环境与社会环境的过程中维持着正常的生命活动。整体观念贯穿于人体的生理、病理和疾病的诊治以及人类养生保健等各个方面,是中医学理论和临床实践的指导思想。它要求人们在观察、分析、研究和处理有关生命、健康和疾病等问题时,既要注重事物自身的完整性,同时,又要重视人与自然环境、社会环境之间的统一性。中医学的整体观念主要体现在人体自身的整体性和人与自然环境、社会环境的统一性两个方面。

(一)生理上的整体性

中医学认为人体是以心为主宰,以五脏为中心的一个内外联系、自我调节和自我适应的有机整体。其主要体现在形体结构、生理功能、病理变化、疾病诊治和养生预防等方面。在形体结构方面,中医学认为人体是由若干脏腑、组织和器官所组成的。构成人体的脏腑、组织和器官不是孤立地存在着的,而是相互联系、相互沟通的,它们以五脏为中心,通过经络系统的联络作用,把六腑、五体、五官、九窍、四肢百骸等全身组织器官有机地联系起来,从而构成了心、肝、脾、肺、肾五个生理系统。由此可见,人体的各个脏腑、组织、器官都是整体的一个组成部分,它们与彼此在形态结构上密切联系、不可分割。

在对人体生理功能的认识上,中医学认为组成人体的每个脏腑、组织和器官各有其自身独特的生理功能,而这些不同的生理功能又都是人体整体功能活动的一个组成部分,它们一方面受着整体功能活动的制约和影响,另一方面又相互影响,从而决定了人体内部的统一性。也就是说,构成人体的各个脏腑、组织和器官之间,在生理上既是相互协调、相互为用的,又是相互制约的。然而,人体的整体功能活动,是以五脏为中心,配以六腑,通过经络系统和精、气、血、津液等物质基础的作用而实现的。例如食物的消化、吸收、输布与排泄,就是胃受纳腐熟,脾运化水谷,小肠受盛化物,泌别清浊,大肠传导,肾阳温煦,肝气疏泄等生理功能活动综合作用的结果。

(二)病理上的整体性

在分析疾病病理变化时,中医十分注重机体的整体统一性,首先从整体出发,着眼于局部病变所引起的整体病理反应,并把局部病理变化与整体病理反应统一起来,既重视局部病变与其相关内在脏腑之间的联系,更强调局部病变与其他脏腑之间的相互影响。

一般来说,人体某一局部的病理变化往往与全身的脏腑、气血、阴阳的盛衰有关。由此可见,中医病理的整体观,实际上主要体现在病变的相互影响和相互传变方面。例如肝气郁结,初起可因肝失疏泄出现胸胁闷胀、疼痛,日久可致肝气乘脾犯胃,表现出脘腹胀满、纳食不香、恶心呕吐、大便溏泻等脾失健运、胃失和降的病理变化。

(三)诊治上的整体性

诊断疾病时,中医主要根据"有诸内,必形诸外"的理论,通过观察面色、形体、舌象、脉象等外在病理变化来分析判断内在脏腑的病变情况,以便对疾病作出正确的诊断。故《灵枢·本脏》曰:"视其外应,以知其内藏,则知所病矣。"[①]

治疗疾病时,中医对于局部的病变,不只是采取头痛医头的方法,而是主张从整体上加以调治,要求从整体出发,全面了解和分析病情,既要看到发生病变的局部情况,又要看到病变所在脏腑的病理变化;既要注意病变与其他脏腑之间的关系,又要注意整体阴阳气血失调的情况,并从协调整体阴阳气血以及脏腑平衡出发,以扶正祛邪,消除病变对全身的影响,切断疾病传变引起的病理连锁反应,通过整体治疗效应,达到消除病邪、治愈疾病的目的。例如因"肝开窍于目",肝与目密切联系,故临床治疗眼疾时,从调肝着手,多可获得满意疗效。

养生保健时,中医十分注重整体观念,强调心神安宁。认为心为五脏六腑之大主,心神宁静安定,则五脏六腑皆安定;心神浮躁不安,则五脏六腑皆不安,且易导致各种疾病的产生。

二、人与自然环境的统一性

人是自然界进化的产物,与自然界万物有着共同的生成本原;人又生活在自然环境和社会环境之中,自然界存在着人类赖以生存的物质条件,如自然界的阳光、空气、水、动植物等,构成了人类赖以生存、繁衍的最佳环境。但自然环境和社会环境的变化,又可直接或间接、显著或不显著地影响着人体的生命活动。人生活在自然界之中,自然界存在着人类赖以生存的物质条件,而人类本身具有自我适应和自我调节的能力,人能通过体内的自我调节机制,适应自然环境的变迁,并在一定的生理限度之内,保持着与自然界的统一,所以说人与自然是息息相通的一个统一体,即"天人合一"。然而,自然环境的变化又影响着人体,如果自然环境的变化超越了人类本身的自我调节能力,那么,适应

---

① 中医出版中心整理.灵枢经[M].北京:人民卫生出版社,2015:88.

性的生理性调节就转变为病理性反应,从而导致各种疾病的发生。属于生理范围内的,即是适应性的功能性调节;超越了这个范围,即是病理性反应。故曰:"人与天地相应也""人与天地相参与,与日月相应也"①。

(一)自然环境对人体生理的影响

1. 季节气候对人体的影响

春温、夏热、长夏湿、秋燥、冬寒是一年四时气候变化的一般规律。自然界的生物在四时气候规律性变化的影响下,相应地出现了春生、夏长、长夏化、秋收、冬藏等适应性变化。人的生理活动随着季节气候的交替也产生着相应的适应性变化。正如《灵枢·五癃津液别》云:"天暑衣厚则腠理开,故汗出。……天寒则腠理闭,气湿不行,水下留于膀胱,则为溺与气。"②《素问·八正神明论》曰:"天温日明,则人血淖液而卫气浮,故血易泻,气易行;天寒日阴,则人血凝泣而卫气沉。"③这说明人体的水液代谢与气血运行皆随季节气候的更替而发生着适应性的变化。随着季节气候的变化,人体的脉象也会发生相应的变化。如《四言举要》说:"春弦夏洪,秋毛冬石,四季和缓,是谓平脉。"④人类适应自然环境的能力是有限的,如果气候变化过于剧烈或急骤,超越了人体自身的适应能力,或机体的调节功能失常,不能对自然环境的变化作出适应性调节时,则可导致疾病的发生,甚至引发一些季节性很强的多发病、流行病。一般来说,春季多温病,夏季多痢疾、泄泻,冬季多伤寒。正如《素问·金匮真言论》所云:"春善病鼽衄,仲夏善病胸胁,长夏善病洞泄寒中,秋善病风疟,冬善病痹厥。"⑤

2. 昼夜对人体的影响

昼夜晨昏的变化,同样影响着人体的生理活动,使人体的阴阳气血进行相应的调节,以适应自然环境的改变。《素问·生气通天论》曰:"故阳气者,一日而主外,平旦人气生,日中而阳气隆,日西而阳气已虚,气门乃闭。"⑥说明人体的阳气白天趋于体表,夜晚潜于体内的运动趋向,是因为人体随着昼夜阴阳二

---

① 中医出版中心整理. 灵枢经[M].北京:人民卫生出版社,2015:141.
② 中医出版中心整理. 灵枢经[M].北京:人民卫生出版社,2015:73.
③ 林亿,高保衡,孙奇整理. 黄帝内经素问[M].北京:人民卫生出版社,2012:112.
④ 〔明〕李时珍著. 濒湖脉学[M].北京:中国中医药出版社,2007.
⑤ 林亿,高保衡,孙奇整理. 黄帝内经素问[M].北京:人民卫生出版社,2012:16.
⑥ 林亿,高保衡,孙奇整理. 黄帝内经素问[M].北京:人民卫生出版社,2012:13.

气的盛衰变化而表现出规律性的适应性调节。然而,昼夜的变化也在一定程度上影响着疾病的过程,表现出疾病白天较轻,傍晚加重,夜间最重的变化。《灵枢·顺气一日分为四时》云:"夫百病者,多以旦慧、昼安、夕加、夜甚。"[1]昼夜间自然界阳气的变化,导致人体内的阳气发生朝始生、午最盛、夕始弱、夜半衰的适应性改变,从而使病情表现出旦慧、昼安、夕加、夜甚的周期性起伏变化。地域环境不同,则地势高低不同,气候、水土不同,物产不同,人们的饮食结构、风俗习惯也不同。

地域环境在一定程度上影响人体的生理活动和心理活动,进而影响体质的形成。例如江南地势低注,气候多湿热,人体腠理多稀疏,体格多瘦弱;北方地势高凸,气候多燥寒,人体腠理多致密,体格多壮实。人们长期生活在特定的地域环境中,久而久之逐渐在功能方面形成了某些适应性变化,一旦易地而居,因环境的突然改变,初期常感不适,或生皮疹,或生腹泻,习惯上称为"水土不服"。而经过一段时间后,大多数人又都能够逐渐适应新的环境。疾病的发生,特别是某些地方性疾病的发生,与地域环境的差异密切相关。例如于东方傍海而居之人易患痈疡;于南方潮湿之地久居之人易患痹证。

(二)自然环境对人体病理的影响

中医学认为,人与天地相应不是消极的、被动的,而是积极的、主动的。人类不仅能主动地适应自然,更能主动地改造自然,和自然作斗争,从而提高健康水平,减少疾病。如"动作以避寒,阴居以避暑"[2]"凡人居住之室,必须固密,勿令有细隙,有风雨得入"[3]"栖息之室,必常洁雅,夏则虚敞,冬则温密"[4]"积水沉之可生病,沟渠通浚,屋宇清洁无秽气,不生温疫病"[5]等,都是改造和适应自然环境的具体措施,说明了中医学已经注意到人对自然的能动作用。

四时气候的变化,是生物生、长、化、收、藏的重要条件之一,但是有时也会成为生物生存的不利因素。人类适应自然环境的能力是有限的,如果气候剧变,超过了人体调节机能的限度,或者机体的调节机能失常,不能对自然变

① 中医出版中心整理.灵枢经[M].北京:人民卫生出版社,2015:81.

② 林亿,高保衡,孙奇整理.黄帝内经素问[M].北京:人民卫生出版社,2012:57.

③ 〔唐〕孙思邈撰,刘清国等主校.千金方[M].北京:中国中医药出版社,1998:15-16.

④ 〔宋〕陈直撰,〔元〕邹铉终增.寿亲养老新书[M].福州:福建科学技术出版社,2013:29.

⑤ 赵尚华主编.医易通论[M].太原:山西科学技术出版社,2006:28.

化作出适应性调节时,就会发生疾病。

在四时的气候变化中,每一季节都有它不同的特点,因此,除了一般的疾病外,常常可以发生一些季节性的多发病,或时令性的流行病。如"春善病鼽衄,仲夏善病胸胁,长夏善病洞泄寒中,秋善病风疟,冬善病痹厥。"正指出了季节不同,多发病也常不同这一特点。此外,某些慢性宿疾,往往在气候剧变或季节交换的时候发作或加剧,如痹证、哮喘等。

(三)自然环境与疾病防治的关系

由于人与自然界存在着既对立又统一的关系,所以因时、因地、因人制宜,也就成为中医治疗学上的重要原则。因此,在辨证论治过程中,就必须注意和分析外在环境与内在整体的有机联系,从而进行有效的治疗。如上所述,一般来说,人体的生理活动和病理变化是随着四时气候的变化而有相应改变的,所以在治疗的时候,就当"必先岁气,无伐天和"而因时制宜。

我国的地理特点是西北方地势高,温度和湿度均较低,东南方地势低,温度和湿度都偏高。由于地有高下,气有温凉之别,因此,治疗上就应因地制宜,"小者小异""大者大异",地域特点不同,治法各有所宜。"医之治病也,一病而治各不同,皆愈何也?……地势使然也。"

三、人与社会环境的统一性

人的本质,在现实中是一切社会关系的总和。人既有自然属性,又有社会属性。社会是生命系统的一个组成部分。人从婴儿到成人的成长过程就是由生物人变为社会人的过程。人生活在社会环境之中,社会生态变迁与人的身心健康和疾病的发生有着密切关系。社会角色、地位的不同,以及社会环境的变动不仅影响人们的心身机能,而且疾病谱的构成也随之改变。"大抵富贵之人多劳心,贫贱之人多劳力;富贵者膏粱自奉,贫贱者藜藿苟充;富贵者曲房广厦,贫贱者陋巷茅茨;劳心则中虚而筋柔骨脆,劳力则中实而骨劲筋强;膏粱自奉者脏腑恒娇,藜藿苟充者脏腑恒固;曲房广厦者玄府疏而六淫易客,茅茨陋巷者腠理密而外邪难干。故富贵之疾,宜于补正,贫贱之疾,易于攻邪。"[①]太平之世多长寿,大灾之后,必有大疫,这是朴素的社会医学思想。随着科学的发展、社会的进步、社会环境的变迁,环境对人的身心机能的影响也在发生变

---

① 〔明〕李中梓著,顾宏平校注.医宗必读[M].北京:中国中医药出版社,1998:5.

化。现代社会的多科技综合征、抑郁症、慢性疲劳综合征等的发生与社会因素有着密切关系。总之,中医学从"天人合一"的整体观念出发,强调研究医学应"上知天文,下知地理,中知人事","治病宜不失人情,不知天地人者,不可以为医"[①]。

中医学的天人合一观强调人与自然的和谐一致,人和自然有着共同的规律,人的生长壮老已受自然规律的制约,人的生理病理也随着自然的变化而产生相应的变化。人应通过养生等手段,积极主动地适应自然。此外,还要加强人性修养,培养中和之道,建立理想人格,与社会环境相统一。但人的适应能力是有限的,一旦外界环境变化过于剧烈,或个体适应调节能力较弱,不能对社会或自然环境的变化作出相应的调整,则人就会进入非健康状态,乃至发生病理变化而罹病。

（一）社会环境对人体病理的影响

每个脏腑各自协同的功能又是整体活动下的分工合作,这是局部与整体的统一。这种整体作用只有在心的统一指挥下才能生生不息,"凡此十二官者,不得相失也……主明则下安,主不明则十二官危"[②]。经络系统则起着联系作用,它把五脏、六腑、肢体、官窍等联系成为一个有机的整体。精气神学说则反映了机能与形体的整体性。中医学还通过阴平阳秘和"亢则害,承乃制,制则生化"[③]的理论来说明人体阴阳维持着相对的动态平衡。五行相制是正常生理活动的基本条件,五行生克制化理论则揭示了脏腑之间的相反相成、制约互用的整体关系。这种动态平衡观、恒动观、制约观与现代系统论有许多相通之处,对发展生理学有重要的意义。

（二）社会环境对人体病理的影响

中医学不仅从整体来探索生命活动的规律,而且在分析疾病的病理机制时,也首先着眼于整体,着眼于局部病变所引起的整体病理反应,把局部病理变化与整体病理反应统一起来。既重视局部病变和与之直接相关的脏腑,更强调病变与其他脏腑之间有关系,并根据生克制化理论来揭示脏腑间的疾病传变规律。用阴阳学说来综合分析和概括整体机能失调所表现出来的病理反

①　〔清〕徐大椿编撰,万方整理.医学源流论[M].北京:人民卫生出版社,2007.

②　林亿,高保衡,孙奇整理.黄帝内经素问[M].北京:人民卫生出版社,2012:41.

③　林亿,高保衡,孙奇整理.黄帝内经素问[M].北京:人民卫生出版社,2012:266.

应。阳胜则阴病,阴胜则阳病;阳胜则热,阴胜则寒;阳虚则寒,阴虚则热。阴阳失调是中医学对病理的高度概括。在病因学和发病学上,中医学十分强调机体正气对于疾病发生与否的决定作用。"正气存内,邪不可干""邪之所凑,其气必虚""两虚相得,乃客其形"①。这种病因学、发病学的整体观,对医疗实践有重要的意义。

(三)社会环境与疾病防治的关系

1.整体观念与诊断

在诊断学上,中医学强调诊断疾病必须结合致病的内外因素加以全面考察。对任何疾病所产生的症状,都不能孤立地看待,应该联系到四时气候、地方水土、生活习惯、性情好恶、体质、年龄、性别、职业等,运用四诊的方法,全面了解病情,加以分析研究,把疾病的病因、病位、性质及致病因素与机体相互作用的反应状态概括出来,然后才能作出正确的诊断。故曰:"圣人之治病也,必知天地阴阳,四时经纪,五脏六腑,雌雄表里,刺灸砭石,毒药所主,从容人事,以明经道,贵贱贫富,各异品理,问年少长,勇怯之理,审于分部,知病本始,八正九候,诊必副矣。"②人体的局部与整体是辩证统一的,人体的任一相对独立部分都寓藏着整个机体的生命信息。所以人体某一局部的病理变化往往蕴涵着全身脏腑气血阴阳盛衰的整体信息,如舌通过经络直接或间接与五脏相通。故曰:"查诸脏腑图,脾、肝、肺、肾无不系根于心。核诸经络,考手足阴阳,无脉不通于舌,则知经络脏腑之病,不独伤寒发热有苔可验,即凡内伤杂证,也无一不呈其形、著其色于其舌。"③可见舌就相当于内脏的缩影。"四诊合参,审察内外"就是整体观念在诊断学上的具体体现。

2.整体观念与防治

中医防治学强调人与外在环境的统一以及人体的整体性。预防和治疗疾病必须遵循人体内外环境相统一的客观规律。人的机体必须适应气候季节的变化,并和昼夜阴阳变化相适应,春夏养阳、秋冬养阴,方能保持健康,预防疾病。治病"必知天地阴阳,四时经纪",必"先岁气,无伐天和"④,否则"治不法

① 李文著.藏象异论[M].广州:暨南大学出版社,2011:10.

② 林亿,高保衡,孙奇整理.黄帝内经素问[M].北京:人民卫生出版社,2012:375.

③ 曹炳章原辑,张琨校.中国医学大成 3 诊断针灸分册[M].北京:中国中医药出版社,1997.

④ 林亿,高保衡,孙奇整理.黄帝内经素问[M].北京:人民卫生出版社,2012:307.

天之纪,不用地之理,则灾害至矣"[1]。故曰:"凡治病不明岁气盛衰,人气虚实,而释邪攻正,实实虚虚,医之罪也;凡治病而逆四时,生长化收藏之气,所谓违天者不祥,医之罪也。"[2]所以,治疗疾病必须以天人一体观为指导思想,采取适宜的治疗方法,才能取得预期的疗效。

第二节　地域差异与疾病类别

疾病的产生与发展是有条件的,与人体正气强盛与否和病邪强弱有密切关系。外感"六淫",即风、寒、暑、湿、燥、火,除了与季节、气候有关之外,与地域的关系亦是非常密切的。这是因为不同的地域有气候、地势、生活习惯等的不同,这些都对人的体质、健康以及疾病的产生有很大的影响。

一、地理环境与地方性疾病

中国是地方病病情严重的国家,全国各省份均有 1 种以上的地方病。迄今,地方病仍是严重威胁我国人民身体健康和生命的疾病,而且是我国广大农村最主要的公共卫生问题之一。

(一)地方病的概念及种类

1.地方病的概念

地方病也称为地方性疾病,从广义上来说,地方病是指各种原因所致的具有地方性发病特点的疾病,包括一些传染病和非传染病等。从狭义上来讲,地方病是指其发生与流行同病区中的某种或某些地球化学、生物因素密切相关的疾病。地方病不需从其他地区输入,长期居住在病区的人群均有可能发病,其发病与否取决于个体暴露时间、暴露程度以及对相应病因的易感性。

2.地方病的种类

地方病按其致病原因分为五类:地球化学性疾病、自然疫源性疾病、地方

---

① 林亿,高保衡,孙奇整理.黄帝内经素问[M].北京:人民卫生出版社,2012:31.
② 林亿,高保衡,孙奇整理.黄帝内经素问[M].北京:人民卫生出版社,2012:31.

性寄生虫病、特定生产生活方式有关的疾病和原因未明的地方病。其中原因未明的地方病,一旦查清病因,也将归入上述四类中。

(1)地球化学性疾病:碘缺乏病、饮水型地氟病、饮水型地砷病、地方性硒中毒、地方性急性钡中毒(瘴病)等。

(2)自然疫源性疾病:血吸虫病、鼠疫、森林脑炎、布鲁氏菌病等。

(3)地方性寄生虫病:疟疾、丝虫病、包虫病等。

(4)与特定生产生活方式有关的疾病:燃煤型氟中毒、饮砖茶型氟中毒、燃煤型砷中毒、库鲁病(食死人脑所致)、烧热病(食用棉籽油致棉酚中毒)、肉毒中毒(主要食用自制豆制品和其他发酵食物中毒)等。

(5)原因未明地方病:克山病、大骨节病、趴子病、乌脚病等。

(二)地方病流行举隅

根据我国地方病的流行情况及其对居民健康的威胁程度,我们国家曾纳入重点地方病防治管理的有8种,分别是血吸虫病、克山病、大骨节病、碘缺乏病、地方性氟中毒、地方性砷中毒、鼠疫和布鲁氏菌病。我国32个省、自治区、直辖市都不同程度地存在地方病的流行,受威胁人口超过5亿,各类地方病患者人数上千万,不仅给社会带来巨大的经济负担,还成为当地居民因病致贫、因病返贫的主要原因之一。

1.克山病

(1)克山病简介。克山病是一种地区流行的原发性心肌病,于1935年在黑龙江省克山县首先发现。临床表现主要有心脏增大、急性或慢性心功能不全和各种类型的心律失常,急重病人可发生猝死。

(2)克山病的地区分布。我国病区从东北至西南形成一条较宽阔的地带,黑龙江、吉林、辽宁、内蒙古、河北、河南、山东、山西、陕西、甘肃、四川、云南、西藏等各省(区)都有本病发生。病区多为大山脉两侧半山区或丘陵地带。地貌多呈侵蚀型,地表水流失严重,致使硒等元素贫乏。

(3)克山病的发病原因。经调查病区与非病区的水源和植物,发现两者的某些化学元素,如硒、铝、镁等有差别,特别是硒缺乏与克山病发病的关系较密切。从感染方面考虑,认为可能由嗜心肌病毒所引起;从中毒方面考虑,可能与生物碱、二氧化硅、重金属等中毒有关;从营养缺乏方面考虑,可能缺乏心肌代谢所需要的某些微量元素、氨基酸或维生素。

2.碘缺乏病

(1)碘缺乏病简介。碘缺乏病是指由于自然环境缺乏碘而造成胚胎发育到成人期由于摄入碘不足所引起的一组关联疾病的总称。它包括地方性甲状腺肿、克汀病、地方性亚临床克汀病、单纯性聋哑、流产、早产、死胎、先天性畸形等,最主要的危害是缺碘影响胎儿的脑发育,导致儿童智力和体格发育障碍。

(2)碘缺乏病的地区分布。主要流行在山区、丘陵以及远离海洋的内陆,但平原甚至沿海也有散在的病区。碘缺乏病地区分布总的规律是:山区高于丘陵,丘陵高于平原,平原高于沿海,内陆高于沿海,内陆河的上游高于下游,农业地区高于牧区。

3.地方性氟中毒

(1)地方性氟中毒简介。人在自然条件下,长期生活在高氟环境中,通过饮水、空气或食物等介质,摄入过量的氟而导致的全身性慢性蓄积性中毒。对牙齿损伤的表现叫氟斑牙,对骨骼损伤的表现叫氟骨症,简称地氟病。

(2)地方性氟中毒的地区分布。在我国分布面积广,除上海市、贵州和海南省外,其他各省(市、区)均有病区分布。水含氟量愈高,饮用时间愈长,则病情愈重。

(3)地方性氟中毒的危害。地方性氟中毒是一种慢性全身性疾病,主要表现在牙齿和骨骼上。氟对牙齿的损害主要表现为氟斑牙,引起牙釉质白垩、着色、缺损改变以及严重的磨损;氟中毒引起氟骨症,主要表现腰腿及全身关节麻木、疼痛、骨关节变形,出现弯腰驼背,发生功能障碍,乃至瘫痪。氟还能造成神经系统障碍,由于氟直接损伤神经系统或骨骼病变压迫中枢神经,也会造成相应的症状和体征。另外,氟对肌肉、肾脏、甲状腺、甲状旁腺等也产生不同程度损害。

4.大骨节病

在我国,目前对大骨节病的病因研究已取得较大进展,主要有以下两个方面。

(1)环境中微量元素方面。大骨节病主要分布于低硒地带,病区饮用水、土壤、粮食中硒含量明显偏低,病区人群处于低硒营养状态。经人群补硒(亚硒酸钠片)可取得较好效果。

(2)饮用水中有机物方面。多数病区饮用水中富含有机质(腐殖酸)且矿物质贫乏。

(3)感染方面。有研究认为,致病因子主要是通过病区生产的粮食进入人体。微生物学检查发现病区粮食受镰刀菌侵染严重。

5.地方性砷中毒

简称地砷病。砷主要以硫化物矿的形式存在,如雄黄、砷黄铁矿。在高砷环境条件下就会流行砷中毒疾病。砷化氢、砷酸钙、砷酸铅等对人、畜有毒害作用。特别是长期吸入砷或其化合物的尘埃或气体可引起慢性中毒,出现各种皮肤损害、毛发脱落、消化不良、口腔齿龈发炎、感觉障碍、肌肉萎缩或指甲出现 $1\sim2$ mm 宽的白色横纹(米氏线)等症状和体征。

(三)地方病的防治

1.克山病的防治

(1)综合性预防措施:注意环境卫生和个人卫生。保护水源,改善水质。改善营养条件,防止偏食。

(2)流行区推广预防性服药:采用硒酸钠作为预防性服药,经多年推广,证明可明显降低发病率。

(3)治疗:急重病人应就地治疗,卧床休息,加强监护,及时发现病情变化,及时抢救治疗。对烦躁不安者,可给予镇静药物,如亚冬眠疗法,或单独用苯巴比妥钠或氯丙嗪等。

2.碘缺乏病的防治

(1)推广加碘盐:用碘盐补碘的人群干预效果已被国际社会所公认。一般认为每人每天摄入 $100\sim200$ μg 碘即可防止地方性甲状腺肿发生。

(2)碘油:碘油是用植物油与碘化氢加成反应而制得的有机碘化物。碘油应用的对象主要是育龄妇女、孕妇、哺乳期妇女及 $0\sim2$ 岁婴幼儿等特殊人群。

(3)其他预防方法:有碘化饮水、碘化食品和调味品,提倡合理营养,改善饮食结构等。

3.地方性氟中毒的防治

(1)将用水改换成低氟水源,以减少人体氟的吸收。低氟水源的种类有:①深层地下水;②低氟地面水;③天然降水。饮用水水质与人们的健康密切相关,是环境质量的重要指标。

(2)促进体内氟的排泄和对症止痛:采用活性氧化铝降氟的吸附过滤法、磷酸钙降氟等方法。

(3)在高氟量地区禁用含氟高的化肥和农药。

4.地方性砷中毒的防治

主要是选择低砷水源的改水方法,亦可对症治疗。即可采用注射二巯基丙醇或二巯基丁二酸钠,并用维生素为辅的治疗方法。

二、天人相应观与环境疾病

古人由于条件所限,虽未阐明环境因素相关疾病的发生和发展规律,但从实践中已经观察到气候、地域、生活习惯等因素,可引起人体某些生理功能或结构发生反应和变化,最终使人体发生疾病或影响寿命。

(一)地域环境与罹患疾病

长期以来,中医学对不同地域与其易患疾病的关系的认识是很明确的。《素问·异法方宜论》就不同的地域特点与易患疾病发病的联系进行了分析。在《吕氏春秋》中,古人已经观察到"瘿瘤病"(缺碘性甲状腺肿)的发生与地域的密切关系。从现代生态学的角度来看,自然环境包括各种自然资源、气候、地貌、水文、土壤等自然条件。人在整个生命活动过程中,通过呼吸、进食、饮水等各种新陈代谢作用与其周围环境进行着多种形式的物质和能量交换。如果某种自然因素由于自然作用或人为活动的结果而发生变化,则将会在人体或生物体中出现相应的生态效应。遗传学认为,基因产物必须在细胞内环境中发挥功能,细胞必须与其他细胞相互作用,机体必须在多变化的环境中生存,因此基因表达及作为结果产生的表型常通过个体基因型与内外环境相互作用而被修饰和改变。在漫长的生物进化过程中,人类对环境条件愈来愈适应,其表现为人类通过新陈代谢作用,使其机体中的物质组成及其含量与地壳中的元素丰度之间有明显的相关关系,人体与各环境参数之间逐渐建立并保持着动态平衡关系。以人体的化学组成为例,人类是物质世界的组成部分,物质的基本单元是化学元素。迄今为止,在人体内已经发现近 60 多种元素,其中微量元素约 50 种。自然环境中的微量元素一部分经过植物和动物的吸收和富集,然后经过食物链进入人体;另一部分则由水、空气直接进入人体。最新文献研究认为,很多人类常见病是我们的基因组与环境相互作用的一种积累结果。

(二)自然气候与人体疾病

中医学认为,自然气候与人体疾病的关系可谓之:"气相得而和,不相得则病。"[①]就自然气候而言,"气相得而和"指正常的自然气候变化,人体能与之相

---

① 〔明〕徐春甫编集.古今医统大全(中)[M].合肥:安徽科学技术出版社,1995.

适应。《内经》认为一年中气候变化的规律可归纳为春温、夏热、长夏湿、秋燥、冬寒,在这种气候规律的影响下,人体有春生、夏长、长夏化、秋收、冬藏的相应变化。《素问·阴阳应象大论》曰:"天有四时五行,以生长收藏,以生寒暑燥湿风。""寒暑过度,生乃不固。故重阴必阳,重阳必阴。"①《灵枢·论疾诊尺》曰:"人生有形,不离阴阳,天气合气,别为九野,分为四时,月有大小,日有长短,万物并玉,不可胜量。"②四时气候的正常轮变,有利于人类和自然界生物的发生、发展。人类在进化过程中,已形成一套适应自然正常气候变化,保持体内平衡协调的功能和免疫系统。但是,如果气候的急骤变化,超过了体内适应能力,也可以导致疾病。这种正常的自然气候变化与人体能够适应气候变化,均称为"正气"。在正气居于主导地位时,人体就健康无病,谓之"相得而和",即人体本身具有适应外在环境变化而保持正常生理活动的能力,但此种能力有一定的限度。如果气候变化过于急剧,超过人体调节机能的一定限度,或者由于人体的调节机能失常,不能对外界变化做出适应性的调节时,可引起人体某些生理功能或结构发生反应和变化,谓之"不相得"。能使人体各种疾病随气候变化而发的反常自然气候叫"邪气",人体不能适应气候变化的外在表现也称为"邪气"。在邪气偏盛,居于主导地位时,人体便发生疾病。现代医学研究表明:人生活在大气中,无时不受天气变化的影响,气象要素对人体的影响是通过皮肤、呼吸系统、感觉系统等来实现的。天气、气候对人体健康的影响有直接和间接两个方面。直接影响是天气、气候的异常而产生的疾病;间接的影响则为气候变化导致空气、水源的污染和食物的短缺以及细菌、病毒的产生而影响健康。许多疾病的发病与季节有关,时令多发病春季有冒风、冒寒、春温、温病、咳嗽、风疹、头昏、眩晕及现代医学病名的麻疹、猩红热、百日咳、流脑等,夏季有伤暑、中暑、暑风、霍乱、湿热病、痢疾、腹泻、肠道疾病及现代医学病名的乙脑、病毒性肝炎等,秋季有伤湿症、冒湿症、温热病、疟疾、胃炎、秋躁咳嗽及现代医学病名的乙脑、伤寒、风湿性关节炎、胃及十二指肠溃疡等,冬季有冒寒、中寒、咳嗽、哮喘、慢性支气管炎等。再如花粉症、流感、支原体肺炎、腺病毒呼吸道感染、水痘、麻疹、风疹和流行性腮腺炎多发生于冬春季节;菌痢、伤寒和副伤寒多发生于夏季;冠心病猝死和急性心梗多发生在冬季,夏季低发;脑血管意外多见于 8 月至次年 1 月。短时间的气候变化对疾病的发生有一定的影响,在激烈的气候变化,如温度、湿度、气压等发生大幅度升降,产生阴雨、

---

① 林亿,高保衡,孙奇整理.黄帝内经素问[M].北京:人民卫生出版社,2012:23.
② 中医出版中心整理.灵枢经[M].北京:人民卫生出版社,2015:109.

雷电、大风、浓雾等时,可导致感冒、哮喘性支气管炎、咽炎、脑溢血等疾病的发生增加。相关资料表明,无论是低温低湿还是高温高湿,都容易诱发心肌梗死和脑血栓。

(三)环境污染与人体疾病

从古代有关"浊气""秽浊之气"的记载中,可知中医学对生物性大气污染已有了初步的认识。在长期的医疗实践中,古代医家逐步发现诸如"山岚瘴气""岭南毒雾"等是引发疾病的大气因素。历代医家的这些论述均为古今医学临床所证实。

生物医学把各种环境因素按其属性分为三大类:物理因素、化学因素与生物因素。物理因素包括生活环境中空气的温度、湿度、风速和热辐射等因素,它们对人体的热平衡产生影响。化学因素主要是指大气、水和土壤中含有各种有机和无机化学成分,其中许多成分在含量适宜时是人类生存所必需的。人类的生产和生活活动将各种污染物排入环境,特别是生产过程排放的污染物种类极多,这些污染物随同空气、饮水和食物进入人体后,对人体健康产生各种有害影响。环境卫生学的大量调查研究已经证实,环境中分布着许多种对人体健康危害严重的化学性污染物,如硫氧化物、氮氧化物、一氧化碳、烟尘、农药以及放射性物质等。它们不仅可使人群发生急性、慢性中毒与死亡,还有致畸、致癌和致突变作用,对人体产生远期效应并影响后代健康。此外,由于全球环境问题,如温室效应,气温的升高为疟原虫及其传播媒介——蚊子提供了繁殖条件,导致血吸虫病和登革热病等感染可能性增大;臭氧层破坏可引起紫外线增多,可能导致人体免疫机能下降,易患各种疾病。

近几十年来,由于全球性的环境污染日益加剧,许多国家都在积极探索环境与人类健康的关系,弄清了诱发许多疾病的抽象环境因素,并根据这些研究制定了一系列有效的防范措施,以减少因环境变化而对人体健康造成危害。医学家从多个角度对环境中的有害因素对人体健康产生影响的毒理、流行病学和临床疾病的发生进行了研究。随着现代科学技术的不断发展,当今社会工业化程度越来越高,环境污染加剧,生活节奏与习惯改变,以及人与人之间的交流减少等,使人们面临越来越多的健康问题。其中如传染病的流行及空调病、文明病、生活习惯病等的发生,都说明了致病因素的复杂性、多元性及交互性作用,这是现代社会、现代医疗传统的理论和方法所不能解决的问题。21世纪的医学模式以医学-生物-社会-心理以及宇宙观为综合发展趋势,其理论框架成型于两千多年前的中医学。这一医学模式把人放在一个社会环境、自然环境均能对机体产生影响的复杂的非线性系统之中,考虑多因素致病,并通过中药复方多组分、多靶点、多途径地整体综合调节,以维护健康、治疗疾病。从现在世界科学发展的趋势看来,中医学的原理、中医学的思想、中医药的经验正在显示出强大的生命力,现代自然科学发展的总趋势愈来愈贴近中医药的传统理论。如天人合一观,现代科学一致认为这是生物界的一条基本规律,还有中医学"人与天地相应"的思想,使人们进一步认识到环境-人群-健康的关系。中医学重视整体的人。以整体的、动态的、辩证的观点去把握健康与疾病,无疑更符合生命过程的实际情况。日益兴起的环境医学也正从预防医学的角度出发,运用现代科学技术观察研究环境因素对人体健康及发病的影响,引证和发扬了中医学独特的理论体系。因此我们可以这样认为,从整体来思考和治疗疾病,使得药物对机体的调整作用较为符合机体整体的运动变化规律,是中医学的特色,也是中医学的优势。

三、不同地域的疾病类别

(一)我国地域与疾病的关系

我国幅员辽阔,地理环境复杂,各地差异明显。我国的地域划分清晰,以秦岭—淮河划分南北,在大的地理区域上将我国广阔疆土划分为南北两区,中间夹以中原地区。按照具体划分,方位基本上有五个地域,即东北、西北、东南、西南和中原五大地区。我国的地区跨度太大,处亚欧大陆东部,太平洋西岸,所跨经纬度大,地形复杂,各地区气候相差甚远。从中医学的角度来看,我国大体分为四大诊治区域,即南部沿海地区、长江中下游地带、西北地区、华北北部和东北地区。这四大诊区,气候差异明显,地形各异。南部沿海地区属降水丰沛的热带、亚热带季风气候区,地形上多丘陵和小型盆地;长江中下游地带为亚热带季风性湿润地区,夏季高温多雨(降水比南部沿海少,但比北方多),冬季干燥,且地势低平,河湖众多,素有"鱼米之乡"之称;华北北部、东北地区属温带季风气候,由于地势平坦,东临太平洋,夏季大洋暖湿气流影响明显,而纬度较高,日照不强,气温不高,水分蒸发少而湿润,冬季冰天雪地,气候上以寒湿为主;西北地区地处内陆,属温带大陆性气候区,由于青藏高原阻挡以及远离东、西两边的海洋,暖湿气流不易到达,且海拔相对比东部、南部高,日照强,气温变化大,干燥少雨。在对疾病的诊断过程中,环境因素向来是中医考虑的一个十分重要的方面,因此,古代中医对环境的划分很早就有,而且划分相当的精细。《内经》中就把中国之地划分为五方之说,如《素问·异法方宜论》中记载:"东方之域,鱼盐之地,海滨傍水,其民吃鱼,而嗜咸,其病皆为痈疡,其治宜砭石;而西方者,金玉之域,砂石之处……其民华食而脂肥,其病生于内,其治宜毒药;北方者,其地高陵居,风寒冰冽,其民乐野处而乳食,脏寒生满病,其治宜灸焫;南方者,其地下,水土弱,雾露之所聚也,其心嗜酸而食胕(腐),其病挛痹,其治宜微针;中央者,其地平以湿,天地所以生万物也众,其民食杂而不劳,故其病多痿厥寒热,其治宜导引按跷。"①通过这段文字,可以看出中医思想的五方之说,这一地域划分也为后世研究地理环境与中医关系提供了充分的依据,后人每每谈到环境与疾病的关系时,往往都引用这段话作为依据,探讨其中的联系。"西北,东南,言其人也。夫以气候验之,中原地形,所居者悉以居高则寒,处下则热。尝试观之,高山多雪,平川多雨,高山多寒,平川多热,则高下寒热可征见矣。中华之地,凡有高下之火者,东西、南北各三分也。"这是张景岳《类经》中一段关于九宫地域划分的说法,可见中医在对环境的划分过程中对环境的重视程度。另外,如前述,清代的一些医家根据不同的疾病特点和地理气候特点,对地域也进行了一些划分。在今天的医学发展过程中,人们对环境的探索不仅没有减少,而且有更加详细之势,从大的地理区域环境划分与疾病的关系,已经缩小到一些省份地区,有的甚至以一种疾病探索某一区域的环境特点。从对岭南地区温病的探索,以及对某些地方病的探索上,都可以明显地体现出这一特点。在探讨中医对疾病的治疗过程中,地域差异是不能被忽视的,不同地区的差异,在中医探索过程中应越来越多地引起关注。

1.地域不同使环境有明显的差异

从大的地理位置上来说,地理位置的不同造成了自然环境的各异。南热北寒,这是从大的地理环境方面给我们的印象。我国的地缘广阔,国土面积横跨地带众多,这造成了我国气候环境多样的特征。大体上我国的气候有五种,分别为由冬、夏季风交替控制形成的热带季风气候,主要分布在我国云南西双版纳、广东雷州半岛、海南省和台湾南部地区,这里全年高温,夏季多雨,常年雨量充沛;亚热带季风气候,这是由冬、夏季风交替控制形成的以冬季低温少雨,夏季炎热多雨为特征的一种气候,主要分布在我国秦岭—淮河以南的亚热带地区,即我国的长江中下游地区、华南一带地区,是副热带与温带之间的过

---

① 林亿,高保衡,孙奇整理.黄帝内经素问[M].北京:人民卫生出版社,2012:55-56.

渡地带;温带季风气候,也是由冬、夏季风交替控制形成的,冬季寒冷干燥,夏季炎热多雨,地理环境分布在我国的秦岭—淮河以北的华北及东北一带,内蒙古和新疆北部就属于这种气候;西北地区属于温带大陆性气候,这里终年受大陆气团的影响,冬寒夏热,干燥少雨;高原气候分布在青藏高原一带,因为那里地势高,地形起伏大,正是这种地形特征,使气候呈现出垂直变化的特征,地势越高则温度越低。

我国的这五种气候类型分布地域各有差异,地理位置的不同,使得气候有着较大的差异。气候与地域环境的关系密切,可谓形影不相离,离开一个谈论另一个,在我国的广阔疆土上似乎就没有了意义。我国的南北跨纬度大,因而造成的气候特点是南北气温差异明显。例如:我国黑龙江畔的漠河年均温度-4.9 ℃,是我国东北地区年均温度最低的地方。大小兴安岭的平均温度也大致在零下。我国的年降水量由东南向西北呈现出递减的趋势,所以,在我国经常呈现出南方多涝、北方多旱的情况。地理位置的不同,纬度的差异,太阳辐射的不平衡以及海陆位置的差异等,导致了不同的气候环境的产生。

2.中医发展过程中的地域特色

人类生存在自然环境当中,与自然环境有着密切的联系。因而,中医对地理位置对气候环境的影响作用十分关注。根据不同的地理环境发展不同的中医治法。地理气候环境在对中医学理论基础的影响过程中具有一定的地域局限性。具有代表性的就是中医将我国的气候总结为四个寒冷期和四个温暖期,正是这两种气候的交替,促成了中医伤寒学派和温热医派的产生。因在公元初至公元600年左右,我国处于寒冷期,在这样的环境下,当时的医家就根据当时的地理气候环境对当时的疾病进行总结,从而产生了伤寒学派奠基之作《伤寒论》,并提出了以温药治之的方法。在隋唐时期,我国的环境气候则属于一个温暖期,这样,当时的医家又开始探究治疗温病的方法,当时的孙思邈还把预防温病的方剂列于伤寒章之首。经过历代中医的发展,慢慢形成了寒温两大学派。我国岭南地区的气候特点鲜明,就是历来医家研究的一个例子。气候因素影响着人体的健康和生理病理状况,进而对以人体为作用对象的医学产生一定的影响。通过探讨气候类型与中医学理论的关系,气候变迁与我国寒、温学派的形成和发展兴衰的联系以及岭南医学的地域性特色(作为中医学的重要分支,岭南医学反映了当地气候的特异性),表现了中医学的良好适应性和广泛的发展前景。

3.环境与人体健康关系密切

不同的地域导致气候也各有所异,在中医中将造成疾病的因素基本上分为六淫致病、疫疠致病、遗传、中毒和七情致病等。其与环境有关的因素也十分明显,六淫致病是因气候环境不同所导致的。疫疠与外界环境关系密切,"疠"是指天地之间的一种不正之气,"疫"则有传染的意思。七情致病虽然是指由于人的不同情志所导致的疾病,但人的情志容易受到环境气候的影响。其他的外因致病,如创伤、虫咬、中毒等因素,虽然看则与环境没有什么相关因素,但实际上都与不同地域的环境气候有着间接的联系。这也符合中医中关于"天人相应观"的理论。

4.不同地理环境造成的疾病不同

自然环境特别是气候因素影响和制约着人体的健康和病理生理状况。正是这种气候特征和地理环境特色形成了后来互为对立的两个学派之争,即温病学派和伤寒学派。中医认为四时的气候变异能够影响人的脏腑,发生疾病。例如《金匮真言论》中对风邪致病的论述曰:"岐伯对曰:八风发邪以为轻风,触五脏,邪气发病。所谓得四时之胜者,春胜长夏,长夏胜冬,冬胜夏,夏胜秋,秋胜春,所谓四时之胜也。""东风生于春,病在肝,俞在颈项;南风生于夏,病在心,俞在胸胁;西风生于秋,病在肺,俞在肩背;北风生于冬,病在肾,俞在腰股;中央为土,病在脾,俞在脊。"[①]《素问·异法方宜论》曰:"西方水土刚强,南方……地下水土弱。"[②]《内经》认为不同的方位对应不同的气候,与不同的脏腑相通:如东方颜色为青色,与人体的肝脏相通,经常发病于惊恐,对应四时中的春;南方为赤色,与人体的心相通,病常认为在五脏,在四时季节中对应夏季;中央主黄色,与脾相应,发病时多表现在舌根和肌肉上,在季节中主长夏;西方为白色,和人体的肺相应,多发病在背部,与自然界的秋天相互对应;北方的颜色是黑色,与人体的肾脏相通,人体之精气在肾内蕴藏,与四季中的冬季相应,这时人发病多为膝盖和骨科疾病。另外,《阴阳应象大论篇》认为春主东方,阳气上升而生风,风气促进草木生长,故而风生于东方;夏主南方,阳气旺盛而生热,热又能生火,所以热起南方;长夏主中央,长夏会产生湿气,湿气又能生土气,故而湿气生于中央;秋主西方,秋天产生燥气,燥气又易伤肺,所以,燥气来自西方;北方为冬,冬天寒气昌盛,寒气又可进而产生水气,故寒来自于冬,生于北方。除了写四时脏腑对应相应的地理方位外,还记载有:"天不足西北,故西

---

① 〔清〕张志聪著,王宏利,吕凌校注.黄帝内经素问集注[M].北京:中国医药科技出版社,2014:12.

② 林亿,高保衡,孙奇整理.黄帝内经素问[M].北京:人民卫生出版社,2012:55-56.

北方阴也,而人右耳目不如左明也。地不满东南,故东南方阳也,而人左手足不如右强也。"①就是以不同的方位论及人体的生理现象。《内经》在论及不同的地理环境导致的疾病时,粗略的提到了产生疾病的各种不同原因。地理位置在东方的地域,因为人们的起居饮食多为鱼盐,所以人们容易患有痈疡,这是因为饮食方面的问题;西方的地区,由于人体体质比较健壮,所以易患内伤;北方的广大地区,因为气候寒冷的缘故,人的内脏容易受寒,出现胀满之类的疾病;地属南方的地区,因为气候、饮食和水土的地方特点,使人们容易患有筋脉拘急、肢体麻木等疾病;中央地区得天独厚,物产丰富,气候宜人,人体易患有痿弱、厥逆、寒热之类的病。因不同之地,气候不同,方位不同,人们的生活习俗各有差异,这就使得不同的地区人们患病各异,其病因也是比较复杂的。造成疾病的原因与地理因素的关系还与不同地区的水质、土壤里所含的某些成分和微量元素或矿物质等有关。如《吕氏春秋》中的"轻水所,多秃与瘿人;重水所,多尰与躄人;甘水所,多美与好人;辛水所,多疽与痤人"②就是对这一方面的论述。

除了以上这些比较普遍的疾病因素外,还有很多地方性疾病和传染病的成因都与当地的环境有着不可分割的关系。如缺碘地区的甲状腺肿、缺硒地区的克山病等都是这一因素所造成的。其实,在现实生活中、在临床的治疗过程中,我们会发现,导致疾病产生的因素往往不是单方面的,而是多种因素相互影响共同作用于人体,使人体机理失调,产生疾病。这里只简单讲述不同的地理环境下,疾病的成因是不同的,是具有地方性差异的。

(二)不同地域环境导致不同的疾病类型

各个地区的自然地理环境不同,阴阳之气盛衰各异,人体的疾病也表现出地域性的倾向。古籍中的记载大抵可概括为两个方面:一是所在地域的水质、土质不同而造成的地域性疾病。《吕氏春秋》中关于轻水所和重水所的记载、《嵇中散·养生论》中关于"颈处险而瘿,齿居晋而黄"③的说法都证明古人已经认识到了这些病主要因于水土。二是不同的地理气候、饮食习惯、体质等特点,造成某些疾病容易在某些地域多发、易感。如《素问·五常政大论》云:"地

---

① 林亿,高保衡,孙奇整理.黄帝内经素问[M].北京:人民卫生出版社,2012:30.
② 廖名春,陈兴安译注.吕氏春秋全译[M].哈尔滨:北方文艺出版社,2014:27.
③ 〔南朝宋〕刘义庆撰,朱碧莲详解.世说新语详解[M].上海:上海古籍出版社,2013:130.

有高下,气有温凉,高者气寒,下者气热,故适寒凉者胀,之温热者疮。"①《素问·异法方宜论》:"东方之域,其病皆为痈疡";"西方者,其病生于内";"北方者,脏寒生满痫";"南方者,其病挛痹";"中央者,其病多痿厥寒热"②。《温疫论》云:"西北高原之地,风高气燥,湿证希有;南方卑湿之地,更遇久雨淋漓,时有感湿者。"这些都从不同侧面说明了地域性的多发病。

1.不同地域血瘀证

现代国内外有不少资料表明疾病与不同地域有关,如国外不少资料表明不同地形、海拔和纬度有着不同的生态环境和矿物质。李海霞等以血瘀证为切入点,对北京、云南、福建三地几家3级甲等医院进行了临床流行病学调查,收集血瘀证病例1 031例,利用不同算法对不同地域血瘀证的症状体征进行分析,总结不同地域血瘀证症状体征的差异性,为临床治疗疾病提供了依据。北京地处北方,冬季严寒,气虚病人多见,为了抵御寒冷,多食膏粱厚味,滋腻呆滞易化湿生痰,故气虚和痰浊病人多见;云南地处我国西南边陲,多山峦瘴气,气候潮湿,气虚病人较多,人们多嗜食辛辣以抗寒燥湿,辛辣多食则易化火伤肝,故气滞病人较多,如胁胀、头痛等,而纳差也可以看作是气滞所致;福建地处我国东南,属于亚热带,气候炎热,人们饮食较为清淡,因此四种血瘀亚型比较平均,又因为气候炎热,易化火伤阴,故阴虚、气滞病人相对较多③。

2.新加坡为鼻炎高发区

新加坡地区变应性鼻炎患病率高,且发病率有逐年上升的趋势,其中肺气虚寒证最为常见,这与新加坡地区的环境因素变化有关。新加坡地区常年为夏,盛夏时节,人体皮毛开泄,腠理易疏松,体质易感外邪。由于空调使用率很高,人们进出室内外时,冷热交替,容易形成寒邪入侵。新加坡地区四季如夏,阳热亢盛,人们消耗能量多,新陈代谢快,故人群体质多瘦薄细弱,多为气虚体质。新加坡饮食业发达,多数民众一日三餐在外就餐,脂肪、糖、盐分的摄入多,且食物辛辣为多,又喜冷饮以消暑气。由于工业化的发展,汽车尾气和化学气体、微粒对人体也有一定影响。这些因素使得人体容易出现肺气虚寒型变应性鼻炎。

---

① 林亿,高保衡,孙奇整理.黄帝内经素问[M].北京:人民卫生出版社,2012:300.

② 林亿,高保衡,孙奇整理.黄帝内经素问[M].北京:人民卫生出版社,2012:55-56.

③ 李海霞,王阶,何庆勇.不同地域血瘀证比较研究[J].辽宁中医杂志,2007(7):250-252.

3.青川鄂苏四省老年人消化系统疾病高发

老年人主要的住院病因是消化系统和心血管系统疾病,如江苏省农村老年人患消化系统疾病的人较多;相反,城市老年人患心脑血管系统疾病的人较多。江苏省作为经济发达地区,其经济的竞争压力要高于西部,因此,部分人会因为心理疾病住院。四川省在意外伤害住院方面,较其他三省都高,是青海的2倍,是湖北、江苏两省之和,这可能与四川省的地形有关,这里山多、水多,交通存在一定程度的安全隐患,交通事故相对较多。肿瘤、内分泌系统疾病在青海、江苏两省高于四川、湖北两省,与经济、文化、气候、人们思想性格、开放程度等多方面有着重要的关系。调查显示,农村住院率低于城市,可能与城乡经济、文化差异有关,农村可能存在有病硬挺着或有病无钱住院看病的现象,与人们的思想观念、接受防病知识的健康教育以及对疾病的重视程度也有关。因此,在防治老年人的这几种疾病时应根据各地的具体经济、工作环境、思想状况做具体分析、具体对待,做到对症下药,从根本上解决老年人的疾病问题。针对那些与地域无关的老年人的疾病以及由于偶发意外事故住院情况,希望相关部门制定应急措施,做到有备无患,最大限度地预防此类病情的发生[①]。

4.四川盆地的湿邪疾病

川盆地面积16.5万平方公里,盆地北部有秦岭、大巴山,东部有大娄山、武陵山脉和鄂西山区,加上南部的云贵高原和西侧号称世界屋脊的青藏高原,盆地的周围可谓是高山耸立、天然密闭,受地形和季风环流的交替影响,形成了独特的湿热型盆地气候。盆地内终年常绿,霜雪少见,年平均寒冷日数、霜日数和有霜期要比东部平原少,冬季四川盆地的平均气温在3~8℃,比遭受冷空气肆虐的东部平原高出了3~4℃,夏季由于气流难以疏通而造成长夏闷热。四川盆地境内江河纵横,其中长江横贯东西,流域面积50万平方公里。因周围群山阻挡而风力不强,空气中的水蒸气不易吹散,加之年降水量充足,使得盆地地气潮湿,长期生活在此地的人大多容易患上与湿邪有关的疾病。为了祛湿祛潮,四川的男女老少都喜欢吃辣椒、花椒等燥性食物,以麻辣烫为特色的火锅更是风靡大街小巷[②]。

地域环境的差异会导致地质气候的差异、人体体质的不同,而不同病因产

---

① 关北光.沿长江流域不同地势四省份老年人病种的地域特征[J].环境与职业医学,2009,26(4):381-383.

② 呼永河,钟梁.四川地区湿热证候探讨[J].西南国防医药,2011,21(2):180.

生的疾病类型也有所差异。如《大戴礼记·易本命》中提到:"坚土之人肥,虚土之人大。"①说明土质不同,人体体质也有所差异。《临证指南医案·中风》记载:"北方风气刚劲,南方风气柔和,故真中之病,南少北多。"②这就是对真中风的一段描述。因北方风大而寒冷,寒主收引而静脉痉挛收缩,而且昼夜温差过大,故使得中风在北方发病较多。脚气病是现在很多人面临的一种苦恼疾病,《医学正传·香港脚》载有脚气的分布特点:"东南卑湿之地,比比皆是,西北高原高燥之方,鲜或有之。"③引发克山病和大骨节病也有一定的地域性特征,此病大多发病在北方之地,如黑、吉、辽、内蒙古、甘、陕等省区,据调查研究基本上认为是由于地质、地貌等因素影响地下水质造成了这一疾病的产生④。还有一种多发于东南沿海水域和潮湿荒滩草地的疾病,今天称之为恙虫病,古人叫作沙虱病。《肘后方》中就记载山水间多有沙虱,其虫细不可见,人入水中浴及汲水,此虫在水中及阴雨日行草中即附着并钻入人的皮里,是传播东方立克次体的媒介。此外,俞志鹏、唐艳湘等关于云南佤族人群癫痫流行病的调查,就是针对当地环境特点和人群关系来进行分析、研究⑤。

(三)不同地域造成疾病不同的原因

以下以癌症为例讨论。癌症已成为威胁人类健康与生命的疾病之一。根据世界卫生组织 1988 年组织的调查统计,世界上得恶性肿瘤死亡率最高的国家有匈牙利、比利时、卢森堡、丹麦、法国、英国等。我国每年因癌症死亡的人数约为 110 万人,成为我国城市第一位、农村第三位死亡原因。癌症的发生是人体与环境之间复杂的、动态的相互作用的过程,包括人本身的遗传因素,也包括饮食方式、生活习惯、地理环境及污染状况等因素的影响。据统计,80%以上的癌症与环境因素有关,或者说某些癌症的分布具有明显的地区性或地带性特征,表明某些地区的水土中可能含有天然致癌物质,譬如在河流下游三角洲平原地区,地层以冲积物质为主,气候湿润,雨量充沛,潜水水位高,地表水和地下水都很丰富,但因地势较低,流水不畅,再加上区内人口众多,工业发

①　〔春秋〕孔丘.论语[M].北京:北京出版社,2008:159.

②　〔清〕叶天士撰.增补临证指南医案[M].太原:山西科学技术出版社,2014:10.

③　〔明〕虞抟原著,郭瑞华等点校.医学正传[M].北京:中医古籍出版社,2002.

④　光磊,邢秋菊.引发克山病和大骨节病的地理环境因素分析[J].山西师范大学学报,2004,18(6):81-86.

⑤　俞志鹏,唐艳湘,王文敏.中国云南佤族人群癫痫流行病学调查[J].中华流行病学杂志,2009,30(1):95-96.

达,环境污染严重,空气和水质恶化,往往是肝癌的高发区,如江苏的启东和广东佛山两个地区。据研究,肝病高发区的饮水中 NO_2 和腐殖酸(OH^-)含量与发病率呈明显的正相关。又譬如岩溶地形区,即使降水量丰富,但因为岩溶地形发育,尤其是峰谷地区地下暗河多,缺乏地表水,居民大多饮用塘水和塘边的井水,部分居民饮用河水、沟水、山渠水,水质不良,往往也是肝癌多发区。以广西南宁地区为代表,而且还表现出河流下游比上游发病率更高的特点。再就是内陆山区,由于气候干旱,植被破坏,基岩裸露,地表径流少,缺水严重,居民饮用井水、窑水、池水,水质不良,污染严重,往往是食管癌的多发区。以太行山中南段食管癌多发区比较典型。据分析该地区存在大面积富含氟(强致癌物质亚硝胺的来源之一)的石炭系、二叠系煤层。我国东北三省不仅肺癌死亡率高,而且女性肺癌死亡率也相当突出,人们认为这除了与东北工业比较集中,大气污染严重有关外,还因为东北冬季室内取暖时间较长。广东鼻咽癌高发区的大米中镍含量明显偏高,有人认为镍含量偏高可能是致癌因素。癌症的发生与地理环境有没有关系,引起人们和流行病学专家一直以来的关注。近年来,我国医学科学工作者对我国几种主要高发癌症做了大量的地理环境调查研究。我国几种高发癌瘤与地理环境分布情况如下:

在我国,肝癌高发区的地理分布集中在温暖、潮湿的东南沿海地区,其中长江三角洲(如江苏启东)的肝癌发病率比全国任何地区都高,广东顺德肝癌发生率比省内任何地区都高;而肺癌的发病地理分布则没有显著特点,其主要病因与不良的生活习惯(长期大量吸烟)和严重空气污染密切相关;食管癌高发地区及死亡率较高的地区集中在河南省、湖北省和山西省交界的太行山,四川省北部,安徽省和湖北省交界的大别山区,福建省南部和广东省东北部,江苏省北部以及新疆维吾尔自治区北部;胃癌高发区和高死亡率的地区分布上与食管癌相似但不尽相同,死亡率特别高的地区位于我国东部,处于干旱和半干旱地区,水果和蔬菜、肉类、蛋类得少,腌菜、泡菜食得多;子宫颈癌和大肠癌的发病率和死亡率均是农村高于城市,而子宫颈癌发病率最高的一些省是内蒙古、江西省、山西省、陕西省、湖北省和湖南省;大肠癌最高发的则是浙江省的地方性血吸虫流行区域;鼻咽癌高发区主要集中在广东省,而中山市、四会市的发病率在省内比任何地方都高发,其病因之一可能该地区的人群对鼻咽癌的易感性有关。

综上所述,癌症发生与地理环境有着密切关系,但也不能排除与当地居民生活习惯有关。当然,癌症的诱因既有遗传精神因素,也包括化学物质、物理作用致癌因素,所以,探索和研究环境中的抗癌物是今后预防癌症的重要研究方面。开展癌症与环境的研究,将为人类战胜癌症带来广阔的前景。

第五章
地理环境与治病特点

因地制宜是中医理论的基本内容之一。地理环境不同,物产不同,人们的居住条件和饮食习惯也不一样,故发病也必然有异。地理环境与体质、地方病关系密切。应当总结历代医家的宝贵经验,结合现代地域特征,因地制宜地寻找新的更加适合现代人的治疗方法。

第一节　诊疗疾病的环境因素

环境与人体的关系是生物发展史上长期形成的一种互相联系、相互制约和相互作用的关系。客观环境的多样性和复杂性以及人类特有的改造和利用环境的主观能动性,使环境和人体呈现出极其复杂的关系。根据现代科学的研究,许多疾病与环境因素(大气、土壤、水、居住条件等)密切相关。深入研究环境与人体的关系,阐明它们之间相互关系的规律,对于更好地利用环境因素、消除污染、预防疾病、增进健康,具有十分重要的意义。

一、中医学特点之辨证论治

(一)辨证论治的内涵

辨证论治为辨证和论治的合称,是中医学的整体观念、摄动观念和辨证观念的具体体现,既是中医学认识疾病和治疗疾病的基本原则,又是诊断和防治疾病的基本方法,是中医学术特点的集中表现,为中医学理论体系的基本特点之一。中医学认为,疾病的临床表现以症状、体征为基本组成要素。

症状,是疾病的个别表面现象,是病人主观感觉到的异常感觉或某些病态改变,如头痛、发热、咳嗽、恶心、呕吐等。能被觉察到的客观表现则称为体征,如舌苔、脉象等。广义的症状包括体征。证,又称证候,是中医学的特有概念,是中医学认识和治疗疾病的核心。其临床表现是机体在致病因素作用下,机体与周围环境之间以及机体内部各系统之间相互关系紊乱的综合表现,是一组特定的具有内在联系的全面揭示疾病本质的症状和体征。其本质是疾病处于某一阶段的各种临床表现,结合环境等因素进行分析、归纳和综合,从而对疾病的致病因素、病变部位、疾病的性质和发展趋势,以及机体的抗病反应能力等所做的病理概括。它标志着机体对病因的整体反应状态,即抗病并且调控的反应状态。如脾阳虚证,其病位在脾,病因是寒邪为害,病性为寒,病势属虚。这样,病位之脾、病因病性之寒和病势之虚有机地组合在一起,就构成了脾阳虚证。证是由症状组成的,但它不是若干症状的简单相加,而是透过现象抓住了具有本质意义的辨证指标(症状),弄清其内在联系,从而揭示疾病的本质。可见,证比症状更全面、更深刻、更正确地揭示了疾病的本质,所以症与证的概念不同。

病,又称疾病,是在病因的作用下,机体邪正交争,阴阳失调,出现具有一定发展规律的演变过程,具体表现出若干特定的症状和各阶段的相应证候。

病是由证体现出来的,反映了病理变化的全过程和发生、发展、变化的基本规律。

症、证、病的关系:症、证、病三者既有联系又有区别,三者均统一在人体病理变化的基础之上;但是,症只是疾病的个别表面现象,证则反映了疾病某个阶段的本质变化,它将症状与疾病联系起来,从而揭示了症与病之间的内在联系,而病则反映了病理变化的全部过程。

(二)辨证和论治的关系

所谓辨证,就是将四诊(望、闻、问、切)所收集的资料、症状和体征,通过分析、综合,辨清疾病的原因、性质、部位,以及邪正之间的关系,概括、判断为某种性质的证候。辨证的关键是"辨",辨证的过程是对疾病的病理变化作出正确、全面判断的过程,即从感性认识上升为理性认识,分析并找出病变的主要矛盾。所谓论治,又称施治,就是根据辨证的结果,确定相应的治疗原则和方法,也是研究和实施治疗的过程。合而言之,辨证论治是在中医学理论指导下,对四诊所获得的资料进行分析综合,概括判断出证候,并以证为据确立治疗原则和方法,付诸实施的过程。辨证是决定治疗的前提和依据,论治是治疗疾病的手段和方法。通过论治可以检验辨证的正确与否。辨证论治的过程,就是认识疾病和解决疾病的过程。辨证和论治,是诊治疾病过程中相互联系、不可分割的两个方面,是理论和实践相结合的体现,是理、法、方、药在临床上的具体运用,是指导中医临床工作的基本原则。

(三)辨证论治的运用

辨证论治的过程,就是中医临床思维的过程。在临床实践中常用的辨证方法有:八纲辨证、脏腑辨证、气血津液辨证、六经辨证、卫气营血辨证、三焦辨证、病因辨证等。这些辨证方法,虽有其各自的特点,在对不同疾病的诊断上各有侧重,但又是互相联系和互相补充的。

1.辨证论治的过程

在整体观念指导下,运用四诊对病人进行仔细的临床观察,将人体在病邪作用下反映出来的一系列症状和体征,根据辨证求因的原理进行推理,判断其发病的病因。再结合地理环境、时令、气候,及病人的体质、性别、职业等情况具体分析,从而找出疾病的本质,得出辨证的结论,最后确定治疗原则,选方遣药进行治疗。这是中医临床辨证论治的基本过程。

2.同证候进行治疗

如温病的卫分证、气分证、营分证、血分证,就是温病过程中四个不同阶段的病理反映,应分别治以解表、清气、清营、凉血等法。同病可以异证,异病又可以同证。如同为黄疸病,有的表现为湿热证,治当清热利湿;有的表现为寒湿证,又宜温化寒湿,这就是所谓同病异治。再如,不同的疾病,在其发展过程中,由于出现了性质相同的证,因而可采用同一方法治疗,这就是异病同治。如久痢、脱肛、子宫下垂等,是不同的病,但如果均表现为中气下陷证,就都可以用升提中气的方法治疗。由此可见,中医治病主要的不是着眼于病的异同,而是着眼于证的区别。相同的证,用基本相同的治法;不同的证,用基本不同的治法。即所谓证同治亦同,证异治亦异。这种针对疾病发展过程中不同质的矛盾用不同方法去解决的原则,就是辨证论治的精神实质。

二、中医学中的“天人相应”观

(一)天人相应论的内涵

中医学强调人与自然环境的和谐统一,认为人是一个有机的整体,与外界环境有着不可分割的密切联系。古人认为人是由"天地之气生",在宇宙中充满"气",气再凝聚成星辰日月,大地由重浊之气凝聚而成"形"。天生六气,即风、寒、暑、湿、燥、火,地生五行,即金、木、水、火、土,"形气相应"于是化生万物。《素问·宝命全形论》曰:"人生于地,悬命于天,天地合气,命之曰人。"[1]人生存在地气上升、天气下降的"气交之中",天地云气变化、四时阴阳五行无时不与人密切相关,"人与天地相参也,与日月相应也"。

天人理论从我国远古时代的神话,到夏商周的上帝、鬼神的迷信,再经过长期的发展,至春秋战国"百家争鸣",唯物主义的天人观逐步形成,当时的"命于天人之分""制天命而用之"就是最典型的。人们开始认识到,人是天地之气生,天人是相应的,自然界的事物、现象、规律与人是相通的。从而,开始以天地人相参的方法来认识人体的存在。《易·系辞》说:"仰则观象于天,俯则观法于地……近取诸身,远取诸物……以通神明之德,以类万物之情。"[2]《阴符经》中也道"观天之道,执天之行"[3],等等。《灵枢·逆顺肥瘦篇》说:"圣人之为道者,上合于天,下合于地,中合人事。"[4]《内经》是将天人相应观点发展到一个新水平的标志,它广泛吸收了当时天文、地理、物候等方面的成就,将这些成就与阴阳五行学说和人体生命活动规律有机地结合起来,构建了系统的医学天人相应观。人天相应观,就是将人与自然环境亲密结合的一个过程,是将人体与环境联系起来的一种思想。《淮南子·天文训》说:"歧行喙息,莫贵于人;孔窍肢体,皆通于天。"[5]古人云:"人禀五行之气而生,犯此五行之气而死,犹如水之所以载舟,而亦能覆舟。故曰:'此寿命之本也。'"[6]

"天人合一"中的"天"在历史的发展过程中大多数时候是一个复义概念,其基本就是指宇宙空间,《内经》称之为"太虚","天"之广义包括大帝在内的整个大自然界。《素问·五运行大论》:"曰:'地之为下否乎?'曰:'地为人之下,太虚之中者也。'曰:'冯乎?'曰:'大气举之也。'"[7]古人在天的形成观上有所争议,如《老子·四十章》说:"天下万物生于有,有生于无。"[8]说宇宙是从无中

① 林亿,高保衡,孙奇整理.黄帝内经素问[M].北京:人民卫生出版社,2012:109.
② 林之满主编.周易全解[M].哈尔滨:黑龙江科学技术出版社,2013:134.
③ 〔清〕黄元吉撰.道德经讲义[M].北京:九州出版社,2014:100.
④ 中医出版中心整理.灵枢经[M].北京:人民卫生出版社,2015:74.
⑤ 〔汉〕刘安等著,〔汉〕高诱注.淮南子[M].上海:上海古籍出版社,1989.
⑥ 〔唐〕吴兢著.贞观政要[M].南京:凤凰出版社,2010.
⑦ 林亿,高保衡,孙奇整理.黄帝内经素问[M].北京:人民卫生出版社,2012:254.
⑧ 刘思禾校点.老子[M].上海:上海古籍出版社,2013:10.

生出来的。《庄子·知北游》说："有先天之地生者,物邪? 物物者非物。"①就是说天地万物产生的根源是"非物",即精神性的实体。《内经》承载了唯物主义的观点,认为天地万物和人都是由"气"形成的。既然《内经》认为"气"是万物的本源,它以天之风寒暑湿燥火即六气和五行之木火土金水的相互作用说明宇宙的千变万化。如《素问·天元纪大论》说:"在天为风,在地为木;在天为热,在地为火;在天为湿,在地为土;在天为燥,在地为金;在天为寒,在地为水。故在天为气,在地成形,形气相感而化生万物矣。"②

关于"人"的含义,古人认为人是生存与天地之间的一种有神志思维能力的高级生物。《素问·六微旨大论》说:"上下之位,气交之中,人之居也。"③《素问·六节藏象论》说:"天食人以五气,地食人以五味……津液相成,神乃自生。"④人与自然环境相适应,顺应自然界的变化,所以就有"人以天地之气生,四时之法成"之说。

人与自然界的关系不仅指自然界给人类提供营养、水分、空气、阳光等,以满足人体的基本生理需要,同时,也说明人体直接或间接地受到自然界的各种因素,如四时气候、昼夜晨昏、日月运行、地理环境等的影响。《灵枢·本脏》云:"五脏者,所以参天地,副阴阳,而连四时,化五节者也。"⑤这不仅说明人体五脏之间具有相互配合关系,还与自然界的变化保持着协调一致。又《素问·四气调神大论》云:"夫四时阴阳者,万物之根本也。所以圣人春夏养阳,秋冬养阴,以从其根,故与万物沉浮于生长之门。"⑥这就是说人的日常生活应该迎合四时的变化。"天人相应"观主张人体和天地自然界的相互通应,另一方面,又说明天人是相互作用的。天人相通论说明人体是由"气"所生成,自然界的清精之气进入人体,与人体废浊之体相互交换,是相互感应的。人体以阴阳为本,以五行相应,根据不同的季节变化而相适应,地理方位所造成的人体质也各有所异,人体与自然相应,与所有形体法则相应,自然界的变化与人体相通,人天合一。人与天也是相互作用的,天地自然环境的异常会导致人生病,人体针对自然不利的因素也可以发生自身的调节。同时,人对自然在认识的过程

① 〔春秋〕李耳,〔战国〕庄周著. 老子·庄子[M].北京:中国纺织出版社,2015:85.
② 林亿,高保衡,孙奇整理. 黄帝内经素问[M].北京:人民卫生出版社,2012:247.
③ 林亿,高保衡,孙奇整理. 黄帝内经素问[M].北京:人民卫生出版社,2012:270.
④ 林亿,高保衡,孙奇整理. 黄帝内经素问[M].北京:人民卫生出版社,2012:46.
⑤ 中医出版中心整理. 灵枢经[M].北京:人民卫生出版社,2015:85.
⑥ 林亿,高保衡,孙奇整理. 黄帝内经素问[M].北京:人民卫生出版社,2012:9.

中也在不同程度地改造。

(二)诊病过程中的"天人相应"观

人体发病是由一定的病因引起的,病因,中医又称之为病邪、病原。《医学源流论·病同因别论》这样记载:"凡人之所苦,谓之病;所以致此病者,谓之因。"[①]在实际的生活中,导致人体患病的因素很多,中医对此进行了大致的分类。《左传·昭公元年》说:"阴淫寒疾,阳淫热疾,风淫末疾,雨淫腹疾,晦淫惑疾,明淫心疾"[②],就将阴、阳、风、雨、晦、明视作引起疾病的"六气"。《金匮要略·脏腑经络先后病脉证》说:"千般疢难,不越三条:一者经络受邪入脏腑,为内所因也;二者四肢九窍,血脉相传,壅塞不通,为外皮肤所中也;三者房室、金刃、虫兽所伤,以此祥之,病由都尽。"[③]这是张仲景在《内经》原有分类方法上对疾病分类的进一步完善。将中医对疾病的分类趋于完善的要数宋代陈无择所提出的"三因学说",即内因、外因、不内外因三种。其中,外感六淫,先自经络流入,内合于脏腑者,为外所因;内伤七情,先自脏腑郁发,外形于肢体,为内所因,他如饮食饥饱,叫呼伤气,房事不节,乃至虫兽所伤,金疮蹉折诸因,为不内外因。这里所说的"不内外因"就是指其他致病因素。现阶段,中医对病因的分类尚没有一个统一的规定,但都是在前人的基础上将其细化,如有人主张"七因分类",即时令外感、情志过激、饮食不调、劳逸失度、外物伤形、毒物中人及病气遗传。从上述疾病的分类来看,无论疾病以何种形式分类,其中自然因素在中医致病的过程中都扮演着首要角色。

中医认为人体犯病,是因为与自然环境不一,造成人体的适应能力超过所能调节的范围,从而引起疾病。中医学对疾病的诊断方法充分体现了人与自然界对立统一相应联系的整体观念。就是说"天人合一"的思想,对中医诊断疾病的过程具有一定的影响作用。中医诊断学强调对疾病的诊察必须结合致病的内外因素,从而进行全面的考察,不能单独地就病论病,应与自然界的四时气候、地方水土,以及人体自身生活习惯、性情好恶、体质强弱、性别年龄等相结合,运用中医四诊的诊法,全面了解病情,把疾病的原因、部位、性质、发展趋势及与机体的相互作用的反应状态联系起来,做出最终的诊断结论。《素问·疏五过论》说:"圣人之治病也,必知天地阴阳,四时经纪……八正九候,诊必

---

①　〔清〕徐灵胎著,刘洋校注.医学源流论[M].北京:中国中医药出版社,2008:18.

②　〔清〕吴楚材等.古文观止[M].上海:上海古籍出版社,2002.

③　〔汉〕张仲景撰,何任,何若苹整理.金匮要略[M].北京:人民卫生出版社,2005:3.

副矣。"①中医的诊断要求从整体出发诊断疾病的本质,治疗疾病之根本,即治病必求于本。疾病的产生是因为各种因素所致,治疗又要追求其本,所以,在中医的临床诊断过程中,更要体现其"天人相应"的整体观念。元代医学大家朱丹溪就将正确判断疾病产生的病因视为诊疗之本,他在《丹溪心法·治病必求于本》中说:"将以施其疗疾治法,当以穷其受病之源。概疾疢之原,不离于阴阳之二邪也。"②对疾病的治疗要求本,诊断岂有不追本溯源之说? 其实,除了中医中"天人相应"观的体现十分明显外,藏医、佛医中也渗透了丰富的天人观思想。如佛教提出的"无情有性,珍爱自然"的观点。藏医药学认为,自然界的万物是由土、水、火、风、空五大元素形成的,人体也是由这五大元素形成的,表现在人体生理特征的隆、赤巴、培根以及药物的性味功能都是由这五大元素形成的。这就说明,自然界万物、气候、人都具有土、水、火、风、空的同一属性,藏医称之为"天人同性"。中医诊断注重病因,病因中又以自然界邪气为首。所以,诊断过程就是根据疾病的各种病因特点,了解其过程,对其作出判断。《素问·五脏生成篇》中说:"诊病之始,五决为纪,欲知其始,先建其母。"③中医素来在诊病过程中讲究司外揣内、见微知著、以常衡变的整体观原则,要求将人体视为一个统一的整体,应与环境相一致。四时各有不同,其阴阳、气候变化无常,导致疾病各异。《黄帝内经》就是对中医诊断过程中"天人相应"观的一大集成,在《黄帝内经》的著书过程中,无不渗透着"天人相应"的思想。如《素问·脉要精微论》中提到:"反四时者,有余为精,不足为消。应太过,不足为精;应不足,有余为消。阴阳不相应,病名曰关格。"④就是说人的脏腑应当是与四时相应的。如果违背,五脏的精气就会过盛,六腑的传化之物则会不足。如果相应太过,那么五脏的精气倒会不足;而如果相应不足,那么六腑的传化之物倒会有余。这都是阴阳不相应合的表现。又如《素问·太阴阳明论》中有言:"脾者土也。治中央,常以四时长四脏,各十八日寄治,不得独主于时也。脾脏者常著胃土之精也,土者万物而法天地,故上下至头足,不得主时也。"⑤《素问·六元正纪大论》中提到:"春气西行,夏气北行,秋气东行,冬气南行。故春气始于下,秋气始于上,夏气始于中,冬气始于标。春气始于左,秋

①　林亿,高保衡,孙奇整理.黄帝内经素问[M].北京:人民卫生出版社,2012:375.

②　〔元〕朱丹溪撰,田思胜校注.丹溪心法[M].北京:中国中医药出版社,2008.

③　林亿,高保衡,孙奇整理.黄帝内经素问[M].北京:人民卫生出版社,2012:50.

④　林亿,高保衡,孙奇整理.黄帝内经素问[M].北京:人民卫生出版社,2012:69.

⑤　林亿,高保衡,孙奇整理.黄帝内经素问[M].北京:人民卫生出版社,2012:123.

气始于右,冬气始于后,夏气始于前,此四时正化之常。故至高之地,冬气常在,至下之地,春气常在。必谨察之。"①自然之法不仅与脏腑、经络、穴位等密切相关,而且在治法上也融合其中。《温热条辨·解儿难》亦云:"顺天应时测气之偏、适人之情、体物之理。"②可谓本天人合一之思想,以敏锐的洞察力洞悉气候、地域、饮食、生活条件等诸多因素对体质的制约与影响。故在中医诊病中,天人思想时刻贯穿,不容分说。

第二节　地域性疾病防控与养生

我国是一个地方病流行比较严重的国家。地方病分布广,病情重,受威胁人口多,不仅严重危害了病区人民的健康,而且也阻碍了当地经济的发展。目前我国主要的地方病有碘缺乏病、地方氟中毒、地方性硒中毒、克山病、大骨节病等。它们在时空上的分布与地质环境中的地形地貌、地质构造、地层岩性、土壤、水,生物等因素密切相关。

一、疾病的预防

预防,是指采取一定的措施,防止疾病的发生与发展。"预防为主"是我国卫生工作四大方针之一,我们要深刻领会预防对保护人民健康的重大意义,把预防工作放在卫生工作的首位。

中医学历来就重视预防,早在《内经》中就提出了"治未病"的预防思想,强调"防患于未然"。《素问·四气调神大论》说:"圣人不治已病治未病,不治已乱治未乱。夫病已成而后药之,乱已成而后治之,譬犹渴而穿井,斗而铸锥,不亦晚乎。"这里就生动地指出了"治未病"的重要意义。所谓治未病,包括未病先防和既病防变两个方面的内容。

(一)未病先防

未病先防,就是在疾病未发生之前,做好各种预防工作,以防止疾病的发

---

①　林亿,高保衡,孙奇整理.黄帝内经素问[M].北京:人民卫生出版社,2012:334.

②　〔清〕陈念祖(修园)著.南雅堂医书全集[M].上海:锦章图书局,1955.

生。疾病的发生,关系到邪正两个方面。邪气是导致疾病发生的重要条件,而正气不足是疾病发生的内在原因和根据。外邪通过内因而起作用。因此,治未病,必须从这两方面着手。

1.调养身体,提高正气抗邪能力

正气的强弱由体质所决定。一般来说,体质壮实者,正气充盛;体质虚弱者,正气不足。《素问·遗篇·刺法论》说:"正气存内,邪不可干。"因此,增强体质,是提高正气抗邪能力的关键。增强体质要注意调摄精神、锻炼身体、饮食起居规律、避免过度劳逸、适当药物预防等方面。

(1)调摄精神。中医学认为精神情志活动与人体的生理、病理变化有密切的关系。突然强烈的精神刺激,或反复、持续的精神刺激,可使人体气机逆乱,气血阴阳失调而发病。情志刺激可致正气内虚,引起外邪致病。在疾病过程中,情志波动又能使疾病恶化。而心情舒畅,精神愉快,则气机调畅,气血和平,有利于恢复健康。正气存内,对预防疾病的发生和发展有着积极的意义。《素问·上古天真论》说:"恬惔虚无,真气从之,精神内守,病安从来。"这就是说,思想上安定清静,不贪欲妄想,使真气和顺,精神内守,病从哪里来呢? 所以,调摄精神,可以增强正气抗邪能力,预防疾病。

(2)加强锻炼。经常锻炼身体,能增强体质,减少或防止疾病的发生。汉代医家华佗根据"流水不腐,户枢不蠹"的道理,创造了"五禽戏"健身运动,即模仿虎、鹿、熊、猿、鸟五种动物的动作来锻炼身体,促使血脉流通,关节流利,气机调畅,以增强体质、防治疾病。此外,后世不断演变的太极拳、八段锦、易筋经等多种健身方法,不仅能增强体质,提高健康水平,预防疾病的发生,而且还对多种慢性病有一定的治疗作用。

(3)生活起居应有规律。《素问·上古天真论》说:"其知道者,法于阴阳,和于术数,饮食有节,起居有常,不妄作劳,故能形与神俱,而尽终其天年,度百岁乃去。"意思是说,要保持身体健康,精力充沛,益寿延年,就应该懂得自然变化规律,适应自然环境的变化,对饮食起居、劳逸等有适当的节制和安排。不要"以酒为浆,以妄为常,醉以入房,以欲竭其精,以耗散其真,不知持满,不时御神,务快其心,逆于生乐,起居无节"。

(4)药物预防及人工免疫。《素问·遗篇·刺法论》有"小金丹……服十粒,无疫干也"[①]的记载,说明我国很早就开始了药物预防的工作。16 世纪发

---

① 林亿,高保衡,孙奇整理.黄帝内经素问[M].北京:人民卫生出版社,2012:391.

明于我国用来预防天花的人痘接种法,是"人工免疫法"的先驱,为后世免疫学的发展做出了极大贡献。此外,还有用苍术、雄黄等烟熏以消毒防病等。近年来运用中草药预防疾病也收到良好的效果。如用贯众、板蓝根或大青叶预防流感,茵陈、栀子等预防肝炎,用马齿苋等预防菌痢等,都有较好的效果。

2.防止病邪的侵害

病邪是导致疾病发生的重要条件,故未病先防除了增强体质,提高正气抗邪能力外,同时还要注意防止病邪的侵害。如讲究卫生,防止环境、水源和食物的污染;"虚邪贼风,避之有时""五疫之至,皆相染易",应"避其毒气";"恬惔虚无""饮食有节,起居有常,不妄作劳"等皆是避免六淫、疫疠、七情、饮食与劳逸等致病的有效方法。至于外伤和虫兽伤,要在日常生活和劳动中,留心防范。

(二)既病防变

未病先防,是最理想的积极措施。但如果疾病已经发生,则应争取早期诊断,早期治疗,以防止疾病的发展与传变。

1.早期诊治

《素问·阴阳应象大论》说:"故邪风之至,疾如风雨,故善治者治皮毛,其次治肌肤,其次治筋脉,其次治六腑,其次治五脏。治五脏者,半死半生也。"[①]这说明外邪侵袭人体,如果不及时诊治,病邪就有可能由表传里,步步深入,以致侵犯内脏,使病情愈来愈复杂、深重,治疗也就愈加困难。因此,在防治疾病的过程中,一定要掌握疾病发生发展的规律及其传变途径,做到早期诊断、有效治疗,才能防止其传变。

2.先安未受邪之地

《难经·七十七难》说:"上工治未病,中工治已病者,何谓也? 所谓治未病者,见肝之病,则知肝当传之于脾,故先实其脾气,无令得受肝之邪,故曰治未病焉。中工者,见肝之病,不晓相传,但一心治肝,故曰治已病也。"[②]肝属木,脾属土,肝木能乘克脾土,故临床上治疗肝病,常配合健脾和胃的方法,这是既病防变法则的具体应用。又如清代医家叶天士根据温热病伤及胃阴之后,病势进一步发展可耗及肾阴的病变规律,主张在甘寒养胃的方药中加入某些咸

———————————

① 林亿,高保衡,孙奇整理.黄帝内经素问[M].北京:人民卫生出版社,2012:31.

② 〔战国〕扁鹊.难经[M].北京:科学技术文献出版社,1996:38.

寒滋肾之品,并提出了"务必先安未受邪之地"的防治原则,也是既病防变法则具体应用的范例。

3.治法从属于治则

治则,即治疗疾病的法则。它是在整体观念和辨证论治精神指导下制定的,对临床治疗立法、处方、用药均具有指导意义。治则与治法不同,治则是用以指导治疗方法的总则,治疗方法是治则的具体化。因此,任何具体的治疗方法,总是从属于一定的治疗法则的。比如,各种病证从邪正关系来说,离不开邪正斗争、消长、盛衰的变化,因此,扶正祛邪即为治疗总则。在总则指导下的益气、养血、滋阴、补阳等方法就是扶正的具体方法,而发汗、涌吐、攻下等方法则是祛邪的具体方法。由于疾病的证候表现多种多样,病理变化极为复杂,病变过程有轻重缓急,不同的时间、地点与个体对病情变化也会产生不同的影响,因此,必须善于从复杂多变的疾病现象中,抓住病变的本质,治病求本。根据邪正斗争所产生的虚实变化,扶正祛邪;按阴阳失调的病理变化,调整阴阳;按脏腑、气血失调的病机,调整脏腑功能,调理气血关系;按发病不同的时间、地点和不同的病人,因时、因地、因人制宜。

(三)"五运六气"预测疾病

五运六气是中国古代的灾害预测之学。其预测原理是将天之五运与地之六气相结合,推测气候变化规律,以及气候变化对自然界的动植物生长发育、水旱风蝗螟灾害、人体疾病温疫等影响的灾异情况。因其系统的理论首见于唐代医学理论家王冰在次注《素问》时所补入的"七篇大论",故后世主要在医学界中传播,遂被视为疾病预测的专著,但该著作的原著旨义由此而被局限,同时也引起对疾病预测价值历代以来不休的争论。

1.五运六气理论的渊源

五运六气一语,见于《素问·六元正纪大论》所言"五运六气之应见"[①],又简称为"运气",也称为"运气学说"。中国的历法以干支为纪,干支与五行、六气格局相结合,便形成了五运六气的灾害预测之学。

(1)《山海经》中有司天、司地的记述。《灵枢·九宫八风》记载着据北斗七星预测风向的方法。预测灾害是巫觋们的重要内容,世代流传。春秋战国时代的文献中,不乏有关于农业年景的预测。西汉初年,一部专门预测天气与灾

---

① 林亿,高保衡,孙奇整理.黄帝内经素问[M].北京:人民卫生出版社,2012:334.

害的专著《娄景书》问世,并流传至今。两汉之际,有多种预测性质的纬书盛行,特别是在东汉,纬书已成为显学,形成一股压倒性的主流思潮。纬书的内容极为庞杂,涉及天文、地理、哲学、伦理、政治、历史、神话、民俗,以及医学等自然科学。《四库全书总目提要·易纬》有言:"纬者,经之支流,衍及旁义。"纬书中有五行占和六气占的内容,系以五行和六气进行预测,它源自古代灵物崇拜,后经方士的发展,从战国开始,即有专书。

(2)五运六气和历法的关系。最早的文献可见于《尚书·尧典》:"期三百有六旬,有六日,以闰月,定四时,成岁。"其一岁 366 日接近阳历回归年,当时已经从原始社会时期以物候"春花""秋实""燕南归""雁北来"定农时岁月过渡到依星象定农时。汉代学者李寻在注《尚书·尧典》历象日月星辰句时说道:"观日月消息,候星辰行伍"[①],指出当时通过"观"与"候"(物候)(也包括星象占筮等社会人文内容制定历法)确定四季,指导农业生产和预测灾害吉凶,了解天意,调整政策。从《尚书·尧典》的记载说明,当时先民们已经根据自己的民族文化体系来构建上天的体系,初步形成了类似后世二十八宿的框架。西汉易学家孟喜将《月令》和《说卦》四时配四方结合,提出了"卦气说",解决了一年二十四节气、七十二候的节气推断。另一易学家京房的纳甲纳支学说解决了十天干、十二地支和五行相配的问题。东汉郑玄创新的爻辰说,以十二地支为十二爻辰,运用五行生克冲和及六亲的概念,整合了星象二十八宿、十二月历法和音律。它为五运和六气结合提供了依据和桥梁,并可以用官商角徵羽的五音表述五行,以其太少示其太过、不及,以生克分析其关系。因此可以说,五运六气预测理论是五行预测、六气预测和六十干支预测三种预测方法的综合。

(3)春秋末期已有运气预测的记载。如《国语》记载了大夫文种论述经营商业和农业要重视运气之变。文种说:"贾人旱资舟,水资车以待也,物之理也。六岁穰,六岁旱,十二岁一大饥。夫粜,二十病农,九十病末,末病则财不出,农病则草不辟矣。上不过八十,下不减三十,则农末俱利,平粜齐物,关市不乏治国之道也。积著之理,务完物,无息币,以物相贸,易腐败而食之货勿留,无敢居贵。论其有余不足,则知贵贱。"[②]汉代司马迁在《史记·货殖列传》中,也记载了魏文侯时,周人白圭善于运气预测经商取利之事。

作为预测灾害的五运六气,灾害的频发,显然为理论的形成提供了资料和

① 严斯信著.尚书尧典今绎[M].昆明:云南人民出版社,2010.

② 上海师范大学古籍整理研究所校点.国语[M].上海:上海古籍出版社,1998.

验证机会。从灾荒看,史书记载两汉时政府组织救灾运输 46 次,其中西汉 10 次,王莽时代 1 次,东汉时 35 次。从疾病流行史看,东汉是我国历史上流行病较为猖獗的时期,在 196 年间,发生了见于记载的温疫大流行 22 次。面对多种灾害,有识之士如王充,在《论衡·明雩》中就指出:"尧遭洪水,汤遭大旱。如谓政治所致,尧、汤恶君也;职非政治,是运气也。"[①]显然他已认识到是自然因素的运气所致。于是,灾害的频发和历代有关预测理论的积累诞生了一门灾害预测之学——五运六气。

2.五运六气学说的医学价值

五运六气把汉以前的五行占和六气占统一为一个预测体系,脱除了神秘主义,又摒弃了对人情祸灾等庸俗的预测内容,演变为以医学为主的病症预测,并成为中医学探讨天象气候规律及人体生理、病变、防治规律的理论,是中华民族科学智慧的体现。

自七篇大论补入《素问》以后,在预测实践上、中医理论上乃至哲学上都展示了它的学术价值。在实践上,五运六气的预测方法被历代有识之士运用。例如,宋·沈括在《梦溪笔谈》中记述了其运用五运六气进行推演的应验;宋·刘温舒在推演理论上有很大发展,提出了"不迁正""不退位"和"三年化疫"等理论。还曾在成功预测温疫的同时,运用预防手段,防止医生在诊治传染病时遭受感染,开拓了中医防治温疫流行的综合思路。在宋代,国家对运气的推行,使其成为防治疾病流行"司物备药"的指导原则。随着实践的发展,五运六气方面的著作也不断增多,使运气成为中医理论体系中的独特门类。在理论上,中医的天人观更为丰富,首先是五运对五行的突破,以其生成数和太过、不及扩大了五行的框架,又加入了"相旺囚死"(见《气交变大论》王冰注文)等内容,使五行概念更为系统;又通过自然生克的推演,提出了亢害承制的新规律。五运六气在探讨各种类型病证时,提出了六气为病和病机十九条等一些新理论。在医学思想上,五运六气启迪了金元四家,催化了金元四家的确立,正如章巨膺先生所说,没有五运六气就没有金元四家[②]。诸如刘完素之主寒凉、张子和之主攻下、东垣之主坤土、朱丹溪之"相火论",都是对五运六气理论某一方面的发挥。清·吴鞠通在著《温病条辨》时就以五运六气论述"原温病之始",把运气作为温病理论的依据。五运六气有其哲学价值,它提出了独特的

---

① (汉)王充著.论衡[M].北京:商务印书馆,1934.

② 孟庆云.读苏颖《五运六气》[N].中国中医药报,2014-05-22.

元气-五行-阴阳-万物的宇宙生成论,其《六微旨大论》提出"成败倚伏生乎动"和升降出入等理论,把中国哲学动静的辩证法推向一个新高度。五运六气的胜复理论又一次地提升了中国哲学对立统一认识的水平。此外,五运六气的推演体系堪为一种医学气象历法,而就其推演逻辑而言,也是别开生面的逻辑方法,这些都是值得中国医学界、哲学界等深入研究的。

3."五运六气"与疾病的关系

古人将自然气候归纳为六种,即风、寒、暑、湿、燥、火。这六种气候自然运行,是万物生长的必要条件,故曰"六气"。当自然气候变化失常时,就会侵害人体,造成疾病。这时,就称之为"六淫",而不同的气会造成不同疾病的产生。古人根据病因的不同性质,运用阴阳五行学说,概括说明人体发病的情况,进行归纳总结,得出六淫发病的基本规律。河间刘完素提出"病气归于五运六气",他说:"医者唯以别阴阳虚实,最为枢要;识病之法,以其病气归于五运六气,明可见矣。"[1]《黄帝内经》中也提到:"风者百病之长。"[2]风为阳邪,具有向上向外的特性,如《素问·太阴阳明论》中说:"伤于风者,上先受之。"[3]风同时具有善变动摇的性质,所引发的疾病部位多不固定且有"动"的特点,如《素问·风论》说:"风者,善行而数变。"[4]《至真要大论》说:"诸暴强直,皆属于风。"[5]寒为阴邪,具有凝滞、清冷、低下和寒热转归等特点,如《素问·举痛论》说:"寒气入经而稽迟,泣而不行,客于脉外则血少,客于脉中则气不通,故卒然而痛。"[6]《灵枢·论勇》说:"春青风,夏阳风,秋凉风冬寒风,凡此四时之风者,其所病各部同形。"[7]可见风在四时都有,导致疾病各异。暑邪为阳邪,其性为热,易升散伤津,且多夹有湿邪。湿邪为阴,重浊、黏滞、趋下,阻滞气机。患有湿邪病的人,病程较长,缠绵难愈。燥邪易伤肺部,干涩伤津。火为阳邪,患有这种病的人,会出现口渴、大便秘结等症状。六淫致病各有特点,但在实际生活中,往往并非单个因素致病,而是多种病邪共同致病。《内经》中将不同的气对应于不同的方位和人体之五脏,进而论述其所发疾病。它认为东方生风,在

① 〔金〕刘完素著.河间六书[M].太原:山西科学技术出版社,2010:11.
② 林亿,高保衡,孙奇整理.黄帝内经素问[M].北京:人民卫生出版社,2012:84.
③ 林亿,高保衡,孙奇整理.黄帝内经素问[M].北京:人民卫生出版社,2012:122.
④ 林亿,高保衡,孙奇整理.黄帝内经素问[M].北京:人民卫生出版社,2012:161.
⑤ 林亿,高保衡,孙奇整理.黄帝内经素问[M].北京:人民卫生出版社,2012:363.
⑥ 林亿,高保衡,孙奇整理.黄帝内经素问[M].北京:人民卫生出版社,2012:149.
⑦ 中医出版中心整理.灵枢经[M].北京:人民卫生出版社,2015:93.

脏为肝,病之损肝;南方生热,在脏为心,逆之伤心;中央为湿,在脏为脾,思过则伤脾;西方生燥,在脏为肺,忧之过度则损肺;北方生寒,在脏为肾,主水。五方之气是更替着主宰时令的,各有先后次序,不在其相应的季节主宰时令,就是邪气;在其相应的季节主宰时令,就是正气。《素问·气交变大论》记载了五运的气化太过的结果:"岁木太过,风气流行,脾土受邪。民病飧泄,食减,体重,烦怨,肠鸣,腹支满,上应岁星。"①"岁火太过,炎暑流行,金肺受邪。民病疟,少气咳喘,血溢血泄注下,嗌燥耳聋,中热肩背热,上应荧惑星。"②"岁土太过,雨湿流行,肾水受邪。民病腹痛,清厥意不乐,体重烦冤,上应镇星。"③"岁金太过,燥气流行,肝木受邪。民病两胁下少腹痛,目赤痛眦疡,耳无所闻。肃杀而甚,则体重烦冤,胸痛引背,两胁满且痛引少腹,上应太白星。"④"岁水太过,寒气流行,邪害心火,心病身热、烦心、躁悸,阴厥,上下中寒,谵妄心痛,寒气早至,上应辰星。"⑤以上都是讨论气的异常对人体的影响。《灵枢》中还论述了一日之气不同对人体病情的影响亦不同。气的变化使得正常生理及脏腑功能异常,从而导致疾病的产生。这在中医中对疾病的诊断有十分重要的影响作用。

另外,生活环境的不同、社会环境的各异都会导致一定的疾病产生。噪音、虫蚁等可使人患有不同的疾病,对人体造成不同程度的影响。金元时期的李东垣认为,战争会造成疾病的产生,他在《内外伤辨惑论》中提到:"向壬辰改元,京师戒严,迨三月下旬,受敌者凡半月,解围之后,都人之不受病者,万无一二,既病而死者,继踵而不绝。都门十有二所,每日各门所送,多者二千,少者不下一千,大抵人在围城中,饮食不节,乃劳役所伤,不待言而知。尤其朝饥暮饱,起居不时,寒温失所,动经三两月,胃气匮乏久矣,一旦饱食太过,感而伤人,而又调治失宜,其死也无疑矣。"⑥可见,社会生活中的不稳定因素亦会造成人体的各种不稳定现象。

————————————

　　①　林亿,高保衡,孙奇整理.黄帝内经素问[M].北京:人民卫生出版社,2012:274.
　　②　林亿,高保衡,孙奇整理.黄帝内经素问[M].北京:人民卫生出版社,2012:274-275.
　　③　林亿,高保衡,孙奇整理.黄帝内经素问[M].北京:人民卫生出版社,2012:275.
　　④　林亿,高保衡,孙奇整理.黄帝内经素问[M].北京:人民卫生出版社,2012:275-276.
　　⑤　林亿,高保衡,孙奇整理.黄帝内经素问[M].北京:人民卫生出版社,2012:276.
　　⑥　〔金〕李东垣著.李东垣医学全书[M].太原:山西科学技术出版社,2012:25.

二、中医养生的地域特色

养生又称摄生、道生,最早见于《庄子》内篇。所谓生,就是生命、生存、生长之意;所谓养,即保养、调养、培养、补养、护养之意。养生是一种通过养精神、调饮食、练形体、慎房事、适寒温等各种方法去实现强身益寿的综合性活动。中医养生学是在中医理论的指导下,探索和研究中国传统的颐养身心、增强体质、预防疾病、延年益寿的理论和方法,并用这种理论和方法指导人们进行保健活动的实用科学。

自古以来,人们把养生的理论和方法叫作"养生之道"。例如《素问·上古天真论》说:"上古之人,其知道者,法于阴阳,和于术数,食饮有节,起居有常,不妄作劳,故能形与神俱,而尽终其天年,度百岁乃去。"此处的"道",就是养生之道。能否健康长寿,不仅在于能否懂得养生之道,而更为重要的是能否把养生之道贯彻落实到日常生活中去。历代养生家由于各自的实践和体会不同,他们的养生之道在静神、动形、固精、调气、食养及药饵等方面各有侧重,各有所长。从学术流派来看,有道家养生、儒家养生、医家养生、释家养生和武术家养生之分,他们都从不同角度阐述了养生的理论和方法,丰富了养生学的内容。

(一)中医养生的特点

在中医理论指导下,养生学吸取各学派之精华,提出了一系列养生原则。如形神共养、协调阴阳、顺应自然、饮食调养、谨慎起居、和调脏腑、通畅经络、节欲保精、益气调息、动静适宜等,使养生活动有章可循、有法可依。其中,饮食养生强调食养、食节、食忌、食禁等;药物保健则强调注意药养、药治、药忌、药禁等。传统的运动养生更是功种繁多,如动功有太极拳、八段锦、易筋经、五离戏、保健功等,静功有放松功、内养功、强壮功、意气功、真气运行法等,动静结合功有空劲功、形神桩等,无论选学那种功法,只要练功得法,持之以恒,都可收到健身防病、益寿延年之效。还有针灸、按摩、推拿、拔火罐等,亦都方便易行,效果显著。中医养生学是以中华民族文化为主体背景发生发展起来的,不仅深受中国人民喜爱,还远传至世界各地,为全人类的保健事业做出了重大的贡献。

1. 独特的理论体系

中医养生理论,都以"天人相应""形神合一"的整体观念为出发点,去认识人体生命活动及其与自然、社会的关系。特别强调人与自然环境及社会环境的协调，讲究体内气化升降，以及心理与生理的协调一致，并用阴阳形气学说、脏腑经络理论来阐述人体生老病死的规律，尤其是把精、气、神作为人体之三宝，作为养生保健的核心，进而确定了指导养生实践的种种原则。提出了养生之道必须"法于阴阳，和于术数"，"起居有常"，即顺应自然，保护生机，遵循自然变化的规律，使生命过程的节奏随着时间、空间的移易和四时气候的改变而进行调整。

2. 和谐适度的宗旨

养生保健必须整体协调，寓养生于日常生活之中，贯穿在衣、食、住、行、坐、卧之间，事事处处都要讲究。其中一个突出特点，就是和谐适度。使体内阴阳平衡，守其中正，保其冲和，则可健康长寿。例如，情绪保健要求不卑不亢、不偏不倚、中和适度。又如，节制饮食、节欲保精、睡眠适度、形劳而不倦等，都体现了这种思想。晋代养生家葛洪提出"养生以不伤为本"的观点，不伤的关键即在于遵循自然及生命过程的变化规律，掌握适度，注意调节。

3. 综合、辩证地调摄

人类健康长寿并非靠一朝一夕、一功一法的摄养就能实现的，而是要针对人体的各个方面，采取多种调养方法，持之以恒地进行审因施养，才能达到目的。因此，中医养生学一方面强调从自然环境到衣食住行、从生活爱好到精神卫生、从药饵强身到运动保健等，进行较为全面的、综合的防病保健；另一方面又十分重视按照不同情况区别对待，反对千篇一律、一个模式，而是针对各自的不同特点有的放矢，体现中医养生的动态整体平衡和审因施养的思想。历代养生家都主张养生要因人、因时、因地制宜，全面配合。例如，因年龄而异，注意分阶段养生；顺乎自然变化，四时养生；重视环境与健康长寿的关系，注意环境养生等。又如传统健身术的运用原则，提倡根据各自的需要，可选用动功、静功或动静结合之功，又可配合导引、按摩等法来实现保健养生。这样，不但有补偏救弊、导气归经、益寿延年之效，又有开发潜能和智慧之功，从而收到最佳摄生保健效果。

4. 适应范围广泛

养生保健实可与每个人的一生相始终。人生自妊娠于母体之始，直至耄耋老年，每个年龄阶段都存在着养生的内容。人在未病之时、患病之际、病愈之后，都有养生的必要。不仅如此，对不同体质、不同性别、不同地区的人也都有相应的养生措施。因此，养生学的适应范围是非常广泛的，它应引起人们的高度重视,进行全面普及,提高养生保健的自觉性,把养生保健活动看作是人生活动的一个重要组成部分。

(二)中医养生的基本原则

为了便于掌握中医养生学的理论,前人将其总结、归纳为若干基本原则,用以指导养生实践。事实上,千百年来所产生的诸多形式的养生方法正是遵循了这些基本原则。

1.协调脏腑

五脏间的协调,即是通过相互依赖、相互制约、生克制化的关系来实现的。有生有制,则可保持一种动态平衡,以保证生理活动的顺利进行。脏腑的生理,以"藏""泻"有序为其特点。五脏以化生和贮藏精、神、气、血、津液为主要生理功能,六腑以受盛和传化水谷、排泄糟粕为其主要生理功能。藏、泻得宜,机体才有充足的营养来源,以保证生命活动的正常进行。任何一个环节发生了故障,都会影响整体生命活动而发生疾病。

脏腑协同在生理上的重要意义决定了其在养生中的重要作用。从养生角度而言,协调脏腑是通过一系列养生手段和措施来实现的。协调的含义大致有二:一是强化脏腑的协同作用,增强机体新陈代谢的活力。二是纠偏。当脏腑间偶有失和,及时予以调整,以纠正其偏差。这两方面内容,作为养生的指导原则之一,贯穿在各种养生方法之中。如四时养生中强调春养肝、夏养心、长夏养脾、秋养肺、冬养肾;精神养生中强调情志舒畅,避免五志过极伤害五脏;饮食养生中强调五味调和,不可过偏等,都是遵循协调脏腑这一指导原则而具体实施的。又如运动养生中的"六字诀""八段锦""五禽戏"等功法,也都是以增强脏腑功能为目的而组编的。所以说,协调脏腑是养生学的指导原则之一,应予以足够重视。

2.畅通经络

经络是气血运行的通道。只有经络通畅,气血才能川流不息地营运于全身;只有经络通畅,才能使脏腑相通、阴阳交贯、内外相通,从而养助腑、生气血、布津液、传糟粕、御精神,以确保生命活动顺利进行、新陈代谢旺盛。所以说,经络以通为用,经络通畅与生命活动息息相关。一旦经络阻滞,则影响脏腑协调,气血运行也受到阻碍。因此,《素问·调经论》云:"五脏之道,皆出于经隧,以行血气,血气不和,百病乃变化而生。"[①]所以,畅通经络往往作为一条

---

① 林亿,高保衡,孙奇整理.黄帝内经素问[M].北京:人民卫生出版社,2012:227-228.

养生的指导原则,贯穿于各种养生方法之中。

畅通经络在养生方法中主要操作形式有二:一是活动筋骨,以求气血通畅。如太极拳、五禽戏、八段锦、易筋经等,都是用动作达到所谓"动形以达郁"的锻炼目的。活动筋骨,则促使气血周流,经络畅通。气血脏腑调和,则身健而无病。二是开通任督二脉,营运大小周天。在气功导引法中,有开通任督二脉,营运大小周天之说。《奇经八脉考》中指出:"任督二脉,此元气之所由生,真气之所由起。"①因而,任督二脉相通,可促进真气的运行,协调阴阳经脉,增强新陈代谢的活力。一旦大、小周天能够通畅营运,则阴阳协调,气血平和,脏腑得养,精充、气足、神旺,故身体健壮而不病。开通任督二脉和营运大小周天的养生健身作用都是以畅通经络为基础的,由此也可以看出畅通经络这一养生原则的重要意义。

3. 清静养神

在机体新陈代谢过程中,各种生理功能都需要"神"的调节,故"神"极易耗伤而受损。因而,养神就显得尤为重要。《素问·病机气宜保命集》中指出:"神太用则劳,其藏在心,静以养之。"②所谓"静以养之",主要是指静神不思、养而不用,即便用神,也要防止用神太过。静则百虑不思,神不过用,身心的清流有助于神气的潜腔内守。反之,神气的过用、躁动往往容易耗伤,会使身体健康受到影响。所以,《素问·上古天真论》中说"精神内守,病安从来",强调了清静养神的养生保健意义。

清静养神是以养神为目的,以清静为大法。只有清静,神气方可内守。清静养神原则的运用归纳起来不外有三。一是以清静为本,无忧无虑,静神而不用,即所谓"恬惔虚无"之态,其气即可绵绵而生;二是少思少虑,用神而有度,不过分劳耗心神,使神不过用;三是常乐观,和喜怒,无邪念妄想,用神而不躁动,专一而不杂、可安神定气。这些养生原则,在传统养生法中均有所体现。如调摄精神诸法中的少私寡欲,情志调节;休逸养生中的养性恬情;气功导引中的意守、调息、入静;四时养生中的顺四时而养五脏;起居养生中的慎起居、调睡眠等,均有清静养神的内容。

4. 节欲葆精

由于"精"在生命活动中起着十分重要的作用,所以,要想使身体健康而无

---

① 〔明〕李时珍著,夏魁周等校注.李时珍医学全书[M].北京:中国中医药出版社,1996:1264.

② 〔金〕刘完素著.河间六书[M].太原:山西科学技术出版社,2010:214.

病,保持旺盛的生命力,养精则是十分重要的内容。《类经》明确指出:"善养生者,必宝其精,精盈则气盛,气盛则神全,神全则身健,身健则病少,神气坚强,老而益壮,皆本乎精也。"①葆精还在于保养肾精,也即狭义的"精"。男女生殖之精是人体先天生命之源泉,不宜过分泄漏,如果纵情泄欲,会使精液枯竭,真气耗散而致未老先衰。《千金要方·养性》中指出:"精竭则身惫。故欲不节则精耗,精耗则气衰,气衰则病至,病至则身危。"告诫人们宜保养肾精,这是关系到机体健康和生命安危的大事。精不可耗伤,养精方可强身益寿,作为养生的指导原则,其意义也正在于此。

欲达到养精的目的,必须抓住两个关键环节。其一为节欲。所谓节欲,是指对于男女间性欲要有节制,注意适度,不可太过,做到既不绝对禁欲,也不纵欲过度。节欲可防止阴精的过分泄漏,保持精盈充盛,有利于身心健康。在中医养生法中,如房事保健、气功、导引等,均有节欲葆精的具体措施,也即这一养生原则的具体体现。其二是葆精。此指广义的精而言,精禀于先天,养于水谷而藏于五脏,若后天充盛,五脏安和,则精自然得养,故葆精即是通过养五脏以不使其过伤,调情志以不使其过极,忌劳伤以不使其过耗,来达到养精葆精的目的,即《素问·上古天真论》所言:"志闲而少欲,心安而不惧,形劳而不倦。"避免精气伤耗,即可葆精。在传统养生法中,调摄情志、四时养生、起居养生等诸法中,均贯彻了这一养生原则。

5. 调息养气

养气主要从两方面入手,一是保养元气,二是调畅气机。元气充足,则生命有活力,气机通畅,则机体健康。

(1)保养元气。①顺四时,慎起居。如果人体能顺应四时变化,则可使阳气得到保护,不致耗伤。即《素问·生气通天论》所说:"苍天之气清静,则志意治,顺之则阳气固,虽有贼邪,弗能害也。此因时之序。"②故四时养生、起居保健诸法均以保养元气为主。②培补后天,固护先天。饮食营养以培补后天脾胃,使水谷精微充盛,以供养气。而节欲固精,避免劳伤,则是固护先天元气的方法措施。先天、后天充足,则正气得养,这是保养正气的又一方面。此外,调情志可以避免正气耗伤,省言语可使气不过散,都是保养正气的措施。

---

① 〔明〕张介宾编著,郭洪耀,吴少祯校注.类经[M].北京:中国中医药出版社,1997.
② 林亿,高保衡,孙奇整理.黄帝内经素问[M].北京:人民卫生出版社,2012:10.

（2）调畅气机。多以调息为主。《类经·摄生类》指出："善养生者导息,此言养气当从呼吸也。"[①]呼吸吐纳,可调理气息,畅通气机,宗气宣发,营卫周流,可促使气血流通、经脉通畅。故古有吐纳、胎息、气功诸法,重调息以养气。在调息的基础上,还有导引、按蹻、健身术以及针灸诸法,都是通过不同的方法,活动筋骨,激发经气,畅通经络,以促进气血周流,达到增强真气运行的目的,以旺盛新陈代谢活力。以上可看出,在诸多养生方法中,都将养气作为一条基本原则之一而具体予以实施,足见养气的重要性。

6.综合调养

综合调养的内容,不外乎着眼于人与自然的关系以及脏腑、经络、精神情志、气血等方面。具体说来,大致有顺四时、慎起居、调饮食、戒色欲、调情志、动形体,以及针灸、推拿按摩、药物养生等诸方面内容。恰如李梴在《医学入门·保养说》中指出的:"避风寒以保其皮肤、六腑""节劳逸以保其筋骨五脏""戒色欲以养精,正思虑以养神""薄滋味以养血,寡言语以养气"。避风寒就是顺四时以养生,使机体内外功能协调;节劳逸就是指慎起居、防劳伤以养生,使脏腑协调;戒色欲、正思虑、薄滋味等,是指精、气、神的保养;动形体、针灸、推拿按摩,是调节经络、脏腑、气血,以使经络通畅,气血周流,脏腑协调;药物保健则是以药物为辅助,强壮身体,益寿延年。从上述各个不同方面,对机体进行全面调理保养,使机体内外协调,适应自然变化,增强抗病能力,避免出现失调、偏颇,达到人与自然的平衡统一、体内脏腑气血阴阳的平衡统一。综合调养在具体运用时要注意以下几点:

（1）养宜适度。所谓适度,就是要恰到好处。简言之,就是养不可太过,也不可不及。过分注意保养,则会瞻前顾后,不知所措。稍劳则怕耗气伤神;稍有寒暑之变,便闭门不出;以为食养可益寿,便强食肥鲜;恐惧肥甘厚腻,而节食少餐,如此等等,虽然意求养生,但自己却因养之太过而受到约束,这也不敢,那也不行,不仅于健康无益,反而有害。所以,养生应该适度,按照生命活动的规律,做到合其常度,才能真正达到"尽终其天年"的目的。

（2）养勿过偏。过偏大致有两种情况,一种情况是认为"补"即是养。于是,饮食则强调营养,食必进补;起居则强调安逸,以静养为第一;为求得益寿延年,还以补益药物为辅助。食补太过则营养过剩,药补太过则会发生阴阳偏盛,过分静养,只逸不劳则动静失调,这些都会使机体新陈代谢发生失调。另

---

① 〔明〕张介宾编著,郭洪耀,吴少祯校注.类经[M].北京:中国中医药出版社,1997.

一种情况是认为"生命在于运动",只强调"动则不衰",而使机体超负荷运动,消耗大于供给,忽略了动静结合、劳逸适度,同样会使新陈代谢失调,虽然主观愿望是想养生益寿,但结果往往是事与愿违。所以,综合调养主张动静结合、劳逸结合、补泻结合、形神共养,要从机体全身着眼,进行调养,不可失之偏颇。

(3)审因施养。综合调养在强调全面、协调、适度的同时,也强调养宜有针对性。所谓审因施养,就是指要根据实际情况,具体问题,具体分析,不可一概而论。一般来说,可因人、因时、因地不同而分别施养,不能千人一面,统而论之。

总之,养生是人类之需、社会之需,日常生活中处处都可以养生,只要把养生保健的思想深深扎根于生活之中,掌握健身方法,就可做到防病健身,去病延年,提高健康水平。

(三)地理环境与养生

1. 自然环境对人体衰老的影响

(1)环境。日本学者在 1990 年对 10 万名 65 岁以上的老人进行了百岁老人地域分布的研究,发现日本多数百岁老人居住在西部如九州等地区,百岁老人高分布地区与低分布地区经过平均温度等影响的调查,发现百岁老人主要与高福利、优良的医学卫生条件及本人有较多的休闲时间有关。苏联学者认为,居住在高山地区由于缺氧,对人体健康不利,而在半山区或小山区居住的长寿人较多。

(2)气候。历年来国内外纷纷报道气候变化对人类健康的影响。气候的直接影响可致人过早死亡,间接影响则表现在免疫机能的下降,许多疾病的发生率上升,尤其是经水、食物和虫媒传播的疾病发生率上升,导致健康质量下降及早老的发生。研究最多的是全球气候变暖而使老年人的死亡数增加的现象。如上海夏季遇高温、高湿、西南风及多云天气,平均总死亡数比其他类型的天气要多 35～63 人/天,其中 65 岁以上老人为热浪的敏感人群。在广州,夏季死亡率比其他季节高出 3.8%,美国洛杉矶在热浪期间老人的死亡率是一般水平的 2～4 倍。在冬春季,60～65 岁老年人的皮肤温度和直肠温度均比年轻人低,皮肤血管收缩反应减弱,抵抗力明显降低。在寒冷季节,老年人更需要注意防寒保暖[①]。

---

① 金锡鹏,洪新宇.环境因素与人体衰老[C].2002 年环境与职业医学中美学术研讨会,2002:52-55.

2.地理环境与养生理论的渊源

对地理环境与养生最早进行系统论述则始于春秋战国时期。《素问·异法方宜论》里就有关于不同环境产生不同疾病的论述。《吕氏春秋》中也明确记载了几种地方病,阐述了地理环境对人体健康的重要影响。唐代孙思邈集唐以前养生之大成,在《千金要方》和《千金翼方》中有许多有关地理环境养生预防的论述。宋元以来对南方的地理气候及医药特点的认识逐步加深,推动了明清温病等学派的形成。清代以来的医家在中医地域医学的分区方面进一步深入研究。近代谢观在西方地理学知识启发下,结合各省地理与人文特点,讨论对用药特点的影响,以各地的医俗为根据,来谈论医学之地域差别。

3.中医养生保健原则

"天覆地载,万物悉备,莫贵于人。"[①]人之有生,贵于千金,但衰老是机体机能的减退至终结的过程,是不可避免的,此外疾病以及生活方式等因素都可以影响人们开始衰老的时间。因此预防衰老是自古至今人们的追求,也是医学家为之努力的目标。《素问·上古天真论》中对养生提出了总的原则:"上古圣人之教下也,皆谓之虚邪贼风,避之有时,恬惔虚无,真气从之,精神内守,病安从来。是以志闲而少欲,心安而不惧,形劳而不倦。气从以顺,各从其欲,皆得所愿。故美其食,任其服,乐其俗,高下不相慕,其民故曰朴。是以嗜欲不能劳其目,淫邪不能惑其心。愚智贤不肖,不惧于物,故合于道。所以能年皆度百岁而动作不衰者,以其德全不危也。"[②]根据天人相应及内外兼顾的原则,养生保健主要集中在几个方面:适应气候寒温,以防外感病;起居有节,不妄作劳,以养护五脏真气;怡养情志以调血气之畅达;饮食有节以养脾胃后天之本。如此,则人之脏气充盛,经脉滑利,血气平和,肌肉坚实,可以去病延年。其中饮食之法度,在保健和治疗上都有其特殊的意义。

4.老年食疗保健方法

根据以上讨论,可以看出,在饮食方面,除了日常所宜,以保证脏腑血气营养的生长需要外,实际上可以通过食物的气味阴阳属性来调整脏腑虚实寒热,补益不足,促进气机运化以消除浊邪等。在老年人,有共性的食疗调配方法,比如以补益肝肾、健脾养胃、明目益聪、滋阴润燥、润肠通便等为其常用之法;同时也要根据老年的不同阶段中脏腑亏虚程度、体质寒热特点,预先或者相应

---

① 〔唐〕孙思邈撰,刘清国等主校.千金方[M].北京:中国中医药出版社,1998.

② 林亿,高保衡,孙奇整理.黄帝内经素问[M].北京:人民卫生出版社,2012:5-6.

地进行食物调补,通过综合分析,搭配较为合理的食疗配方,才能真正发挥其作用,以促进机体的阴阳平衡,达到延年健身的目的。因此老年人的食疗也需要从四时季节、地域特点方面考虑。

天人相应是中医学认识人与自然关系的基本点,所以在食疗运用上,也要考虑根据四时季节的不同,及人的生、长、化、收、藏的生命节律的特点。整体而言,春夏养阳,养生长之气;秋冬养阴,养收藏之精。也即春夏可以用较温和或温暖的食物,帮助老年人的脏腑之气得到升发;秋冬之时,则适时进补,用滋养性质的食物或者膏剂加以培补脏腑之精。长夏暑热,脾胃容易受湿邪所困,因此宜食味淡气清之品。就五脏和四时的密切关系,也要因时制宜。气旺则无须过补,若当时之令藏气反不足者,则要针对性有所补益。也要考虑五脏五行之关系,比如根据脾肺、心肝、肝肾、肺肾之间的密切关系而作相应的食疗配合。此外,由于地域性的差异,东西南北中各个地区的阴阳寒热燥湿有别,食物来源有属性上的巨大差异,因此也要因时、因地制宜,用当令的食料进行配伍,既可食物鲜美,使人感觉与自然同步的美好,又能够体现出与季节相适应的脏腑补益特点①。

(四)区域养生

区域养生,是根据不同区域的地理特点,选择相应的保健措施,以防治疾病,益寿延年。区域与人体健康的关系密切,所以应充分利用不同区域内对人体健康有利的因素,努力克服不良地理条件对人体的侵害,使人类与自然的关系更加和谐统一。

1.**区域的划分**

(1)传统的分类方法。在我国古籍及医典中,通常将地理方位和地形特点相结合,分为东、西、南、北、中五方。其中,西、北方地势较高峻陡峭,东、南和中方相对平缓低洼,这种方法同我国辽阔疆土的形态趋势基本吻合。

(2)现代的分类方法。由于标准的多样化,区域的划分又有了不同类型。如从社会发展的角度,可分为行政区域、经济区域、文化区域等。从生产方式和生活条件而论,可分为城市和乡村两类。就自然地理条件来讲,可笼统分为陆地和水域两大类型。在陆地中,根据其形态特征,又可分为山地、高原、丘

---

① 张清苓,姜元安,朱济英,周刚.天年颐养赖五味——结合老年人的生理特点谈谈中医食疗保健[C].第八届国际营养药膳高层论坛,2009:112-116.

104

陵、平原和盆地五种类型。再从气候的影响范围来看,可分为海洋性气候、山地气候、大陆性和平原气候以及森林气候等。还可根据地球上温度的变化规律,分为亚热带、热带、南北温带和南北寒带等。就我国的地理条件而言,按照温度的不同,从南到北,又有赤道带、热带、亚热带、暖温带、中温带和高寒带六个温度带和高寒的青藏高原区。

2.不同区域与人体健康的关系

(1)历史的回顾。在几千年的历史时期中,人们通过大量观察和比较,不仅认识到疾病的发生与外界环境的变化密切相关;还了解到不同的地理条件下,人们的体质类型、生活习惯和居住方式各异,故引起的疾病种类和临床表现有别,所以,治疗的手段包括处方用药也要与之相应,才能取得最佳效果。

①自然地理条件的差别,对人们的健康状况会产生相应影响。《内经》就从人与天地相应、生气通天的观点出发,在《五常政大论》和《异法方宜论》等篇章中,专门阐明了这个问题。隋代巢元方等编著的《诸病源候论》,总结了隋以前我国人民关于病因证候的认识,提出了疾病与外界有害物质有关的论点。唐代孙思邈在《千金要方》中谈到特殊的地理环境会引起某种地方病,如地方性甲状腺肿等。金元刘完素和张元素也强调疾病与气候和环境有关,治病要因时、因地制宜。陈言的《三因极一方论》、沈括的《梦溪笔谈》、宋徽宗的《济世经》、王安道的《医经溯洄集》以及清代吴又可的《温疫论》等,都提出气候变化和地形的区域差异与疾病的发生和治疗之间有着密切的关系。

②不同区域居民的不良生活习俗,也会导致某些传染病的流行。如清末梅伯言在其《白下锁言》中记述江苏南京一带"沿河居民,日倾粪土污水,荡涤无从,郁积日增,病症日作"。为了防止水污染引起传染病,历史上曾提出不少保护水源的建议。吴自牧的《梦粱录》指出:南宋杭州西湖因豪绅权贵沿湖营造宅宇,污染湖水,造成疾疫流行。所以,乾道、咸淳年间曾两次禁止官民抛弃粪土入湖。

(2)现代的认识。在继承前人经验的基础上,随着科学技术的进步,以及对环境和健康问题认识的深入,近几十年来,作为医学与地理学交叉、综合而形成的一门新兴学科——医学地理学,得到了长足的发展。

①对流行病学和病因学的调查研究。从流行病学和病因学方面,探讨一些地方病、流行病和疑难病,取得了显著成效。如对克山病、大骨节病、地方性甲状腺肿、地方性氟中毒及其他自然疫源性疾病致病环境的调查研究,以及通过化学地理环境预防疾病的研究,都获得一定的发展。

②对癌症高发区的地理调查。近几年来,开展了癌症高发区地理环境的

现场联合调查,分析了环境因素,检查了可疑致癌物质,积极寻找地区癌症高发的主导环境因素。例如几年来经过大量人口的调查和较大面积的病因研究,发现某些地区食管癌发病率高与其地理环境有密切关系,是由于在当地环境中存在着某种致癌物质,或与某些微量元素有关。

③治理污染。随着现代化的发展,社会各阶层开始关注到多种污染源对水体、大气、土壤的污染及最终危及人的健康问题。1989 年我国通过了《环境保护法》,先后设立了环保的管理、科研机构,积极落实环保措施。从医学地理学角度,也把开展关于库区、灌区、河道、城市的污染调查、治理和监测以及筛选和引种对危害最重的大气污染物具有一定抗性的植物,作为新的研究课题。

④利用自然环境以养生。古人善于利用有利于人的自然环境,如在高山、海岛、风景区建筑庙宇或行宫,虽原是僧侣或皇族为追求长生、享乐所为,但也反映出前人已认识到良好的自然环境有益于人体健康。用今天的观点来看,这实际是一种疗养地建设的萌芽。新中国成立后,随着国民经济的恢复和发展,疗养事业日益得到重视。充分利用自然界赋予我们的宝贵地理资源以造福人民,也是养生保健的重要内容之一。目前,在全国范围内已形成了几十个风景优美、环境宜人、风格迥异的疗养地区,如海滨疗养地、山地疗养地、矿泉疗养地、风景疗养地等。新疆吐鲁番还建有沙漠疗养机构。

第六章
地理环境与药物利用

中药的发明和应用在我国有着悠久的历史,有着独特的理论体系和应用形式,充分反映了我国历史文化、自然资源等方面的若干特点,因此人们习惯把凡是以中国传统医药理论指导其采集、炮制、制剂、临床应用,说明其作用机理的药物,统称为中药。中药主要来源于天然物质及其加工品,包括植物药、动物药、矿物药及部分化学、生物制品类药物。简而言之,中药就是指在中医理论指导下,用于预防、治疗、诊断疾病并具有康复与保健作用的物质。它对维护我国人民健康、促进中华民族的繁衍昌盛做出了重要贡献。

第一节 药物生长与因地制宜

我国中药材资源丰富,物种多样。从《神农本草经》记载的 365 味中药,发展至今已达 12 807 种,其中植物药 11 146 种、动物药 1 581 种、矿物药 80 种[①]。中药材因其物种之多、资源之丰富、蕴藏量之大及用途之广,在人民群众医疗卫生保健方面发挥了重要作用。中药材资源的开发利用与生态环境保护息息相关。生态环境是人类赖以生存的重要条件,也是中药材资源分布和质量的决定因素,如果生态环境遭到破坏,中药材的质量和资源必将受其所累。因此,解决好中药材资源开发利用与生态环境保护之间的关系问题,已成为当前的突出矛盾。

---

① 黄奭编.神农本草经[M].北京:中医古籍出版社,1982.

一、中药的起源与发展

(一)中药的起源

原始时代,我们的祖先在寻找食物的过程中,由于饥不择食,不可避免地会误食一些有毒甚至剧毒的植物,以致发生呕吐、腹泻、昏迷甚至死亡等中毒现象;同时也可因偶然吃了某些植物,使原有的呕吐、昏迷、腹泻等症状得以缓解甚至消除。经过无数次的反复试验,口尝身受,逐步积累了辨别食物和药物的经验,也逐步积累了一些关于植物药的知识,这就是早期植物药的发现。当进入氏族社会后,弓箭的发明和使用,使人们进入了以狩猎和捕鱼为重要生活来源的渔猎时代。人们在吃到较多动物的同时,也相应地发现了一些动物具有治疗作用,这就是早期动物药的发现。到了氏族社会后期,进入农业、畜牧业时代,由于种植、饲养业的发展,发现了更多的药物,用药的知识也不断丰富,从而形成了早期的药物疗法。因此可以说,中药的起源是我国劳动人民长期生活实践和医疗实践的结果。故《淮南子·修务训》谓:"(神农)尝百草之滋味,水泉之甘苦,令民知所避就,当此之时,一日而遇七十毒。"①《史记·补三皇本纪》云:"神农氏以赭鞭鞭草木,始尝百草,始有医药。"②"神农尝百草"虽属传说,但客观上却反映了我国劳动人民在由渔猎时代过渡到农业、畜牧业时代时发现药物、积累经验的艰苦实践过程,也是药物起源于生产劳动的真实写照。

随着历史的递嬗、社会和文化的演进、生产力的发展、医学的进步,人们对于药物的认识和需求也与日俱增。药物的来源也由自然生长的野生药材逐步发展到部分人工栽培和驯养,并由动、植物扩展到天然矿物及若干人工制品。用药知识与经验也愈见丰富,记录和传播这些知识的方式、方法也就由最初的"识识相因""师学相承""口耳相传"发展到文字记载。

(二)中药的发展

1.夏商周时期

人工酿酒和汤液的发明与应用,对中医药学的发展起了巨大的促进作用。

---

① 〔西汉〕刘安著,陈惟直译注. 淮南子[M]. 重庆:重庆出版社,2007:305.
② 司马迁著. 史记[M]. 北京:线装书局,2006:1.

酒是最早的兴奋剂(少量用之)和麻醉剂(多量用之),更能通血脉、行药势,并可用作溶剂,后世用酒加工炮制药物也是常用方法之一。甲骨文中即有"鬯其酒"的记载。据汉·班固《白虎通义·考黜篇》注释:"鬯者,以百草之香,郁金合而酿之成为鬯。"[①]可见,"鬯其酒"就是制造芳香的药酒。酒剂的使用,有利于提高药物的疗效,对后世产生了巨大的影响。仅《内经》所存十三首方中即有四个酒剂,《金匮要略》《千金方》《外台秘要》《圣惠方》《本草纲目》等书中有更多内、外用酒剂,故后世有"酒为百药之长"之说。酒剂的发明与应用对推动医药的发展产生了重要的影响。

2.奴隶社会时期

夏代已有精致的陶釜、陶盆、陶碗、陶罐等器皿,殷商时期陶器得到了广泛使用,同时食品加工的知识也不断得到丰富和提高,这些都为汤液的发明创造了条件。相传商代伊尹创制汤液。晋·皇甫谧《针灸甲乙经》序中谓:"伊尹以亚圣之才,撰用神农本草,以为汤液。"[②]《资治通鉴》谓伊尹"闵生民之疾苦,作汤液本草,明寒热温凉之性、酸苦辛甘咸淡之味,轻清浊重,阴阳升降,走十二经络表里之宜。"[③]伊尹既精烹饪,又兼通医学,说明汤液的发明与食物加工技术的提高是密不可分的。汤液不但服用方便,提高了疗效,且降低了药物的毒副作用,同时也促进了复方药剂的发展。因此汤剂也就作为中药最常用的剂型之一得以流传,并得到不断的发展。

3.春秋战国时期

当时的医家以朴素的、唯物的阴阳五行学说为指导思想,结合人和自然的统一观,总结了前人的医学成就。《黄帝内经》的问世,奠定了我国医学发展的理论基础,对中药学的发展产生了巨大的影响。如《素问·至真要大论》中的"寒者热之,热者寒之",《素问·脏气法时论》中的"辛散""酸收""甘缓""苦坚""咸软"等,奠定了四气五味学说的理论基础;《素问·宣明五气篇》云"五味所入,酸入肝、辛入肺、苦入心、咸入肾、甘入脾,是为五入"[④],是中药归经学说之先导。《素问·六微旨大论》中"升降出入,无器不有",《素问·阴阳应象大论》中"味厚者为阴,薄者为阴中之阳;气厚者为阳,薄者为阳中之阴"[⑤]等,是后世

① 〔汉〕班固著,陈立疏证.白虎通义[M].北京:商务印书馆,1937.
② 〔晋〕皇甫谧编集,黄龙祥整理.针灸甲乙经[M].北京:人民卫生出版社,2006:2.
③ 〔宋〕司马光著,王振芳,王朝华选注.资治通鉴[M].太原:山西古籍出版社,2004.
④ 林亿,高保衡,孙奇整理.黄帝内经素问[M].北京:人民卫生出版社,2012:102.
⑤ 林亿,高保衡,孙奇整理.黄帝内经素问[M].北京:人民卫生出版社,2012:22.

中药升降浮沉学说的理论依据。同时《内经》中所提出的五脏苦欲补泻及五运六气与用药的关系,对中药的临床应用曾产生过很大的影响。1975 年长沙马王堆汉墓出土的《五十二病方》虽然并非药物专著,但用药达 240 余种之多,医方 280 多首,所治疾病涉及内、外、妇、五官等科。其载药数目之多,复方用药之早,所治疾病之广,足见先秦时期用药已具相当规模了。

4. 秦汉时期

张骞、班超先后出使西域,打通了丝绸之路,西域的番红花、葡萄、胡桃等药材不断输入内地;少数民族及边远地区的犀角、琥珀、麝香及南海的荔枝、龙眼等也逐渐为内地医家所采用,从而丰富了本草学的内容。秦汉时期已有本草专著问世,本草学的发展已粗具规模。现存最早的本草专著当推东汉末年的《神农本草经》,全书载药 365 种,按药物功效的不同分为上、中、下三品。上品 120 种,功能为滋补强壮,延年益寿,无毒或毒性很弱,可以久服;中品 120 种,功能为治病补虚,兼而有之,有毒或无毒当斟酌使用;下品 125 种,功能为专祛寒热,破积聚,治病攻邪,多具毒性,不可久服。《神农本草经》绪论中还简要赅备地论述了中药的基本理论,如四气五味、有毒无毒、配伍法度、辨证用药原则、服药方法及丸、散、膏、酒等多种剂型,并简要介绍了中药的产地、采集、加工、贮存、真伪鉴别等,为中药学的全面发展奠定了理论基石,对中药学的发展产生了极为深远的影响。

5. 两晋南北朝时期

由于临床用药的不断发展,以及中外通商和文化交流,西域以及南海诸国的药物如乳香、苏合香、沉香等香料药输入我国,新的药物品种逐渐增多。梁·陶弘景在整理注释《神农本草经》的基础上,又增加了汉魏以来名医的用药经验(主要取材于《名医别录》),撰成《本草经集注》一书,"以朱书神农,墨书别录"小字加注的形式,对魏晋以来三百余年间中药学的发展做了全面总结。全书七卷,载药 730 种,分玉石、草、木、虫兽、果菜、米食、有名未用七类,首创按药物自然属性分类的方法,对药物的形态、性味、产地、采制、剂量、真伪辨别等都做了较为详尽的描述,强调药物的产地、采制方法和其疗效具有密切的关系。该书还首创"诸病通用药",分别列举用于治疗 80 多种疾病的通用药物,如治风通用药有防风、防己、秦艽、川芎等,治黄疸通用药有茵陈、栀子、紫草等,以便于医生对证处方用药。该书是继《神农本草经》之后的第二部本草名著,它奠定了我国大型骨干本草编写的雏形,现仅存敦煌石窟藏本的序录残卷,近代有尚志钧重辑本。

6.南朝刘宋时代

雷敩的《雷公炮炙论》是我国第一部炮制专著,该书系统地介绍了300种中药的炮制方法,提出药物经过炮制可以提高药效,降低毒性,便于贮存、调剂、制剂等,对后世中药炮制的发展产生了极大的影响,书中记载的某些炮制方法至今仍有很大的参考价值。

7.隋唐时期

此时我国南北统一,经济文化繁荣,交通发达,外贸增加,印度、西域药品输入日益增多,从而推动了医药学术的迅速发展,加之陶弘景《本草经集注》成书之际,正处于南北分裂时期,对北方药物情况了解不够,内容上存在一定的局限性,因而有必要对本草做一次全面的整理、总结。唐显庆四年(公元659年)由苏敬负责编撰了《新修本草》(又名《唐本草》)。全书共54卷,收药844种,新增药物114种,由药图、图经、本草三部分组成,分为玉石、草、木、兽禽、虫、鱼、果菜、米谷、有名未用九类,增加了药物图谱,并附以文字说明。这种图文并茂的方式,开创了世界药学著作的先例。书中既收集了为民间所习用的安息香、龙脑香、血竭、诃黎勒、胡椒等外来药,同时又增加了水蓼、葎草、山楂、人中白等民间经验用药,反映了唐代本草学的辉煌成就,奠定了我国大型骨干本草编写的格局。此后,唐开元年间,陈藏器深入实际,搜集了许多民间药物,对《新修本草》进行了增补和辨误,编写成《本草拾遗》,扩展了用药范围,仅矿物药就增加了110多种,且其辨识品类也极为审慎,为丰富本草学的内容做出了贡献。他还根据药物功效,提出宣、通、补、泻、轻、重、燥、湿、滑、涩十种分类方法,对后世方药分类产生了很大影响。

8.五代时期

翰林学士韩保昇等受蜀主孟昶之命编成《蜀本草》。他以《新修本草》为蓝本,参阅有关文献,进行增补注释,增加了新药,撰写了图经。该书对药品的性味、形态和产地做了许多补充,绘图也十分精致,颇具特点,李时珍谓"其图说药物形状,颇详于陶(弘景)、苏(敬)也"。故本书常为后人编纂本草时所引用,是一部对本草学发展有影响的书籍。

9.宋金元时期

药品数量的增加,对功效认识的深化,炮制技术的改进,成药应用的推广,使宋代药学发展呈现了蓬勃的局面。开宝元年,刘翰、马志等奉命在《新修本草》《蜀本草》的基础上修改增订宋代第一部官修本草——《开宝新详定本草》,次年发现其仍有遗漏和不妥之处,经李昉等重加校订,较《新修本草》增加药物

133 种,合计 983 种,名《开宝重定本草》。苏颂称本书"其言药性之良毒,性之寒温,味之甘苦,可谓备且详矣。"经过 80 多年的时间,嘉祐二至五年,又出现了第三部官修本草,即《嘉祐补注神农本草》。此书由掌禹锡、林亿、苏颂等人编写,以《开宝重定本草》为蓝本,附以《蜀本草》《本草拾遗》等各家之说,书成 21 卷,较《开宝本草》增加新药 99 种,合计载药 1 082 种,采摭广泛,校修恰当,对药物学的发展起了一定的作用。嘉祐六年,由苏颂将经国家向各郡县收集所产药材实图及开花、结果、采收时间、药物功效的说明资料,以及外来进口药的样品,汇总到京都,编辑成册,名曰《本草图经》。全书与《嘉祐本草》互为姊妹篇。上述诸本草著作均已亡佚,然其内容仍可散见于《证类本草》《本草纲目》等后世本草中。

宋代唐慎微整理了经史百家 246 种典籍中有关药学的资料,在《嘉祐本草》《本草图经》的基础上,于公元 1082 年撰成《经史证类备急本草》。全书 33 卷,载药 1 588 种,较前增加 476 种,附方 3 000 余首。方例是药物功能的直接例证,每味药物附有图谱,这种方药兼收,图文并重的编写体例,较前代本草书籍又有所进步,且保存了民间用药的丰富经验。每药还附以制法,为后世提供了药物炮制资料。本书不仅切合实际,而且在集前人著作大成方面做了极大贡献,为后世保存了大量古代方药的宝贵文献,为《本草纲目》的诞生奠定了基础。

元代忽思慧于 1330 年编著的《饮膳正要》是饮食疗法的专门著作。书中对养生避忌、妊娠食忌、高营养物的烹调法、营养疗法、食物卫生、食物中毒都有论述,介绍了不少回族、蒙古族的食疗方法,至今仍有较高的参考价值。

10. 明代时期

医药学家李时珍在《证类本草》的基础上,参考了 800 多部医药著作,对古本草进行了系统全面的整理总结。该书共 52 卷,载药 1 892 种,改绘药图 1 160 幅,附方 11 096 首,新增药物 374 种,其中既收载了醉鱼草、半边莲、紫花地丁等一些民间药物,又吸收了番木鳖、番红花、曼陀罗等外来药物,大大地丰富了本草学的内容。该书按自然属性分为水、火、土、金石、草、谷、菜、果、木、器服、虫、鳞、介、禽、兽、人共 16 部 62 类,每药标正名为纲,纲之下列目,纲目清晰,是当时世界上最先进的分类法,比植物分类学创始人林奈的《自然系统》一书要早 170 多年。《本草纲目》中的每一味药都按释名、集解、修治、气味、主治、发明、附方等项分别叙述。对药物的记载分析,尽量用实物说明和临床验证做出审慎的结论,内容精详,实事求是,突出了辨证用药的中医理法特色。该书不仅总结了我国 16 世纪以前的药物学知识,而且还广泛介绍了植物学、动物学、矿物学、冶金学等多学科知识,17世纪即流传到国外,先后被译成朝、日、拉丁、英、法、德、俄等多种文字,成为不朽的科学巨著,是我国大型骨干本草的范本,是我国科技史上极其辉煌的硕果,在世界科技史永放光辉。

明代缪希雍的《炮炙大法》是明代影响最大的炮制专著,书中所述的"雷公炮制十七法"对后世影响很大。明末的《白猿经》记载了用新鲜乌头榨汁、日晒、烟熏,使药面上结成"冰",即乌头碱的结晶,比起19世纪欧洲人从鸦片中提出吗啡——号称世界第一种生物碱还要早100多年。食疗方面,朱橚的《救荒本草》(1406年)为饥馑年代救荒所著,书中将民间可供食用的救荒草木,按实物绘图,标明出产环境、形态特征、性味及食用方法。药用植物方面,李中立于公元1612年编著的《本草原始》对本草名实、性味、形态加以考证,绘图逼真,注重生药学的研究。地方本草方面,兰茂(公元1397—1476年)编著的《滇南本草》是一部专门记载云南地区药物知识的地方本草书籍。

11. 清代时期

在《本草纲目》的影响下,研究本草之风盛行。一是由于医药学的发展,需进一步补充修订《本草纲目》的不足,如赵学敏的《本草纲目拾遗》;二是配合临床需要,以实用为原则,由博返约,对《本草纲目》进行摘要、精减、整理工作,如汪昂的《本草备要》、吴仪洛的《本草从新》等;三是受考据之风影响,从明末至清代,不少学者从古本草文献中重辑《神农本草经》,如孙星衍、顾观光等人的辑本,不少医家还对《神农本草经》作了考证注释工作,如《本经逢原》。清代专题类本草书数量多且门类齐全,其中也不乏佳作。如张仲岩的《修事指南》,它是张仲岩将历代各家有关炮制的记载综合归纳而成,该书较为系统地论述了各种炮制方法;又如吴其浚的《植物名实图考》,书中每种植物均详记其形态、产地、栽培、用途、药用部位、效用治验等内容,并附有插图,为我们研究药用植物提供了宝贵的文献资料。

12. 民国时期

"改良中医药""中医药科学化""创立新中医"等口号风行一时,形成民国时期中医药学发展的一大特色。这一时期我国医学发展的总特点是中西医药并存。虽然国民政府对中医药采取了不支持和歧视的政策,但在志士仁人的努力下,中医药学以其顽强的生命力,依然继续向前发展,并取得了不少成果。陈存仁主编的《中国药学大辞典》,全书约200万字,收录词目4 300条,既广罗古籍,又博采新说,且附有标本图册,受到药界之推崇。浙江兰溪中医学校张山雷编撰《本草正义》,该书分类承唐宋旧例,对于药物功效则根据作者实际观察到的情况及临证用药的具体疗效加以阐述,且对有关中药鉴别、炮制、煎煮方法等亦加以论述,目的在于让学生既会用药,又会识药、制药,掌握更多的中药学知识。民国时期,初步建立了以中药为主要研究对象的药用动物学、药用植物学、生药学、中药鉴定学、中药药理学等新的学科。在当时条件下,其成果集中在中药的生药、药理、化学分析、有效成分提取及临床验证等方面,对本草学发展所做的贡献应当给予充分肯定。

13. 新中国成立后

从 1954 年起,各地出版部门根据卫生部的安排和建议,积极进行历代中医药书籍的整理刊行。在本草方面,陆续影印、重刊或校点评注了《神农本草经》、《新修本草》(残卷)、《证类本草》、《滇南本草》、《本草品汇精要》、《本草纲目》等数十种重要的古代本草专著。60 年代以来,对亡佚本草的辑复也取得突出成绩,其中有些已正式出版发行,对本草学的研究、发展做出了较大贡献。

新中国成立以来,政府先后三次组织各方面人员进行全国性的药源普查。通过普查,基本上摸清了天然药物的种类、产区分布、生态环境、野生资源、蕴藏量、收购量和社会需要量等。在资源调查的基础上,编著出版了全国性的中药志及一大批药用植物志、药用动物志及地区性的中药志,蒙古族、藏族、维吾尔族、傣族、苗族、彝族等少数民族药也得到了科学整理。

我国医药学源远流长,内容浩博。我们还要在已取得的成绩的基础上,动员多学科的力量,使丰富多彩的中医药学取得更大的成就,使安全有效、质量可控的优秀中药早日走向世界,为世界人民的医疗保健事业做出更大的贡献。

二、中药的产地与采集

中药的来源除部分为人工制品外,绝大部分都是来自天然的动、植、矿物。中药的产地、采收与贮藏是否合宜,直接影响到药物的质量和疗效。《神农本草经》中即说:"阴干曝干,采造时月生熟,土地所出,真伪陈新,并各有法。"[①]《用药法象》也谓:"凡诸草木昆虫,产之有地;根叶花实,采之有时。失其地则性味少异,失其味则性味不全。"[②]可见,研究药物的产地、采集规律和贮藏方法,对于保证和提高药材的质量和保护药源都有十分重要的意义。

---

① 〔唐〕孙思邈撰,魏启亮,郭瑞华点校.备急千金要方[M].北京:中医古籍出版社,1998:8.

② 王大观,杨淑芬编.中药临床学[M].北京:人民卫生出版社,1998:8.

（一）产地

天然药材的分布和生产离不开一定的自然条件。我国疆域辽阔,地处亚洲东部,大部分地处北温带,并有大兴安岭北部的寒温带、秦岭淮河以南的亚热带,及华南低纬度的热带,加之地貌复杂,江河湖泽、山陵丘壑、平原沃野及辽阔的海域等共同形成了复杂的自然地理环境,水土、日照、气候、生物分布等生态环境各地不尽相同,甚至南北迥异,因而为多种药用植物的生长提供了有利的条件。同时也就使各种药材的生产,无论品种、产量和质量都有一定的地域性。自古以来医家非常重视"道地药材"就是这个缘故。

中医用药治病,强调"三因制宜",其中因地制宜是指优选道地药材,尤为历代医家所重视。《本草衍义》云:"凡用药必择州土所宜者,则药力具,用之有据。"[①]天然药材的生产和分布,离不开自然条件。天然中药材的生产就具有一定的地域性,且产地与其质量和产量有着十分密切的关系。古代医家通过长期临床用药实践发现,即使是分布很广的药材,也会由于自然条件的不同影响其质量优劣,而逐步形成"道地药材"的概念。

道地亦作地道,道地药材是指特定产地所出产的质量优良、炮制考究、疗效明显、产量较高的中药材,历代医药学家都十分重视道地药材的生产和使用,认为"凡诸本草、昆虫,各有相宜"。在古代本草著作和现代中药书籍中,有许多关于药材产地与质量之间相互关系的论述。如陶弘景曰:"诸药所生,皆有境界。"[②]《本草品汇精要》中把药材产地与道地药材联系在一起,指出同一药材因产地不同而出现质量好坏的差异,以质优者为道地药材,并收载了不少药材的"地",如广陈皮、怀地黄、川贝母等,指明了其道地产区。另外如甘肃的当归,宁夏的枸杞,江苏的苍术、薄荷,广东的砂仁,东北的细辛、人参,河南的山药、菊花,山东的阿胶,山西的党参,云南的三七、茯苓等,由于临床治疗效果好,为人们所熟知,沿用至今[③]。

由此可见,中药功效与其地理环境具有密切的联系,体现了中医学理论体系"整体观念"的思想。所以,在药材的培育、加工以及中药的药效研究中,考虑地理环境因素可以使得中药发挥最佳的治疗效果。

---

① 〔宋〕寇宗奭编著.本草衍义[M].北京:商务印书馆,1937.

② 〔南朝·梁〕陶弘景编,尚志钧,尚元胜辑校.本草经集注辑校本[M].北京:人民卫生出版社,1994.

③ 〔明〕刘文泰纂.本草品汇精要[M].北京:人民卫生出版社,1982.

在五行学说的影响下,古代又曾形成以五方为基础的地域划分体系。地理环境影响药材的质量,亦导致了五方地域各自盛产的动植物具有明显的差异性。《素问·金匮真言论》根据五行理论概述了五方动植物之异:"东方色青……其畜鸡,其谷麦;南方色赤……其畜羊,其谷黍;中央色黄……其畜牛,其谷稷;西方色白……其畜马,其谷稻;北方色黑……其畜彘,其谷豆。"①《素问·汤液醪醴论》还指出稻谷的生长,得益于适宜的地理气候环境。古代对药材质量的判定,除了考虑外观、质地、气味、采收季节等因素外,药材生长的自然地理环境也是判断质量好坏的重要因素之一。

古人特别强调药材的"道地"性,是否为有名产地出产的。东汉药物专著《神农本草经》云:"土地所出,真伪新陈,并各有法。"②强调了区分产地、讲究道地的重要性。而且,在其所收载的356种药物中,不少从药名上看就带有道地色彩,如巴豆、蜀椒、秦芁、吴茱萸、阿胶等。南朝梁代·陶弘景《本草经集注》曰:"诸药所生,皆有境界。"③唐·孙思邈《备急千金要方-序例》云:"古之医者……用药必依土地,所以治十得九。"④并在《千金翼方》中用"药出州土篇"专门记载了十道各州的药材,他首先按当时行政区划的"道"来归纳药材产地,为后世正式采用"道地"这个术语奠定了基础。唐·苏敬等编著的《新修本草》亦认为"离其本土,则质同而效异"⑤。蔺道人《理伤续断方》中云:"凡所用药材,有地道者,有当土者。"⑥书中大量使用川药,如川当归、川独活、川牛膝等。"道地"作为专有名词正式见于明·刘文泰等编修的《本草品汇精要》,该书每种药都列"地"项,标明药材产地,并在某些药材的"地"项下又列"道地"专项,特别指出来源于特定产地的药材具有更好的疗效,如川芎,"地:生武功、川谷、斜谷、西岭及蜀中秦州、山阴、泰山。道地:蜀川者为胜"⑦。又如当归,"道地:以蜀及陇西、四阳、文州、当州、翼州、松州者为胜"⑧。宋代苏颂的《图经本草》和明代李时珍的《本草纲目》两书亦非常重视药材的产地。

① 林亿,高保衡,孙奇整理.黄帝内经素问[M].北京:人民卫生出版社,2012:17-19.
② 黄奭编.神农本草经[M].北京:中医古籍出版社,1982.
③ 〔明〕刘文泰纂.本草品汇精要[M].北京:人民卫生出版社,1982.
④ 〔唐〕孙思邈著.备急千金要方[M].太原:山西科学技术出版社,2010:1.
⑤ 〔明〕李时珍著.本草纲目(上)[M].北京:中国文史出版社,2003:4.
⑥ 〔唐〕蔺道人撰,王育学点校.理伤续断方[M].沈阳:辽宁科学技术出版社,1989:7.
⑦ 〔明〕刘文泰纂.本草品汇精要[M].北京:人民卫生出版社,1982.
⑧ 〔明〕刘文泰纂.本草品汇精要[M].北京:人民卫生出版社,1982.

医者即使辨证准确,选方得当,但如果药材不道地,也不能达到理想的效果。清代医家徐大椿在其《药性变迁论》中云:"今以(古)方施用,竟有应有不应,其故何哉?盖有数端焉:一则地气之殊也。当时初用之始,必有所产之地,此乃本生之土,故气厚而力全;以后移种他方,则地气移而力薄矣。一则种类之异也。当时所采,皆生于山谷之中,元气未泄,故得气独厚;今皆人工种植,既非山谷之真气,又加灌溉之功,则性淡而薄劣矣。"[①]由于特产地的"道地"药材产量难以满足临床需要,因此人们进行了大量的移地引种,其生长环境发生了变化,质量自然退化,临床疗效也下降了。更何况古方中所用之药有很多原本野生,与人工种植的更是名同实异。临证处方用药切忌对此忽略。

然而,各种道地药材的生产毕竟是有限的,难以完全满足需要,实际上在不影响疗效的情况下,不可过于拘泥于道地药材的地域限制。但是研究道地药材的生态环境、栽培技术,创造特定的生产条件,对发展优质药材生产,开拓新的药源都是必要的。当前,对道地药材的栽培研究,从道地药材栽培品种的地理分布和生态环境的调查、地道药材生态型与生长环境关系的研究(包括光照、温度、湿度、土壤)到地道药材植化的研究、地道药材的药理生态研究及野生变家种的生态研究等做了大量的工作,动物驯养工作也在进行,从而在一定程度上满足了部分短缺药材的需求。为了进一步发展优质高效的地道药材生产,国家正在按国际科学规范管理标准(GAP)建立新的药材生产基地,深信必能推动我国道地药材生产发展,为中药早日走向世界做出贡献。

(二)采集

中药的采收时节和方法与确保药物的质量有着密切的关联。动植物在其生长发育的不同时期,药用部分所含有效及有害成分各不相同,药物的疗效和毒副作用也往往有较大差异,故药材的采收必须在适当的时节。孙思邈《千金方》云:"早则药势未成,晚则盛时已歇。"[②]《千金翼方》也谓:"夫药采取,不知时节,不以阴干曝干,虽有药名,终无药实,故不依时采取,与朽木不殊,虚费人工,卒无裨益。"[③]强调了药物适时采收的重要性。近代药物化学研究也证实,人参皂苷以八月份含量最高,麻黄生物碱秋季含量最高,槐花在花蕾时芦丁含

---

①　〔清〕徐灵胎著,刘洋校注.医学源流论[M].北京:中国中医药出版社,1999:135.

②　〔唐〕孙思邈著.备急千金要方[M].太原:山西科学技术出版社,2010:7.

③　〔唐〕孙思邈著,李景荣等校释.千金翼方校释[M].北京:人民卫生出版社,1998:1.

量最高,青蒿中青蒿素含量以七月至八月中花蕾出现前为高峰,故槐花、青蒿均应在开花前采收。一般来讲,以入药部分的成熟程度作依据,也就是在有效成分含量最高的时节采集。每种植物都有一定的采收时节和方法,按药用部位的不同可归纳为以下几方面:

1. 全草

全草类药物大多数在植物枝叶茂盛、花朵初开时采集,从根以上割取地上部分,如益母草、荆芥、紫苏、豨莶草等;如须连根入药的则可拔起全株,如柴胡、小蓟、车前草、地丁等;而需用带叶花梢的更需适时采收,如夏枯草、薄荷等。

2. 叶类

叶类药物通常在花蕾将放或正盛开的时候——此时叶片茂盛,性味完壮,药力雄厚,最适于采收,如枇杷叶、荷叶、大青叶、艾叶等。有些特定的药物如桑叶,需在深秋经霜后采集。

3. 花、花粉

花类药材,一般采收未开放的花蕾或刚开放的花朵,以免香味散失、花瓣散落而影响质量,如野菊花、金银花、月季花、旋复花等。对花期短的植物或花朵次第开放者,应分次及时摘取。至于蒲黄、天花粉之类以花粉入药者,则需在花朵盛开时采取。

4. 果实、种子

果实类药物除青皮、枳实、覆盆子、乌梅等少数药材要在果实未成熟时采收果皮或果实外,一般都在果实成熟时采收,如瓜蒌、槟榔、马兜铃等。以种子入药的,通常在完全成熟后采集,如莲子、银杏、沙苑子、菟丝子等。有些既用全草又用种子入药的,可在种子成熟后割取全草,将种子打下后分别晒干贮存,如车前子、苏子等。有些种子成熟时易脱落,或果壳易裂开,种子散失者,如茴香、牵牛子、豆蔻、凤仙子等,则应在刚成熟时采集。容易变质的浆果如枸杞子、女贞子等,最好在略熟时于清晨或傍晚时分采收。

5. 根、根茎

根、根茎类药物一般以秋末或春初即二月、八月采收为佳,因为春初"津润始萌,未充枝叶,势力淳浓","至秋枝叶干枯,津润归流于下",且"春宁宜早,秋宁宜晚"。现代研究也证明早春及深秋时植物的根茎中有效成分含量较高,此时采集则产量和质量都较高,如天麻、葛根、玉竹、大黄、桔梗、苍术等。但也有少数例外,如半夏、太子参、延胡索等则要在夏天采收。

6.树皮、根皮

树皮、根皮类药材通常在春、夏时节植物生长旺盛、植物体内浆液充沛时采集,则药性较强,疗效较高,并容易剥离,如黄柏、杜仲、厚朴等。另有些植物根皮则以秋后采收为宜,如牡丹皮、苦楝皮、地骨皮等。

7.动物昆虫类药材

为保证药效也必须根据生长活动季节采集,如一般潜藏在地下的小动物全蝎、土鳖虫、地龙、蟋蟀、蝼蛄、斑蝥等虫类药材,大都在夏末秋初捕捉,此时气温高,湿度大,宜于生长,是采收的最好季节;桑螵蛸为螳螂的卵鞘,露蜂房为黄蜂的蜂巢,这类药材多在秋季卵鞘、蜂巢形成后采集,并用开水煮烫以杀死虫卵,以免来年春天孵化成虫;再如蝉蜕为黑蝉羽化时蜕的皮壳,多于夏秋季采取;蛇蜕为锦蛇、乌梢蛇等多种蛇类蜕下的皮膜,因其反复蜕皮,故全年可以采收,唯3—4月最多;又蟾酥为蟾蜍耳后腺分泌物干燥而成,此药宜在春秋两季蟾蜍活动多时采收,此时容易捕捉,腺液充足,质量最佳;再如蛤蟆油即林蛙的干燥输卵管,此药宜在白露节前后林蛙发育最好时采收;又石决明、牡蛎、蛤壳、瓦楞子等海生贝壳类药材,多在夏秋季捕采,此时发育生长旺盛,钙质充足,药效最佳;一般大动物类药材,虽然四季皆可捕捉,但一般宜在秋季猎取,唯有鹿茸必须在春季清明节前后雄鹿所生幼角尚未骨化时采收质量最好。

8.矿物药材

全年皆可采收,不拘时间,择优采选即可。

总之,无论是植物药、动物药或矿物药,采收方法均不相同。正如《本草蒙筌》所谓:"茎叶花实,四季随宜,采未老枝茎,汁正充溢,摘将开花蕊,气尚包藏;实收已熟,味纯;叶采新生,力倍。入药诚妙,治病方灵。其诸玉石禽兽虫鱼,或取无时,或收按节,亦有深义,非为虚文,并各遵依,勿恣孟浪。"足见药材不同,则采收方法各异,但还是有一定规律可循的。

三、中药与环境因素

中药资源是环境的产物,它们产生于特定的环境。药用生物在其生长发育过程中,一方面依靠自然环境提供生长发育、繁衍后代所需的物质与能量;另一方面它们也不断地影响和改变环境。药用植物和药用动物的生存、发展与温度、光照、水分关系密切,后三者是气候形成的主要因子,又受到地貌、土壤的制约。这三项因素影响着中药资源的形成和分布。另外构成自然界的各种因素,地貌、气候、水文、土壤、植物、动物又是相互联系、相互制约的,它们形成了一个有内在联系的有机整体。

重视地理环境是中医学的重要特点之一。地域不同,药材的质量等都有很大的差异。我国历代医家十分重视药材产地,在大量总结药性变迁与地域环境关系的基础上,形成了道地药材之说,千百年来,道地药材一直是人们用以辨别药材真伪、控制药材质量传统的、独特的综合性标准。例如,人参虽然在南方的高山也能栽培,但作药用,人们就只要东北人参。因此,在中医用药治病时,要考虑"因地制宜"地优选道地药材。

(一)水分影响药材

水分是药用植物和药用动物生存发展的必要条件,它们的一切生理活动都离不开水。以水为主导因子可将中药资源分为水生药用植物、湿生中药植物、中生中药植物和旱生中药植物四类。

1.水生药用植物资源

水生环境的特点是光照弱,含氧量少,水的密度比空气大,温度变化较平缓。水生药用植物(如莲、芡、香蒲等)一般根系不发达,根的吸收能力弱,输导组织简单,而通气组织发达;水生植物中还可分为挺水植物、浮水植物和沉水植物。如莲、芡实、香蒲等属于挺水植物,浮萍属于浮水植物,金鱼藻属于沉水植物。

2.湿生药用植物资源

湿生药用植物资源通常指生长于潮湿环境中的药用植物种类,其蒸腾强度大,抗旱能力差,水分不足就会影响其生长发育。如芦苇、泽泻、薏苡仁、石菖蒲等均属湿生药用植物。

3.中生药用植物资源

中生药用植物对水的适应性介于旱生植物与湿生植物之间,常生长于水分条件适中的陆地环境中,其抗旱能力与抗涝能力都不强。它们分布广、数量多,常见的药用植物多属此类。

4.旱生药用植物资源

这类植物能在干旱的气候和土壤环境中正常生长发育,具有较强的抗旱能力。如麻黄、卷柏、仙人掌、芦荟等。一般植株矮小,叶片不大,角质层厚或叶片变态成刺状。

(二)温度影响药材

温度是影响生物体内生理活动的主要因素之一。温度过高生物体内的蛋白质、酶系统、线粒体会受到破坏;温度过低会引起生物体内细胞脱水、体液冻结、蛋白质沉淀等不可逆转的变化。

温度的剧烈变化会导致生物体死亡。一般来说,除个别情况外,大多数生物体的生存温度多在 $0\sim50$ ℃之间,生长发育温度在 $0\sim35$ ℃之间,大多数温带植物光合作用的最佳温度在 $10\sim35$ ℃之间,高等植物生长发育的最低温度在 $5\sim6$ ℃之间。植物生长发育的极限温度差别很大,一些生长在寒带的植物在 0 ℃时仍能进行光合作用,而在 75 ℃的温泉中某些藻类还能继续存活。

药用生物资源的生理活动和生化反应必须在一定的湿度和温度条件下才能进行,而空间和时间的变化又决定着温度和湿度的变化。空间变化指经度不同,距海远近不同,海拔高度不同等。而纬度低的地区,太阳辐射能量大,温度就高;纬度高的地区,太阳辐射能量小,温度就低。沿海地区因受海洋季风影响而气候湿润,我国东部地区属于此类;而离海洋较远的我国西北部内陆地区则形成大陆性干旱气候。时间变化指药用植物在不同的生长发育阶段对温度的要求不同,如热带药用植物多为阔叶常绿树种和巨大藤本,而寒温带药用植物则多为针叶林树种和生长期短的草本植物。

(三)光照影响药材

光是一切生物生长发育过程中极为重要的环境影响因子,对中药资源的形成和发育有十分重要的作用。地球生物的能量多来自太阳能,绿色植物通过光合作用将太阳能转变成植物(生物)能,植物能以化学形式在食物链中传递。光能是提供药用植物或药用动物生命活动的能量来源,提高光能利用率是提高药用植物产量的重要途径。在不同光照强度下,植物分别形成了阳性、阴性和耐阴性三种类型。

阳性植物是指能在强光照条件下生长发育健壮的植物,多分布于旷野、向阳坡地等,如山地分布的雪莲花、红景天,荒漠草原分布的麻黄、甘草、肉苁蓉、锁阳等。阴性植物是指能在微弱光照条件下生长发育健壮的植物,如分布于林下、阴坡的人参、三七、黄连、细辛、天南星等。耐阴性植物的习性介于阳性植物和阴性植物之间,既能在向阳山地生长,也可以在较荫蔽的地方生长,如侧柏、桔梗、党参、沙参等。

（四）土壤影响药材

土壤是药用植物固着的基本条件，又是供应水分和营养成分的源泉，与生长和发育有着极为密切的关系。植物生长所必需的元素，如氮、磷、钾、钙、镁、铁、锌等均来自于土壤，尤其是氮、磷、钾在植物的生长发育过程中起着重要的作用。如果氮不足，植物体内的蛋白质、叶绿素和酶的合成即会受到影响，从而影响植物的生长发育；磷能加速细胞分裂和生殖器官的发育形成，提高抗病、抗逆能力；钾能增强植物的光合作用，促进碳水化合物的形成、运转和贮藏，促进氮的吸收，加速蛋白质的合成，促进维管束的正常发育，抗倒伏，抗病虫害，促进根茎发育、果实成熟。

土壤中的元素及化学成分可能影响着植物体内的化学元素与成分的组成。如东北、华北、西北地区的钙质土上生长的种类有黄芪、甘草、防风、枸杞、麻黄、银柴胡等，南方酸性土壤中生长的种类有栀子、狗脊等，分布于石灰岩山地的种类有木蝴蝶、地枫皮等，分布于盐碱土上的种类有柽柳、地肤、丝石竹等。此外，土壤性质对植物含有的化学成分也有一定影响，如含氮肥多的土壤能使茄科药用植物的生物碱含量增加。

地理地貌对中药资源虽不发生直接影响，但能制约光照、温度、水分等自然因子。高纬度地区一般气候寒冷，低纬度地区一般气候炎热。即使在同一纬度，因海拔高度不同其气候条件也有很大差异。各种生物能在一定的地貌环境和气候条件下生存，是生物本身适应环境的结果。

地理地貌对药用植物或药用动物的生存繁衍产生重要的影响。地形的变化可引起气候及其他因子的变化，从而影响中药资源的种类与分布。例如，不同海拔高度分布的中药资源种类不同，不同方向的山坡上分布的中药资源种类也不相同：向南的阳坡生长着喜暖、喜光的种类，向北的阴坡生长着喜阴、喜凉的植物；坡度过大，乔木类难以生长，只有矮小的灌木和草本药用种类才能适应和生存。

第二节　用药中的环境因素

中药的使用是极其考究的，为了达到预期的治疗目的，除了一张好的处方，还要有好的药材。我国地大物博，药物种类繁多，药材的加工炮制方式也各具特色。药物的使用有时用生品的,有时也需要经过特殊的加工,除了除去杂质外,更多的是通过炮制,达到减毒增效的目的。中药的药性、毒性、归经以及药量、煎煮法都与中药的药效有着千丝万缕的联系,而这些药物的特性都跟环境有很大的关系。医者在治病过程当中不仅仅要考虑疾病发生的环境因素、药物的基本特性,还要注意药物不同炮制方法的差异。我国少数民族有自己的医学,也有自己的草药和独特的炮制法,以及各具特色的用药习惯,这些都与环境有着密切的联系。

一、中药炮制运用的差异性

用药当随地域差异有所变通,这一直为历代医家所注意。六朝陈延之《小品方》指出方药有"或先于岭南服之得益,传往淮北为治反害"者,"凡用诸方欲随土地所宜者。俱是治一冷病,共方用温药分两多者,宜江两、江北;用温药分两少者,宜江东,岭南也。所以方有同说而异药者,皆此之类也。"①唐代孙思邈也指出:"凡用药,皆随土地之所宜:江南、岭南,其地暑湿热,肌肤薄脆,腠理开疏,用药轻省;关中、河北,土地刚燥,其人皮肤坚硬,腠理闭实,用药重复。"②

地域差异对用药的影响有时相当复杂,并不是热地用凉药,冷地用热药那么简单。《素问·五常政大论》已揭其端,有"西北之气散而寒之,东南之气收而温之"③的说法,张景岳解释说:"西北气寒,气固于外,则热郁于内,故宜散其外寒、清其内热。东南气热,气泄于外,则寒生于中,故宜收其外泄,温其中寒。此其为病则同,而治则有异也。"地域影响除有偏寒偏热之别,又有重剂轻剂、发散收敛之不同。如清代张璐说:"西北之人,惯拒风寒,素食煤火,外内坚固,所以脉多沉实,一切表里诸邪,不伤则已,伤之必重,非大汗大下,峻用重剂,不能克应。滇粤之人,恒受瘴热,惯食槟榔,表里疏豁,所以脉多微数,按之少实,纵有风寒,只宜清解,不得轻用发散,以表药性皆上升横散,触动瘴气,发热漫无止期,不至津枯血竭不已也。"④清代伤寒与温病两大学派的论争中,用

---

①　〔南北朝〕陈延之撰,高文铸辑校注释.小品方[M].北京:中国中医药出版社,1995:1.

②　〔唐〕孙思邈撰,刘清国等主校.千金方[M].北京:中国中医药出版社,1998.

③　林亿,高保衡,孙奇整理.黄帝内经素问[M].北京:人民卫生出版社,2012:301.

④　〔清〕张璐著,张成博,欧阳兵点校.诊宗三昧[M].天津:天津科学技术出版社,1999:13.

药轻重和南北地域的关系也是焦点之一。这些论争其实是中医用药不同风格的比较,其实质仍然是以辨证为基础的,只是在不同学派理论或地域因素的影响下形成一定的差异。

炮制,古时又称"炮炙""修事""修治",是指药物在应用或制成各种剂型前,根据医疗、调制、制剂的需要,而进行必要的加工处理的过程,它是我国的一项传统制药技术。由于中药材大都是生药,其中不少药物必须经过一定的炮制处理,才能符合临床用药的需要。按照不同的药性和治疗要求又有多种炮制方法,同时有毒之品必须经过炮制后才能确保用药安全。有些药材的炮制还要加用适宜的辅料,并且要注意操作技术和掌握火候,故《本草蒙荃》谓:"凡药制造,贵在适中,不及则功效难求,太过则气味反失。"可见炮制是否得当对保障药效、用药安全、便于制剂和调剂都有十分重要的意义。中药的炮制、应用和发展有着悠久的历史,在《内经》《神农本草经》及历代中医药文献中都有不少中药炮制的散在记载,到逐步发展出现了《雷公炮炙论》《炮炙大法》《修事指南》等炮制专著,使炮制方法日益增多,炮制经验日趋丰富。

(一)中药的炮制目的

炮制的目的大致可以归纳为以下八个方面:

1.纯净药材,区分等级

一般中药原药材多附着泥土、夹带沙石及非药用部分和其他异物,必须经过挑拣修治、水洗清洁,才能使药物纯净,保证质量,提供药用。如石膏挑出沙石、茯苓去净泥土、防风去掉芦头、黄柏刮净粗皮、鳖甲除去残肉、枳壳去瓤、远志抽心等。同一药物,来源不同,入药部位还需分拣,如麻黄(茎)、麻黄根及荷叶、莲子等。再如人参、三七等贵重药材也需分拣,区分优劣等级。

2.切制饮片,调剂制剂

将净选后的中药材,经过软化、切削、干燥等加工工序,制成一定规格的药材(如片、段、丝、块等),称为"饮片"。经这些处理,便于准确称量、计量,按处方调剂,同时增加药材与溶剂之间的接触面积,利于有效成分的煎出,便于制剂。一些矿物介壳类药物如灵磁石、代赭石、石决明、牡蛎等,经烧、醋淬等炮制处理,使之酥脆,同样也是为了有效成分易于煎出的目的。

3.干燥药材,利于贮藏

药材经晒干、阴干、烘干、炒制等炮制加热处理,使之干燥,并使所含酶类失去活性,防止霉变,便于保存,使其久不变质。特别是一些具有活性的药材,如种子药材白扁豆、赤小豆等,必须加热干燥,才能防止萌发变质。再如桑螵蛸、露蜂房、刺猬皮等动物药,不经炮制就更难保存了。药材的酒制品、醋制品均有防腐作用。

4.矫味矫臭,便于服用

一些动物药及一些具有特殊臭味的药物,经过麸炒、酒制、醋制后,能起到矫味和矫臭的作用,如酒制乌梢蛇、醋炒五灵脂、麸炒白僵蚕、滑石烫刺猬皮、水漂海藻、麸炒斑蝥等,以便临床服用。

5.降低毒副作用,保证安全用药

对一些毒副作用较强的药物经过加工炮制后,可以明显降低药物毒性及副作用,使之广泛用于临床,并确保安全用药,如巴豆压油取霜、醋煮甘遂、大戟,酒炒常山,甘草银花水煮川乌、草乌,姜矾水制南星、半夏,胆巴水制附子等,均能降低毒副作用。

6.增强药物功能,提高临床疗效

如延胡索醋制以后能增强活血止痛功效;麻黄、紫菀、款冬花蜜制增强润肺止咳作用;红花酒制后活血作用增强;淫羊藿用羊脂炒后能增强补肾助阳作用。

7.改变药物性能,扩大应用范围

如生地黄功专清热凉血、滋阴生津,而酒制成熟地黄后则成滋阴补血、生精填髓之品了;生首乌补益力弱且不收敛,能截疟解毒、润肠通便,经黑豆汁拌蒸成制首乌后功专滋补肝肾、补益精血、涩精止崩了;再如天南星经姜矾制后称制南星,功能燥湿化痰、祛风解痉,药性辛温燥烈,而经牛胆汁制后称胆南星,则变为药性凉润、清化热痰、熄风定惊之品;柴胡生用疏散退热,鳖血炒柴胡则可凉血除蒸……此可见药物经炮制之后,可以改变性能,扩大应用范围,更适应病情的需要了。

8.引药入经,便于定向用药

有些药物经炮制后,可以在特定脏腑经络中发挥治疗作用,如《本草蒙荃》谓:"入盐走肾脏""用醋注肝经"就是这个意思。如知母、黄柏、杜仲经盐炒后,可增强入肾经的作用;柴胡、香附、青皮经醋炒后,增强入肝经的作用,便于临床定向选择用药。

(二)中药的炮制方法

炮制方法是历代逐步发展和充实起来的。参照前人的记载,根据现代实

际炮制经验,炮制方法一般来讲可以分为以下五类:

1. 修治

包括纯净、粉碎、切制药材三道工序,为进一步的加工贮存、调剂、制剂和临床用药做好准备。

(1)纯净药材。借助一定的工具,用手工或机械的方法,如挑、筛、簸、刷、刮、挖、撞等,去掉泥土杂质、非药用部分及药效作用不一致的部分,使药物清洁纯净,这是原药材加工的第一道工序。如拣去辛夷花的枝、叶,筛选王不留行及车前子,簸去薏苡仁的杂质,刷除枇杷叶、石韦叶背面的绒毛,刮去厚朴、肉桂的粗皮,挖掉海蛤壳、石决明的肉留壳,撞去白蒺藜的硬刺。再有像西洋参、天麻、冬虫夏草等按药材质量不同,经过挑选区分药材的等级。

(2)粉碎药材。以捣、碾、研、磨、镑、锉等方法,使药材粉碎达到一定粉碎度,以符合制剂和其他炮制的要求,以便于有效成分的提取和利用。如贝母、砂仁、郁李仁等用钢药缸捣碎便于煎煮;琥珀研末便于吞服;犀角、羚羊角等用镑刀镑成薄片或碎屑,或以锉刀锉成粉末,便于制剂或服用。现多用药碾子、粉碎机直接研磨成粉末,如人参粉、贝母粉、三七粉、黄连粉等,以供散剂、制剂或其他炮制使用。

(3)切制药材。用刀具采用切、铡的方法将药切成片、段、丝、块等一定的规格,使药物有效成分易于溶出,并便于进行其他炮制,也利于干燥、贮藏和调剂时称量。根据药材性质或制剂及临床需要的不同,还有不同的切制规格要求。如槟榔宜切薄片,白术宜切厚片,甘草宜切圆片,肉桂宜切圆盘片,黄芪宜切斜片,麻黄、紫苏、白茅根宜切段,茯苓、葛根宜切块等。

2. 水制

用水或其他辅料处理药材的方法称为水制法。其目的主要是清洁药物、除去杂质、软化药物、便于切制、降低毒性及调整药性等。常见的方法有漂洗、闷、润、浸泡、喷洒、水飞等。

(1)漂洗。其方法是将药物置于宽水或长流水中,反复地换水,以除去杂质、盐味及腥味。如将芦根、白茅根洗去泥土杂质,海藻、昆布漂去盐分,紫河车漂去腥味等。

(2)浸泡。将质地松软或经水泡易损失有效成分的药物,置于水中浸湿后立即取出,称为"浸",又称"沾水";而将药物置于清水或辅料药液中,使水分渗入,药材软化,便于切制,或用以除去药物的毒质及非药用部分,称为"泡"。如用白矾水浸泡半夏、天南星,用胆巴水浸泡附子等。操作时要根据浸泡的目的、季节、气温的不同,掌握浸泡时间及搅拌和换水次数,以免药材腐烂变质影响药效。

(3)闷润。根据药材质地的软坚、加工时的气温、工具的不同,而采用淋润、洗润、泡润、浸润、晾润、盖润、伏润、露润、复润、双润等多种方法,使清水或其他液体辅料徐徐渗入药物组织内部,至内外的湿度均匀,便于切制饮片。如淋润荆芥,泡润槟榔,酒洗润当归,姜汁浸润厚朴,伏润天麻,盖润大黄等。

(4)喷洒。对一些不宜用水浸泡,但又需潮湿者,可采用喷洒湿润的方法。而在炒制药物时,按不同要求,可喷洒清水、酒、醋、蜜水、姜汁等辅料药液。

(5)水飞。是借药物在水中的沉降性质分取药材极细粉末的方法。将不溶于水的药材粉碎后置乳钵、碾槽、球磨机等容器内,加水共研,然后再加入多量的水搅拌,粗粉即下沉,细粉混悬于水中,随水倾出,剩余之粗粉再研再飞。倾出的混悬液沉淀后,将水除净,干燥后即成极细粉末。此法所制粉末既细,又减少了研磨中粉末的飞扬损失。常用于矿物类、甲壳类药物的制粉,如水飞朱砂、炉甘石、滑石、蛤粉、雄黄等。

3. 火制

火制是将药物经火加热处理的方法。根据加热的温度、时间和方法的不同,可分为炒、炙、烫、煅、煨、炮、燎、烘八种。

(1)炒。将药物置锅中加热不断翻动,炒至一定程度取出。根据"火候"大小可分为:

①炒黄。将药物炒至表面微黄或能嗅到药物特有的气味为度。如炒牛蒡子、炒苏子。

②炒焦。将药物炒至表面焦黄、内部淡黄为度,如焦山渣、焦白术、焦麦芽等。

③炒炭。将药物炒至外部枯黑、内部焦黄为度,即"存性"。如艾叶炭、地榆炭、姜炭等。药材炒制后要洒水,以免复燃。

炒黄、炒焦使药材易于粉碎加工,并缓和药性。种子类药材炒后则煎煮时有效成分易于溶出。而炒炭能缓和药物的烈性或副作用,或增强其收敛止血、止泻的作用。

(2)炙。将药物与液体辅料共置锅中加热拌炒,使辅料渗入药物组织内部或附着于药物表面,以改变药性、增强疗效或降低毒副作用的方法称炙法。常用的液体辅料有蜜、酒、醋、姜汁、盐水、童便等。如蜜炙百部、款冬花、枇杷叶可增强润肺止咳作用;酒炙川芎、当归、牛膝可增强活血之功;醋炙香附、柴胡可增强疏肝止痛功效;醋制芫花、甘遂、大戟可降低毒性;盐炙杜仲、黄柏可引药入肾,增强补肾作用;酒炙常山可减低催吐作用;姜炙半夏、竹沥可增强止呕作用。

(3)烫。先在锅内加热中间物体(如砂石、滑石、蛤粉等),温度可达 150～300 ℃,用以烫炙药物,使其受热均匀,膨胀松脆,不能焦枯,烫毕,筛去中间物体,至冷即得。如滑石粉烫制刺猬皮、砂烫穿山甲、蛤粉烫阿胶珠等。

(4)煅。将药物用猛火直接或间接煅烧,使质地松脆,易于粉碎,便于有效成分的煎出,以充分发挥疗效。坚硬的矿物药或贝壳类药多直接用煅烧,以煅至透红为度,如紫石英、龙骨、牡蛎。间接煅是将药物置于耐火容器中密闭煅烧,至容器底部红透为度,如棕榈炭、血余炭等。

(5)煨。将药物用湿面或湿纸包裹,置于热火灰中或用吸油纸与药物隔层分开进行加热的方法称为煨法。其目的是除去药物中的部分挥发性及刺激性成分,以缓和药性,降低副作用,增强疗效。如煨肉豆蔻、煨木香、煨生姜、煨葛根等。

4.水火共制

这类炮制方法是既要用水又要用火,有些药物还必须加入其他辅料进行炮制。包括蒸、煮、炖、𤋳、淬等方法。

(1)煮法。是将药物与水或辅料置锅中同煮的方法。它可减低药物的毒性、烈性或附加成分,增强药物的疗效。它又分不留残液煮法,如醋煮芫花、狼毒至醋液吸尽为度;弃残液煮法,即将药物与辅料溶液共煮一定时间后把药物捞出,弃除剩余液体,如姜矾煮半夏。

(2)蒸法。是以水蒸气或附加成分将药物蒸熟的加工方法。它分清蒸与加辅料蒸两种方法。前者如清蒸玄参、桑螵蛸,后者如酒蒸山茱萸、大黄等。蒸制的目的在于改变或增强药物的性能,降低药物的毒性。如何首乌经反复蒸晒后不再有泻下之力而功走补肝益肾精血;黄精经蒸制后可增强其补脾益气、滋阴润肺之功;藤黄经蒸制后可减低毒性。

(3)炖法。是蒸法的演变和发展,其方法是将药物置于钢罐中或搪瓷器皿中,同时加入一定的液体辅料,盖严后,放入水锅中炖一定时间。其优点是不致使药效流失、辅料挥发掉,如炖制熟地黄及黄精等。

(4)𤋳法。是将药物快速放入沸水中,短暂潦过,立即取出的方法。常用于种子类药物的去皮及肉质多汁类药物的干燥处理。前者如𤋳杏仁、桃仁、扁豆以去皮;后者如𤋳马齿苋、天门冬以便于晒干贮存。

5.其他制法

(1)制霜。中药霜制品包括药物榨去油质之残渣,如巴豆霜、千金子霜;多种成分药液渗出的结晶,如将皮硝纳入西瓜中渗出的结晶,即西瓜霜;药物经煮后剩下的残渣研细,如鹿角霜。

（2）发酵。在一定条件（温度等）下使药物发酵,从而改变药物原来的性质,可增强胃消食的作用,如神曲、建曲、半夏曲等。

（3）精制。多为水溶性天然结晶药物,先经过水溶除去杂质,再经浓缩、静置后析出结晶即成。如由朴硝精制成芒硝、元明粉。

（4）药拌。药物中加入其他辅料拌染而成,如朱砂拌茯神、砂仁拌熟地。

二、不同地域的用药差异

（一）古代学者的相关认识

北魏时期贾思勰在《齐民要术》中写道,山东的大蒜种到山西,就小如橘核;山东的谷子种在山西,就只长茎叶而不开花结实[①],这说明生活环境的变化会引起生物特性的变化,进而影响其功用的发挥。品种以及产地决定了单味中药的不同偏性,即质不同则性不同,从而影响其"体",则其"用"必然也受到影响,进而影响其功效的发挥。故生态环境是控制单味中药功效发挥的因素之一,地域、温度、湿度等生态环境对单味中药的品质、品种、功效发挥都有影响。

宋代学者沈括以我国南北不同地区的物候为例,来说明植物与温度的密切关系。他在《梦溪笔谈》卷二十六中说:"岭峤微草,凌冬不凋;并汾乔木,望秋先陨;诸越则桃李冬实,朔漠则桃李夏荣。此地气不同也。"[②]意思是说,南岭一带山上的小草,冬天也不凋枯;而山西一带的高大乔木,一到秋天就纷纷落叶;闽粤沿海一带,桃李冬季还能结果,而北方沙漠地区桃李要到夏天才开始繁荣,这都是因为各地气温不同影响植物的属性与特点。

清·陈淏子《花镜》卷二载:"榴不畏暑,愈暖愈繁,梅不畏寒,愈冷愈发。"[③]这是针对榴梅所生长的地区而言,如果超越它们生长的地区,则不适用。他进一步说到南北气温差异所引起的植物差异,说:"生草木之天地既殊,则草木之性情焉得不异,故北方属水,性冷,产北者自耐严寒;南方属火,性燠,

---

① 〔后魏〕贾思勰著.齐民要术[M].北京:蓝天出版社,1999.

② 〔宋〕沈括撰.梦溪笔谈[M].上海:上海书店出版社,2003.

③ 〔清〕陈淏子.花镜[M].北京:农业出版社,1962:39.

产南者不惧炎咸,理势然也。如荔枝、龙眼,独荣于闽粤;榛、松、枣、柏,尤盛于燕、齐;桔、柚生于南,移之北则无液;蔓青长于北,植之南则无头。"①即不同地域有不同的植物,北方生长耐寒的植物,南方生长耐热的植物。"橘生淮南则为橘,橘生淮北为枳",是环境变、物性亦变的明证。而其实质却是橘与枳是不同的品种,橘为亚热带植物,多分布在较暖地区;而枳为落叶灌木或小乔木,较橘耐干寒,而生于北方。天地万物因其所固有的生态环境而各具特殊的禀性,这是事物本身的客观规律。亦如山西植物也具有春意盎然的特点,但不可能像岭南的植物那样凌冬而不凋,生存环境迫使它们过早地表现出衰败与萧瑟。

可见,古人对药物生长的地域性亦是有一定认识、研究和见地的。学习古人对中药地域性的认识,对于我们如今了解中药文化、种植中药、运用中药都有非凡的意义。

(二)道地药材的运用

历代医药学家十分重视道地药材的生产和使用,认为"凡诸本草、昆虫,各有相宜"。在古代本草著作和现代中药书籍中,有许多关于药材产地与质量之间相互关系的论述。如陶弘景曰:"诸药所生,皆有境界。"《本草衍义》云:"凡用药必择州土所宜者,则药力具,用之有据。"②《本草品汇精要》中把药材产地与道地药材联系在一起,指出同一药材因产地不同而出现质量好坏的差异,以质优者为道地药材,并收载了不少药材的"地",如广陈皮、怀地黄、川贝母等,指明了其道地产区。另外如甘肃的当归,宁夏的枸杞,江苏的苍术、薄荷,广东的砂仁,东北的细辛、人参,河南的山药、菊花,山东的阿胶,山西的党参,云南的三七、茯苓等,由于临床治疗效果好,为人们所熟知而沿用至今③。

福建中药材资源丰富,发展中药材生产的优势较强,"八山一水一分田"是福建省的特点,地形复杂,河谷与盆地交错,土壤肥沃。气候湿润,雨量充沛,属亚热带海洋季风气候。植被属常绿阔叶林带。森林覆盖率高达50.6%,仅次于台湾省,相当于全国平均数的3.5倍。福建省在1985年由省医药、卫生、农业、林业、科委等几个部门联合进行中药资源普查工作,经三年多的普查,共

① 陈淏子.花镜[M].北京:农业出版社,1962:40.
② 〔宋〕寇宗奭编著.本草衍义[M]..北京:商务印书馆,1937.
③ 〔明〕刘文泰纂.本草品汇精要[M].北京:人民卫生出版社,1982.

采集到标本 71 678 份,整理后计 2 468 种,其中植物药 245 科 2 024 种,动物药 200 科 425 种,矿物药 19 种。其中国家下达的重点调查品种 363 种,福建省就有 308 种。经普查,福建省有地道药材 21 种,大宗药材 91 种,珍稀名贵药 27 种,南药 36 种,海洋药物 64 种,菌类药物 33 种。主要道地药材有泽泻、狗脊、虎杖、姜黄、厚朴、枳壳、枳实、佛手、金樱子、莲子、蔓荆子、乌梅、青黛、昆布、海藻、海马、海螵蛸、石决明、蕲蛇、金钱白花蛇等。

(三)南北医家用药差异

具有万物之灵的人类都存在着南北的差异,生长于天地之间的普通植物亦不能例外。南北医家在临床上用药组方亦证实了生态环境不同,单味中药功效发挥方向亦不同。如唐·孙思邈为北方医家,擅长用药,有药王之称,言葛根首提其治风、湿痹、腰背痛。其《千金方》中多用葛根与诸辛温之品配伍以疗"痹"证,发挥其"输肌以散"之功。明·兰茂《滇南本草》为南方本草方书,言葛根味甘、性微寒,首提其治胃虚消渴、解中酒热毒、小儿痘疹等热盛津伤之证,故其多用南方产的甘葛根,多肉而少筋,具有甘、微寒之性,升津以养机体,甘寒以除热。且其书所载葛根汤多为葛根与疏风清热药配伍,而无一味辛温之品的事实,也可供佐证之。如"葛根汤"治伤风、伤暑,解表邪热,发汗,小儿伤风、伤寒、痘疹初出难明,发热头痛憎寒:葛根(一钱),赤芍(五分),前胡(一钱),黄芩(一钱),薄荷(五分),甘草(五分)[①]。而孙思邈治外感则多与麻黄、桂枝等辛温之品配伍。故兰茂用葛根多取其微寒之性,而孙思邈多取其辛之性,此与其所用品种的产地即生态环境有关。

当今在新药的研究、开发、应用上亦是针对不同功能主治而采用不同品种、不同产地之药物。如现代科学对甘葛根与野葛根的细微分析则为其因不同产地而作用不同的客观凭证作了较好的注脚,前者多含淀粉粒,后者多含纤维素。而淀粉粒为人体补益之品,纤维素多具有运动之性,比较符合甘葛根多有补养之性,野葛根则多有输散之功的特性。野葛根多含纤维素,以之为原材料制成的注射剂临床应用当针对"壅滞不通"的病证为主,若用富含淀粉的甘葛根制剂以"养"为主,则会导致壅而发热、出疹等;而甘葛根多含淀粉粒,以之为原材料制成的注射剂临床应用当多以"精微不足"的病证为主,若用富纤维

---

① 兰茂撰.滇南本草[M].北京:中国中医药出版社,2013.

素的野葛根制剂,因其以"散"为主,则会消耗过度导致出血、休克等。故在新药的研究、开发、应用时亦应辩证去看,看其原药材来源于何处,是何品种,以更有利于缓解病情,减少毒副反应的发生。

三、少数民族用药

我国是个多民族国家,各民族在与疾病抗争、维系民族生存繁衍的过程中,以各自的生活环境、自然资源、民族文化、宗教信仰等为根基,创立了具有本民族特色的医药体系。少数民族使用的、以本民族传统医药理论和实践为指导的天然药物及其加工品,称为民族药。其中以藏药、蒙药、维药、傣药、壮药、苗药、土家药等为其代表。

民族药发源于少数民族地区,具有鲜明的地域性和民族传统。据初步统计,全国 55 个少数民族,近 80% 的民族有自己的药物,其中有独立的民族医药体系的约占 1/3。新中国成立以来,由于党和政府的关怀、重视,民族药的发掘、整理、研究工作取得了显著的成果,出版了一批全国和地区性民族药专著。据有关资料报道,目前中国民族药已达 3 700 多种。《中国民族药志》是在全面调查、收集中国少数民族所用药物的基础上选编而成的民族药的荟萃,已出版的第 1 卷收载了 39 个民族的 135 种药物,基原种 511 个;第 2 卷收载 35 个民族的 120 种药物,基原种 425 个。《中华人民共和国药典》1977 年版收载了 11 个民族的 32 种药物。1985 年版和 1990 年版均收载了 4 个民族的 12 种药物,其中藏药有土木香、总状土木香、小叶莲(鬼臼)、毛诃子、余甘子;蒙药有广枣、冬葵果、草乌叶等;藏药、蒙药共用的有沙棘;维药有菊苣、毛菊苣、黑种草;傣药有亚乎奴等。《中药大辞典》包含的民族药有藏药 404 种、傣药 400 种、蒙药 323 种、彝药 324 种和畲药 200 种。我国民族药的起源、发展、理论体系的形成以及用药种类等各有其特色。

(一)藏族医药

藏医药是中国医学宝库中一颗璀璨的明珠。世世代代生活在雪域高原的藏族人民在与自然和疾病的斗争中,积累了治疗疾病的经验,形成了独具特色的藏医药学体系。藏医药学的发展,至少有 2 000 多年的历史。

藏医药历史悠久,受中医药、印度医药和波斯医药的影响,通过长期的实践形成了独特医药体系。藏药历史上有许多经典著述,成为今天研究藏药的主要文献和藏药种类发展的历史记录。写于公元 720 年的《月王药诊》是较早的一部藏药史籍,收载的药物包括植物类 440 种、动物类 260 种、矿物类 80 种。其中 300 多种药物为青藏高原特产,多数药物沿用至今,如螃蟹甲、伞梗虎耳草、耳草、囊距翠雀、船形乌头、喜马拉雅紫茉莉、纤毛婆婆纳、水柏枝、翼首草、毛瓣绿绒蒿、蓝石草、乌奴龙胆、山莨菪、樟牙菜、青稞、熊胆、牦牛酥油和糌粑等。公元 1840 年所著的《晶珠本草》是收载藏药最多的一部大典,涉猎广泛,有着浓郁的藏民族特色,被誉为藏族的《本草纲目》。该书涉及 1 200 个基原动植物种,收载藏药 2 294 种,收载的药物种类有 75% 为现今所用,其中 30% 属藏医专用。《藏药标准》收载藏药 227 种。现代藏药应用的地域,除西藏自治区以外,还包括青海、四川、云南和甘肃等省所属的一些藏族自治州和自治县。

　　青藏高原是藏药的主要产地,据有关单位的调查,藏药资源有 2 436 种,其中植物类 2 172 种、动物类 214 种、矿物类 50 种。青海占据着青藏高原的北部和东部地区的广大地区,据调查,省内有药用资源 1 294 种,其中植物类 1 087种、动物类 150 种、矿物类 57 种,全省常用的几百种藏药中有 70% 采自青藏高原。据四川阿坝藏族自治州调查,全州有藏药资源 1 000 多种,甘孜州 1 127 种中药资源中有 23% 为藏医所用。从有关资料的统计来看,目前我国有藏药 3 000 种左右。其中西藏(是藏医药的发源地)有常用藏药 360 多种,主要来源于菊科、豆科、毛茛科、罂粟科、伞形科、龙胆科、蔷薇科、玄参科、十字花科和百合科等植物,重要的药用属有绿绒蒿属、马先蒿属、紫堇属、报春花属和虎耳草属等。常用藏药中,含生物碱的种类约占 50%,这些活性较强的成分多见于乌头属、翠雀属、唐松草属、莨菪属、槐属、龙胆属和小檗属等药用植物。例如,大黄是一味重要的藏药,青藏高原分布大黄属植物 28 种,其中藏药应用的有 21 种。藏药用大黄分为上、中、下三品:上品(君母札)的除掌叶大黄、唐古特大黄之外,尚有藏边大黄、喜马拉雅大黄、塔黄、西藏大黄等,青海、甘肃等地还用波叶大黄;中品(曲什札)的有穗花大黄、歧穗大黄、长穗大黄、网脉大黄、心叶大黄、红脉大黄、卵叶大黄;下品(啮玛札)的有小大黄。目前,藏药已制定了统一的用药规范,即由西藏、青海、四川、甘肃、云南、新疆 6 省区合编的《藏药标准》,共收载藏药 227 种,其中植物类 197 种、动物类 17 种、矿物类 13 种,主要品种有藏茴香、山莨菪、藏党参、藏紫草、水母雪莲花、唐古特红景天、堪巴色宝(阿氏蒿)、曲玛孜(打箭菊)、达玛(凝花杜鹃)、野牛心、秃鹫、紫草茸、紫胶虫等。

（二）蒙古族医药

蒙药是在蒙古民族传统医药学基础上，汲取了藏、汉等民族以及古印度医药学理论的精华而形成的具有民族风格的、独立的医药体系，在中国民族药中占有重要地位。历史上，蒙古族涌现出许多优秀的蒙医药学家和著名的蒙药典籍，其中较有影响的有18世纪的松巴·堪布-伊舍巴拉吉尔的《西勒嘎日·莫隆》（《识药晶鉴》）。它是蒙药的奠基篇，收载蒙药390种。同时代的察哈尔镶白旗的洛布桑·索勒日哈木著有《曼奥·西吉德》（《药物识别》），全书分为四部，共收集药物678种。19世纪初，内蒙古哲里木盟奈曼旗的占布拉通尔吉用藏文编著了《李斯尔·米格金》（《本草图鉴》），收载蒙药879种，成为今天学习和研究蒙药的主要经典。

据统计，中国现有蒙药2 230种。目前，除内蒙古自治区外，我国东北和西北的许多蒙族聚集地也都使用蒙药，其中约有260种本民族专用的特色药物。内蒙古自治区经过多年的资源普查，初步摸清了蒙药资源，目前蒙药的品种已多达2 230余种，较为常用的有1 342种。其中，属于植物种子、果实类54种，花类83种，根及根茎类231种，全草类256种，茎、叶类54种，皮类30种，其他动物类260种，矿石类98种。较为常用的1 342种蒙药中，常用品种约450种。其中，植物药313种，动物药66种，矿物药48种，其他23种。商品蒙药约400种，还有民族专用药260种。

内蒙古自治区制定的《蒙药标准》收载药材和成药522种。这些传统蒙药沿用至今，疗效确切而可靠，久用不衰。目前在内蒙古商品药材中，地产的药材有80余种。蕴藏量较大的主要植物药材有麻黄、甘草、苦豆子、茵陈、苦杏仁、柴胡、侧柏、油松、旋复花、锁阳、仙鹤草；其次有赤芍、黄芩、苦参、黄精、玉竹、升麻、黄芪、桔梗、益母草、苍耳、漏芦花、远志、葶苈子、枸杞子、秦艽花、卷柏、苁蓉、郁李仁、马勃、硬紫草、香青兰、草乌、瞿麦、铁线莲等。另外，还具有一定量的鹿茸、牛黄等动物药和余粮土、麦饭石等矿物药。蒙药中具有民族特色的主要药用种类有森登（文冠木）、乌和日-西鲁斯（蒙古山萝卜）、阿拉坦花-其其格（金莲花）、昂给鲁莫斯-毕日阳古（香青兰）、敏吉-茵-苏日（紫筒草）、巴嘎-塔日奴（瑞香狼毒）、嘎顺-包日其格（苦豆子）、楼格莫日（糙苏）、汗达盖-合勒（肾叶囊吾）、敖朗黑布（绶草）等。蒙药中，麝香、丁香、荜茇、豆蔻、香青兰、马钱子、水银和草乌等用得较多；配伍中凡用草乌，多数必配阿如勒（诃子）。

（三）维吾尔族医药

维药历史悠久,在其形成和发展过程中,采阿拉伯、古希腊等民族医药之所长,并受到中医药学的影响,是我国民族医药的独立分支,历史上为西域各族人民的繁衍和昌盛做出过重要贡献。维药的应用基本在新疆维吾尔自治区范围内。

据新疆的调查,全区有维药 600 余种,较常用的 360 种左右,其中本地产资源约 160 种,占维药种数的 27％。《新疆维吾尔药志》收载药物 124 种。常用维药中,属于民族专用的约有 30 种,主要有巴旦杏、索索葡萄、孜然、驱虫斑鸠菊、刺糖、洋甘菊、莳萝、唇香草、新疆鹰嘴豆、异叶青兰、雪莲花、胡桐泪(胡杨)等。维药中习惯用芳香性药物,常用的有麝香、龙涎香、海狸香、黛衣草、丁香、豆蔻和荜茇等,此外,还较习用性烈或有毒的药物,如马钱子、曼陀罗、天仙子、骆驼蓬等。维药中有许多药物虽然与中药材同名,但基原不同,多为本地产种类,如药用玉竹为新疆黄精,白鲜皮为狭叶白鲜,益母草为新疆益母草,荷花则为睡莲的花。诸如此类的还有防风、赤芍、羌活、独活、木香、茜草,党参、藁本、麻黄、威灵仙等。

（四）傣族医药

傣药是中国古老的传统医药之一,远在 2 500 年前的《贝叶经》中便有记载。傣族祖居云南西双版纳,当地优越的自然条件为傣药提供了理想的资源。据统计,中国傣族药物有 1 200 种,《西双版纳傣药志》收载 520 种,其中最常用的有 71 种。傣药中植物类药用种主要有麻嘎喝罕(缅茄)、麻景(油瓜)、麻芒(杧果)、牙勇(马唐)、哥麻口拉(人面果)、哥丹(糖棕)、牙竹麻(朱蕉)、埋嘎筛(龙血树)等。动物药在傣药中占有重要地位,不仅药用种数多,而且药用部位也有独到之处。

1. 天然药物资源

傣族聚居区位于云南最南部,纬度和地势最低,属中国内地典型的热带生物地理区域,植被生长茂盛,植物分布密度高。得天独厚的季节雨林,为傣族医药文化的起源和发展提供了重要物质条件。全国中药资源普查的 395 个重点品种,仅西双版纳就有 208 个,达52.66％。据初步调查,傣药共有药材种类 1 190 种。供药用的有乔木、灌木、藤本,也有房前屋后的小草。傣医对入药植物的形态、习性、气味、功用等都做了大量研究。值得注意的是傣医所选药用植物以草本、灌木(包括藤本)植物为主,乔木种类少,说明傣族选择植物药多集中在人类易采集的低矮的草灌植物上。

2.因地制宜的傣族医药

傣族聚居地气候炎热,空气潮湿,热带传染病如疟疾、霍乱、伤寒等发病率高,皮肤病、风湿关节炎等病症易发作,加之身处湿热环境,有喜吃生冷食物的习惯,因而消化系统疾病也较常见,傣医擅治各类于湿热环境中易发的疾病。如药材蔓荆,傣医认为其叶性偏热,可用以治疗中风偏瘫后遗症、风寒湿痹,或治皮肤疾病;其根味苦性凉,用以治疗风寒湿痹或风湿热痹,本药品与寒药相配,性偏凉而治热痹,与热药相配可抑制热药的过热之性起反佐作用和除风镇痛作用。芦荟、团花树、紫茉莉等可用于治疗消化系统疾病。毛叶巴豆、红豆蔻等可用于具有高热惊厥、发冷发热表现的热带传染病。傣医防病治病的理法方药中"雅解"(解药)的运用颇具特色。傣区为热带、亚热带气候类型,火毒、热毒、邪毒等性炽热暴烈的致病邪气多见,所致的热毒火邪证较多,在病理情况下,体内的"火塔"偏盛时,容易耗伤水血导致水少血亏,水血少则火更甚,容易重创机体。傣医认为性寒凉、入水塔的药物多具有补水抑火、大清热毒、大泻火邪之功效,可用于解除食物毒、药物毒、酒毒、烟毒、蛇毒、蜈蚣毒、热毒、火毒及各种毒素,归属于解药类。解药可解除各种毒邪或药物造成的伤害,以促使机体康复或增强后继用药效果。傣医还总结出一套独到的药食同源理论。傣族多居住于低海拔湿热河谷,土地肥沃,灌溉便利,为水稻生产提供了优越的自然条件。傣族人民以稻谷为食也以之为药,米既可降低药物的毒副反应,又能滋补机体,增强疗效。在很多傣药的方剂中,都有加入谷、米或米汤为引的记载,也可将淘米水作为傣药炮制的辅料。傣族聚居区地处亚洲大陆向中南半岛的过渡地带,山地、丘陵面积广,适宜大叶种茶树生长。茶是傣家人最常见的饮品,又具防病治病功能,起生津解渴、凉血利尿的作用。狭义的茶特指普洱茶,广义的茶包括药食两性的保健茶用植物,如大叶千斤拨、鸡血藤、扫把茶、积雪草、倒心盾翅藤、胶子果、葫芦茶等①。

傣家一年只分三季,即热季、雨季、冷季。季节更替,可能引发四蕴失衡。

---

① 钱韵旭,李莉,李晓蕾,等.与地理环境息息相关的傣族传统医药[J].中国民族民间医药,2010(21):8.

一般说来,发病于热季的疾病,为土之功能失调,可用腊肠树、芳樟树、八角香兰籽、蔓荆根、大蒜共舂细,开水冲服;发病于雨季的疾病,为水失调,可用"景扎蒙"(音译)、止泻木、芫荽籽共研磨水冲服;发于冷季的疾病,为火失调,可选用芫荽籽、止泻木、野苦瓜、"兰乎"(音译)共舂细为末,取佛手汁搅匀搓成小丸药备用。另外每月交替所生疾病,则为风失调所致,可用胡椒、小姜、荜茇、千年健、香附子、老虎楝、松萝、树葱、腊肠树心、蛇藤切碎干燥并研磨成粉,加适量食盐,开水送服。从以上描述可以看出,傣医治病时喜配制复方药。有效的复方可提高疗效或者减少不良反应的发生。它不是同类药物简单的堆砌,而应在一定医学理论指导下,根据药物性味配伍。傣医能形成成熟的组方理论,与其地理环境密不可分。傣族聚居区河谷开阔,澜沧江、怒江、元江三大河流由北向南贯穿其中,傣族人民依河而居。沿三大江流江岸顺流而下,傣族与沿江各族历史同源,语言相近,长期通婚通商。傣族医药文化在长期的对外合作交流中,积极融合各种行医用药经验,充实拓展自身理论,得到了快速发展,从初期单味药物的食用法,发展到更有效的混合运用,逐步形成了具有地域特色的傣医方剂[①]。

(五)土家族医药

恩施土家族苗族自治州是湖北省唯一的西部开发地区,是全国中药材的主产区,又是全国著名的道地药材集散地,还是全国中药 GAP 种植品种的主要基地,对研究其自然环境和天然药物资源状况具有十分重要的现实意义。

1.植物药类资源

恩施自然环境优越,植物成分丰富,药用植物品种繁多。根据原恩施地区中药资源普查情况,初步统计各种药用植物共计 2 088 种,形成商品的中药材282 种。其药用植物栽培和使用历史悠久,远在 1 500 年以前,就有"施州贡黄连""厚朴今出建平,宜都"(建平即恩施高地)的记载。恩施早已成为全国道地药材的重要产区和集散地之一,土家族用药也日益受到重视。现根据自然环境的相似性与药用植物分布的一致性,概述恩施的药用植物分布,药用植物分布在北部长江三峡谷地、西部和东部山原区、中部丘陵地和河谷盆地。

---

① 钱韵旭,李莉,李晓蕾,等.与地理环境息息相关的傣族传统医药[J].中国民族民间医药,2010(21):10.

北部收购销售的中药材主要有黄连、当归、金银花、麦冬、首乌、天冬、香独活、香薷木、白术、黄柏、云木香、党参、生地等,而且这些药材大多数系野生品种,品质优良;西部和东部系恩施地区中药材生产的主要基地,收购的中药材有窑当归、鸡爪黄连、板党、川贝、丹皮、白芍、南大黄、北大黄、云木香、车前子、五倍子、前胡、益母草、杜仲、大力子、吴茱萸、紫油厚朴、辛夷、川黄柏、香独活、玄参、天麻、绞股蓝、川续断、川乌、草乌等;中部栽培的主要中药材有白术、红花、菊花、鸡冠花、荆芥、薄荷、酸橙(枳壳)、桔、商陆、生姜、地肤、曼陀罗。尤其是来凤的生姜、枳壳、枳实、青皮、陈皮等及咸丰的白术是恩施的重要中药材品种。

2.动物药类分布

恩施州由于自然环境优越,为动物的栖息、活动、觅食提供了良好条件,因而,州境内的野生动物较多。全州主要的药用动物有 86 种,主要的动物商品药材品种有乌梢蛇、金钱白花蛇、鹿茸、麝香、牛黄、穿山甲片、僵蚕、蜂王浆、全蝎、水蛭、地龙、桑螵蛸、蜈蚣、土鳖虫、蝉蜕、五灵脂等。

3.矿物药类分布

恩施州沉积盖层发育良好,全州现已发现矿石 60 余种,已探明保有储量的矿产有 16 种,其中蕴藏量最大的是钒矿、天然气、磷矿。恩施州是国内发现的第一个高硒区,主要用于药物的矿石有石膏、滑石(高岭土)、硫黄、芒硝、硝石、琥珀、寒水石(方解石)、磁石等。

总之,由于恩施州的自然环境特殊,不仅宜于本地区很多道地药用植物的生长,也宜于祖国南北各地的药物生长。现开展的南药北移、北药南植的引种试种以及野生转家种的试验研究均取得了显著成效,如东北的人参、山西的黄芪、山茱萸及南方的三七,引进种植都已获得成功,野生的天麻、华细辛、白三七、绞股蓝、莼菜、头顶一颗珠等名贵中药材都已大面积种植成功。变野生为家养的动物有毛冠鹿、香獐、金钱白花蛇、乌梢蛇、蜈蚣、全蝎等。窑当归、板党、黄连、杜仲、湖北贝母、麝香、紫油厚朴、竹节参、天麻、川续断等品种已成为全国的主要原产地,已通过科学研究证明是全国的优良道地药材[①]。

土家族地区有着至为丰厚的药材资源,这从土家族地区的药用品种就可

---

① 刘杰书.恩施州自然环境与天然药物资源的研究[J].时珍国医国药,2005,16(5):444-447.

以得到充分证明。土家族人们在长期的医学实践中，认识和确定了很多的药材品种。土家族的药物品种主要是土家医在医疗实践中使用的药物物种或种类，包括植物、动物和矿物三个大类。关于土家族地区的药材资源，早在唐代陈藏器所著的《本草拾遗》即有记载。其后，宋代唐慎微的《经史证类大观本草》收录土家族医药 40 种，明代李时珍的《本草纲目》收录土家族医药 60 余种，清代赵余敏的《本草纲目拾遗》收录土家族医药 80 余种，吴其浚的《植物名实图考》收录土家族医药 210 多种，流传在土家族地区的本草书籍亦有记载。土家族地区的药材品种主要有"七十二参、七十二七、七十二莲、三十六风、三十六还阳、三十六蜈蚣、三十六血"。其实，这只是土家族地区医药品种的原生态。近年来，人们对黔湘渝鄂四省市的土家族药材资源进行了长达 20 多年的深入调查，指出原始土家族药物品种应该为 360 种，后随着土药汉化、汉药土化的融会变迁和发展，土家族药物品种名称发生了深刻的变化，现在土家族药物品种数量也逐渐增多，达到 800 多种。依据朱国豪、杜江、张景梅主编的《土家族医药》一书介绍，土家族医药品种包括常用植物药、动物药和矿物药三大类，而常用植物药又包括珍稀神奇类药物等五大类。具体地说，土家族医药品种包括珍稀神奇类药物，有神参、神麻、神草、神香、神荪、神仲、神树、神木 8 种；常用参类药物有土人参、土党参、双肾参 65 种；常用莲、风类药物有七叶莲、七孔莲、七星莲等 44 种；常用血、蜈蚣、还阳类药物有一口血、鸡血藤、飞天蜈蚣、石松还阳等 29 种；土汉演化植物类药物有一点红、八棱麻、三颗针、千里光、土茯苓、鼠曲草、薤白、藿香等 78 种；常用动物药有乌龟、五步蛇、天团鱼、水牛角、麝等 25 种；常用矿物药有石膏、朱砂、硫黄、雄黄 4 种[1]。

根据 1985 年 5 月至 1922 年 12 月全国中药资源普查资料，中国武陵山、大娄山、大巴山、巫山交汇的湘鄂川（渝）黔四省市土家族聚居区的药材资源达到 3 311 种，包括蕨类 44 科，83 属，234 种；裸子植物 9 科，27 属，43 种；被子植物 189 科，996 属，3 024 种；动物药 103 科，158 种；矿物药 25 种。这些是见于文献记载的土家族医药资源，但是我们认为由于土家族地区是一个重要的药材资源宝库，相信在对土家族医学文化的进一步利用与开发中，还会发现更多的土家族药材资源[2]。

---

[1]　朱国豪，杜江编著.土家族医药[M].北京：中医古籍出版社，2006.
[2]　曾超，彭丹凤.简议土家医学文化的特点[J].中国民族医药杂志，2008，14(5):1-5.

（六）壮族医药

壮药属于发展中的民族药，尚未形成完整的体系，基本上处于民族药和民间药交融的状态。壮族居住区地处岭南亚热带地区，动、植物资源十分丰富。由于壮族人早有喜食蛇、鼠、山禽等野生动物的习俗，因此动物药应用较为普遍，民间历来有"扶正补虚，必配用血肉之品"的用药经验。壮药的另一特点是善于解毒，而且解毒的范围较广，包括解蛇毒、虫毒、食物中毒、药物中毒、金石发动毒、箭毒、蛊毒等。广西著名的蛇药就是壮药的一大贡献。

中国壮族主要集中于广西壮族自治区，据该区有关部门调查，壮药共有709种。《壮族民间用药选编》收载常用壮药500多种。具有地方民族特色的壮药主要有广西马兜铃、千斤拔、龙船花、闭鞘姜、阳桃、两面针、鸡蛋花、刺芋、金锦香、南蛇藤、马鬃蛇、褐家鼠、蟒蛇等。壮族民间每逢传统节日，也开展药市交易。广西靖西县根据端午节壮族药市调查，整理出药市壮药名录246种。

（七）其他民族药

中国民族药的发掘、整理工作虽然取得了很大的成绩，但任务仍然十分艰巨，对许多民族药了解不多。现根据一些有关资料和报道介绍一下其他民族用药种数。一些区域性资料也记载了民族药种类：《云南民族药名录》收载了省内21个民族的1 250种药物，《广西民族药简编》收载了7个民族的1 021种药物。在中药资源普查中，部分民族地区收集和整理了民族用药情况及种类：四川阿坝地区整理出羌族常用药100种；湖南初步查出本省苗族、土家族、瑶族、侗族等习用民族药361种；云南德宏自治州收录傣药330种、景颇族药123种；广西《环江县毛南族药名录》收载药物556种。另据有关单位调查统计，广西有瑶族药555种、侗族药298种、仫佬族药259种、苗族药213种、京族药27种及彝族药21种。

第七章
地理环境与医学流派

　　流派林立,是中医学发展史上的一个鲜明特色。不同的地域形成了不同的学术流派,其间的相互争鸣与渗透,又进一步促进了中医学术的发展,最终形成了中医学"一源多流"的发展格局,如安徽新安医派、常州孟河医派、广东岭南医派、江西旴江医派、楚州山阳医派、苏州吴门医学等,都在中医学的发展史上写下了光辉的一笔。近十年来对新安医派、岭南医派、孟河医派的研究比较集中,对其他学派的研究则相对不足,甚至被遗忘。

第一节　医学流派形成的地域因素

　　我国医学流派的具体划分,按照任应秋主编的《中医各家学说》五版教材,分为伤寒、河间、易水、攻邪、丹溪、温补、温病七大医学流派,他们不仅有各自的学术特点,而且代表我国不同历史时期医学学术发展的主流。

一、中医学流派的发展及特点

(一)中医学各流派的产生与发展

　　中医学具有十分悠久的历史,《内经》的成书,标志着中医学已经从经验医学上升为一门独立的自然科学。从两千年的中医发展史来看,虽然众多医家在《内经》的理论指导下,从事中医理论、临床研究工作,但是每一位医家所见病案不同,临床思路不同,心得体会亦不同,所形成的学术思想就有独到之处,久而久之,经过师承传授和学术沿革,形成不同学术争鸣的现象和不同流派。如《史记·扁鹊仓公列传》中记载有扁鹊学医于长桑君,而弟子又有子阳、子明、阳仪等人。东汉末年张仲景学医于同郡张伯祖,尽得其传,可见当时名医辈出,又有师承授受,这对医学流派产生有一定影响。由此可见,他们上有师承,下有传授,脉络分明,在汉代以前医学流派已经产生。各家学说的学术分歧屡见不鲜,就《内经》本身而言,由于参编者不少于20位医家,且医家的学术思想各自不同,故《内经》一书中前后各张其说。再者《内经》与《难经》不同之处更多,如命门的位置,《难经》云"左者为肾,右者为命门"①,而《内经》是以眼目而言,在其他方面还有诸多处不统一。《内经》与《难经》的学术分歧,正是因为二者之间在学术观点上有所不同,师承传授不一所致。另外,在现存的历史资料《汉书》中,有《艺文志》一类的书记录了当时所存有的医书,其中记录医经7家、经方11家,它们的问世标志着医学已发展到了一定的水平,已经有了一套较为完整的理论和方药,奠定了医学流派产生的基础。

从流派产生必备的学术思想、人才链、著作和影响等条件看,历史上中医的主要医学流派大致可分为医经学派、经方学派、伤寒学派、丹溪学派、攻邪学派、温补学派、温病学派、汇通学派等。各个医学流派的百家争鸣,学术观点不一,丰富了中医学内容,促进了中医学术的发展,为祖国医学发展做出了巨大的贡献。

(二)医学流派形成的因素

各家学说的形成受着各方面因素的影响。医家们由于所处的时代不同,自然气候各异,地域环境有别,师承授受及医疗实践经验的不同情况等原因,创立了各种不同的理论观点和治疗法则。虽然,诸家学说各有特长,但就中医学术思想的继承和发展而论,则又有其共同的特点。各家学说的形成因素很多,大抵可归纳为如下方面:

1. 汉以前医学经典著作的影响

历代各家学说都是在《内经》《伤寒杂病论》等经典医著的理论基础上发展起来的,医学家们除了对这些著作进行校订、注解、阐发、做专门研究之外,还通过临床实践,分别在病机理论、诊疗技术等方面不断加以总结、充实和发展。同时,或对《内经》中的部分材料进行归纳、演绎,而成为一种有系统的理论;或

以《内经》《难经》等学术思想为依据,结合其临床经验而发挥成为一家之说。徐大椿曾说:"自古言医者,皆祖《内经》,而《内经》之学至汉而分。仓公氏以诊胜,仲景以方胜,华佗氏以针灸杂法胜。"[①]师承各别,但皆不离乎《内经》,逮晋唐以后,则支流愈分。如金元四大家,虽以《内经》病机学说为依据,但通过各自的临床实践而形成各种不同的学术思想。明代各家的命门学说则是在《难经》命门理论指导下,结合临床而阐明的专题论述。明清的温病学说也是在《素问·热论篇》和《伤寒论》理论的基础上不断发展、演化而成的。另如王清任的活血化瘀论和吴师机外治方法统治诸疾的创制,也无不受到《内经》《难经》《伤寒论》等书的影响。

2. 哲学及其他学科对医学的影响

在中医学理论体系的发展过程中,其他学科对各家学说的形成也有非常重要的作用。尤其是哲学思想渗透入中医学领域之后,对医学理论的发展产生了深刻的影响,它在某一时期或对某一医家的学术思想方面甚至还起着指导性的作用。

例如,继《内经》的精、气、神学说之后,道家对精、气、神的研究不断深入,称之为"人身三宝",其"精气互藏"说与宋代理学家的"阴阳互根"论颇为相近。这些思想也反映在医学上,如陈抟之"无极图"和周敦颐论宇宙发生的"太极图说",对中医理论的发展起着一定的指导作用。刘河间的火热病机理论,朱丹溪的"相火论"和"阳有余阴不足论",乃至明代孙一奎、赵献可、张景岳等人的命门学说都在不同程度上受到哲学的启迪作用。

又如,《内经》对于天地之气有"高下相召,升降相因"等论,宋代哲学家张载发挥了古人的"元气"学说,重视气之"浮沉升降与动静相感"[②],此后中医理论中"气"的学说也随之而发展,如张元素论药物气味有升降浮沉之性;李东垣提出了脾胃之气为一身之"元气"的论点,且尤重阳气的升发。这些多与哲学思想有一定关系。同时,李东垣还以《易》卦中"乾""坤"二卦的变化来说明人身元气的升降浮沉问题。

再如,在宋代哲学家邵雍等从《易经》中阐发先天、后天之说后,元明医家对人身之气也有先后天之分,并且对于脾和肾也有肾为先天根本和脾为后天根本的论说。

---

① 〔清〕徐灵胎著.徐灵胎医学全书[M].太原:山西科学技术出版社,2014:1.
② 周赟著.正蒙诠译[M].北京:知识产权出版社,2014.

3. 时代的影响

各家学说的形成与时代背景密切相关。

(1)自汉以后,唐宋医学虽大有发展,但多详于方治,略于理论。长期以来积累的丰富经验必须进行总结和提高,这是金元医家开创医学理论的原因之一。

(2)古代医籍历经毁坏,到宋代已多散乱阙佚,但宋代官方比较重视医学,于是由校正医书局刊行了汉唐以来的多种医书,加上活字印刷术的发明和推广,使古代湮没或散佚的医籍重现于世,为金元医家的理论研究提供了条件。

(3)当时医界恪守宋王朝颁行的《和剂局方》,忽视辨证,滥投芳香燥烈的药物,造成极大时弊。于是,激发了金元医家补偏救弊的革新思潮,倡论泻火或滋阴的学说,从而改变了一二百年来的保守局面,开创金元时代的医学争鸣,如孙一奎所言:"丹溪阳有余阴不足之论,盖为当时《局方》温补之药害人,故著此以救一时之弊。"①

(4)金元时代社会动荡,战争纷扰,疾病流行,旧的治法已很难满足新的医疗要求,因而,有革新精神的医家势必致力于开辟新路,在医疗实践中创立新的理论和方药。同时,宋、金对峙的局面,也有利于当时医家开展对各种医药时弊的批判。

4. 医家学术思想之间的相互渗透

师承和私淑等关系,造成了当时医家学术思想的继承和相互渗透,这也是医家学说形成的重要因素。

就河间、洁古学说而论,近世有河间学派、易水学派之称,并认为刘氏的"六气病机学说"和张氏的"脏腑病机学说"迥然有别。其实,河间、易水两家并非截然不同。洁古的"脏腑病机学说"除受《中藏经》《千金方》和钱乙等有关脏腑寒热虚实论说的影响之外,还受到河间学说的一定影响。因为河间的"六气病机学说"不只是论述了四时六气,更重要的是阐明了脏腑内在六气的病机问题。所以"六气病机学说"实质上也包括了脏腑病机问题。同时,张洁古对运气也很有研究,他还采纳了河间著作中的"天地六位藏象"说,这更足以证实河间脏腑六气病机学说对张氏的影响。此外,张洁古还特别重视"去脏腑之火",并列举各脏腑去火专药,于此,可见洁古学说的形成与河间学说的渗透是分不

---

① 〔明〕孙一奎撰,叶川,建一校注.赤水玄珠[M].北京:中国医药科技出版社,2011:209.

开的。河间与易水之间的学术关系既有区别又有联系,而与两家各有师承和私淑关系的张从正、李东垣、朱丹溪等医家,其学术思想的互相渗透,则更为人们所熟知。

明清之际,各家学说的相互影响更为错综复杂,如明代张景岳不仅在医学上继承了《内经》之旨,而且也受历代名家如王冰、许叔微、李杲、薛己等的学术思想的渗透,并把天文、易理融会于医学理论之中。又如清代叶天士的温病学说不仅对仲景《伤寒论》有所发展,而且继承了刘河间治疗热病的经验和李东垣的清暑益气法、吴又可的温疫学说、张凤逵"暑邪首用辛凉,继用甘寒,后用酸泄敛津,不必用下"之说,以及喻嘉言芳香逐秽宣窍之法。叶氏"温邪上受,首先犯肺,逆传心包"之说,实是承袭了《难经》的"肺邪传心",也是盛启东"热传心包"说的发展。在杂病方面,亦有同样情况。说明各家学术思想的渗透影响,对于医家学说的形成有十分重要的作用。

5.医疗实践的基础

各家学说的形成,与医家本身医疗实践的关系更为密切,包括所处的方土气候、发病特点及治疗对象等不同情况。如丹溪认为"西北之人,阳气易于降;东南之人,阴火易于升"[①];孙一奎也说:"东垣北人,故著《脾胃论》,以补中益气、升阳散火为主治;丹溪南人,故创'阳有余阴不足'之说,以滋阴降火立法。"[②]至于临床经验,常是形成各家学说的重要因素。如东垣重视脾胃,他亲历大梁之围,围城中人胃气亏乏,疾病流行,而当时医者妄用发表攻下,死人无数,东垣故作《内外伤辨惑论》以阐明内伤发热不同于外感。又如明末吴又可根据当时疫病流行特点,总结其临床经验而著《温疫论》,开创"戾气"之说,对外感疾病的病因解释做出了贡献。清代余师愚也通过临床实践,根据当时疫病特点,认为温疫乃运气之淫热,内入于胃,敷布十二经所致,创制清瘟败毒饮,以石膏重剂泻诸经表里之火。当时京师大疫,他以大剂石膏应手而痊。上述例子,说明历代诸多著名医家都通过其实践经验而立论制方,自成一家之说,丰富了各家学说的内容。

6.国外医学的影响

在各家学说形成过程中,国外医学也起了一定的作用。早在南北朝,陶弘

①　〔元〕朱震亨著,彭建中点校.丹溪心法[M].沈阳:辽宁科学技术出版社,1997:119.

②　〔明〕孙一奎撰,叶川,建一校注.赤水玄珠[M].北京:中国医药科技出版社,2011:209.

景整编葛洪《肘后方》,就曾引用印度医学的观点。唐代孙思邈《千金方》也引用其地、水、火、风四大不调之说,与阴阳五行交相并列。这些内容反映了国外医学对我国医学有所渗透,《千金方》还记载了一些国外的医疗、养生方法。又如宋代,芳香药物的大量输入,为后世"芳香开窍"法提供了物质基础。到了明清时代,西方医学传入日益增多,这对中医学有较大影响。不少医家如朱沛文、唐宗海、张锡纯等,都主张"汇通"中西医学,他们开始尝试进行两种医学的沟通,以西医的学术见解来发展中医学术,逐渐形成了中西医汇通的思潮。

此外,我国各族人民都有丰富的医疗经验。在历史上,曾经涌现出一些少数民族的著名医家和著作,如唐代藏医宇妥·元丹贡布的《四部医典》、元代蒙医忽思慧的《饮膳正要》等,他们的论著丰富了各家学说的内容。又如元代医家积累了不少创伤外科的治疗经验,对丰富骨伤科的治疗颇有影响,从而使祖国医学理论体系更为完善。

(三)各家学说的共同特点

各家学说的形成情况证明,历代医家虽有各自的经历和不同的学术成就,但有继承、有取舍、有发展,使医学得以提高,这是各家学说的共同特点。

在继承方面,单纯的师承传授或私淑一家,所得的只能是比较狭隘的经验或理论,如不研究《内经》《伤寒杂病论》等基础理论,不接受历代的各种医学理论,在学术上就很难有所成就。自古医家有较大成就者必然对基础医学理论及历代诸家学说有所继承,并且在临床实践研究的基础上开展学术争鸣,提出自己新的观点和方法,并将临床经验进一步上升为理论,从而在学术上有所突破和发展。

学术争鸣推动了医学的发展。如刘河间提出"五运六气有所更,世态居民有所变",批判了"发表不远热"之说,而倡用辛凉、甘寒的解表之法。后张洁古也反对医者治病的因循守旧之风,提出"运气不齐,古今异轨,古方新病,不相能也"之论,使他获得方剂学上的重大成就。张子和为纠正当时庸医治病"纯补其虚,不敢治其实",病人喜用补药"虽死亦不知觉"的不良风气而著书立说,发展了汗、下、吐三法的祛邪理论,丰富了三法的内容。李东垣则批评了当时以外感法治内伤发热之误,创甘温除热之法。朱丹溪批评滥用辛燥的流弊,而创立养阴的理论。明代薛立斋、赵献可、张景岳等重视温补阳气,也都是针对当时俗医滥用苦寒而有所建树。

二、各区域中医流派的背景差异

（一）地理环境

地域医学是以地理环境及生活习惯等文化方面对人体健康的影响为出发点，根据不同地域特点灵活运用中医理论防治疾病的特色进行归类的学术流派，体现了因人、因时、因地制宜的地域性特征。其命名皆以山水江河为主：新安医学、岭南医学、孟河医学、吴中医学、钱塘医学、永嘉医学、湖湘医学、盱江医学。如岭南医学重视南方炎热多湿、地处卑下、植物繁茂、瘴疠虫蛇侵袭等环境因素，着眼于南方多发、特有疾病的防治，勇于吸取民间经验和医学新知，充分利用本地药材资源，逐渐形成了以研究岭南地区常见、多发病种为主的岭南医学。它既有传统中医学的共性，又有其地方医疗保健药物方式的特性。

（二）文化发展

中医流派的产生都源自于当地优秀的文化传统，如新安医学发源于新安江流域的古徽州地区（今以黄山市为核心区域），肇始于晋，形成于宋，鼎盛于明清，流传至今而不衰，徽学特色明显，以历史悠久、医家众多、医著宏富著称于世。据不完全统计，自宋元到清末有文献可考的医家多达 800 人，其中明清时期占 90％以上，这与徽学文化的繁荣鼎盛时期是同步的。再如，苏州是一座久负盛名的文化古城，名医辈出，医著甚多。据统计，苏州历代名医有 1 400 多人，所著医著 600 余部。朱丹溪、戴思恭、叶天士、吴瑭、王仲光、韩奕、王履、费伯雄、马培之、张锡纯、曹颖甫等就是当地的名医。温病学派、吴门医派、孟河医派、山阳医派就是在这样一种浓厚的文化底蕴下产生于此地的。而河北是河间学派、易水学派的发源地。在张仲景《伤寒杂病论》成书后，刘完素不拘一格创立了河间学派。张从正、朱震亨、张元素等医家极大地丰富了这两个流派。湖湘中医就起源于湖南，张仲景任长沙太守时经常义诊，后被世人广为传颂，因而就成了湖湘中医的发祥地。吴中医学、孟河医学映射出的是吴文化，湖湘医学则体现了浓浓的湘文化。此外，还有其他的医学流派无不是在优秀的文化氛围中产生的，中医的产生也在一定程度上为我国文化的发展增加了不少光辉。

（三）社会进步

社会的发展水平在一定的程度上决定了人们的健康程度，以及人们对疾病的认识程度和治疗的能力，这在很大范围内决定着医学的发展程度和传承能力。我国自古多战争，东、西汉时战事频繁，这时的医学已经出现了医工、金针、铜钥匙等，著名医家张仲景伤寒学派的源头就在东汉时期。三国时期常年苦战，人民生活艰难，疾病肆虐，这时期的华佗则以精通外科手术和善于麻醉名闻天下。明清时期比较繁荣，为医学的发展提供了一个比较稳定的社会环境，所以很多中医家族就是在这时期发展起来的，著名的孟河中医和钱塘学派也就是扬名于这一时期。海派中医也是比较新的一个医学流派，产生于近代，又是出自上海，这就决定了这一医学流派有着特殊的文化。上海从清末至今一直是我国经济、文化、政治等方面均比较繁荣的地方，尤其是在近代，上海的复杂的社会环境一方面决定了其医学发展的广阔性，上海作为一个重要的国际交流城市，其接受外来医学的能力和机会远远超过其他普通的城市，这就决定了上海中医的广度；另一方面，上海动荡的社会环境也为中医的发展提供了客观的外部环境。

医学流派是随着当时社会的发展程度而兴起的，社会的发展程度不同就在一定程度上为中医各流派的产生提供了有利的外部环境。但从某种程度上来说，一个医学流派的产生很难说是一个朝代的历史产物，也不能说是某位医家的成就，中医学派的产生是在长期的历史变迁中经过各位医家的不断发展、创新而来的，是一种历史成绩的积淀，因而不能忽视社会的发展对其所起的作用。

（四）重视程度

自古以来人们就对中医予以高度重视。在我国古代社会中，历来都有御医和民间中医，这说明无论在当时的政府部门还是民间对中医都是相当重视的。春秋战国时期，中医的理论基本已经形成，并且已经出现了解剖等医学的分科，打破了传统的鬼神论，开始了解人体的构造，以便达到治疗疾病的目的。西汉时期，随着中医的进一步发展，开始用阴阳五行解释人体的生理。随着中医的发展和人们对中医的支持，中医医家又分出不同的学派，使中医有了比较全面的发展。在唐代，不仅在国内中医受到广泛的爱好和信任，而且有很多方药和中医理论传到了高丽、日本、中亚、西亚等地。在宋代，政府甚至设立了翰林医学院，使中医得以全面地推广、传承与延续。从中医的历代突出成就与传承中,足以看出当时社会对中医的重视程度。

古代社会对中医的重视,还体现在各个主要思想流派对中医的影响。首先,儒家思想是我国最大的思想流派,人们深受儒家仁爱思想的影响,故许多中医的著作中都渗透着儒家思想的印记。如孙思邈所言"君亲有疾,不能疗之者,非忠孝也"[①]。明代陈实功《外科正宗》提到"医者十要"之一就是要"先知儒理,然后方知医理"[②]。其次,道家思想强调人与自然的统一。道家的阴阳平衡思想、天人合一等思想都说明了道家对中医的重视。最后,佛教医学也与传统中医息息相关,其相应的医学典籍有内科的《阇逻迦本集》、外科的《妙闻集》等。其他思想学派对中医的发展都有所影响。正因为当时社会对中医的重视,才使得中医闪现在各个思想学派的文化中,而各思想流派作为中国主要的思想支柱,又对人们产生深远的影响,从而使中医深得人心。

三、医学流派变迁的社会生态探析

我国医学主要学术流派的变迁是医学文化发展的一个写照。医学的发展是建立在政治、经济、文化等社会环境良好发展之上的,同时医学学术思想的形成与气候地理等生态条件环环相扣。

(一)我国古代的时空变迁

我国地域辽阔,气候多样,地势复杂,各个历史时期区域经济、文化发展极不平衡。我国古代经济大致经历了三个阶段:第一阶段是从远古到西晋时期,南北同步发展到北方远远落后于南方。在新石器时代,长江中下游流域的农业发展水平和黄河流域相近;夏商周时代,黄河中下游地区的先民利用气候温润、地势平坦等有利的自然条件,大力发展农牧业、手工业和商业;战国秦汉时期,铁器和人工灌溉工程出现,农业区不断扩大,手工业和商业继续发展;东汉末年至西晋末年,北方长期战乱,经济遭到严重摧残日益衰退,而南方地区由于社会稳定,经济得到全面发展。第二阶段是西晋末年到隋唐五代,全国经济重心第一次在北方失而复得,并开始逐渐南移。十六国、南北朝时,经济重心在北方由消失到恢复,同时以长江、珠江流域为主的南方经济迅速发展,形成

① 〔唐〕孙思邈著,一木编校.千金方(上)[M].长春:吉林人民出版社,1994:3.
② 〔明〕陈实功编著,吴少祯,许建平点校.外科正宗[M].北京:中国中医药出版社,2002:286.

了新的江南经济中心;隋唐时期,黄河流域农业区不仅得到恢复,而且有了新发展,长江流域也获得快速发展,我国封建经济空前繁荣。第三阶段是五代辽宋金元明清时期,南北经济差距不断扩大,经济重心最终南移。由于北方战乱频繁,政治腐败,战乱中水利破坏殆尽,耕作粗放。唐中叶以后大面积毁林开荒,黄河中下游地区的森林覆盖率迅速下降。北宋以来,北方地区干旱少雨,植被破坏很难恢复,所以北方农业衰败,手工业和商业势必随之萎缩;而南方社会一直相对稳定,北方人口大规模三次南迁(永嘉之乱、安史之乱、靖康之乱造成中原地区混乱,迫使汉族大规模地迁移),带来先进生产工具和技术,增加土地需求,土地因此得到高效开发利用,同时南方气候温暖,雨水充沛,土壤肥沃,适宜农作物的生长,南方农业发展带动手工业、商业的发展。我国经济重心最终由北方转向了南方,南北经济区域价值地位的互换,对我国经济发展格局及其他方面带来深刻而广泛的影响。

随着经济重心的南移,文化重心也在南移,南方人口文化素质也在不断提高,并逐渐超越了北方。有了文化素质较高的劳动力,南方经济的发展速度也就越来越快,形成了后来的"东南财赋地,江浙人文薮"的经济和文化都发达的繁荣局面。但文化进步总是在经济发展后面的。上古到西晋末年,汉文化的核心地带一直在黄河中下游流域,关中和山东曾是两个高度开发区。永嘉之乱之后,中原人大规模南迁,南方经济得到发展,北方衰退。北魏统一后,形成南北经济相互抗衡的局面,但在文化上北方此时还占有传统的优势。唐代南方经济繁荣,京师粮食供应靠东南接济,南北均势开始打破,但文化中心仍在北方。唐末安史之乱后,北方因长期混战,经济萧条,而南方经济稳定上升,南方人的政治和文化地位也随着经济力量的上升而提高。北宋后期掌握中央政权的人物中南方人已占多数了,汉文化已由鼎盛趋向靡烂,此时全国文化的中心仍在开封、洛阳的东西轴线上。北宋末期金人入侵,"靖康之难"后北宋灭亡,金王朝统治北方,与偏安的南宋政权对立,以淮河—秦岭为界。在空间上,北宋王朝的毁灭是中国文化中心南迁的真正分野,从此文化中心搬到江南,淮河也一时成为南北文化的界线。自东晋南朝以来南方经济文化迅速发展,经宋、元、明、清赶上并超过北方,我国经济文化重心完成了由北向南的转移。

(二)医学流派的时空变迁

我国医学流派的变迁,经历了和我国经济文化发展同样的轨迹,这可以说明医学的发展是和经济文化的发展息息相关的。医学的发展总是滞后于文化的发展,"儒之门户分于宋,医之门户分于金元",说明医学学派的出现比儒学学派的出现晚一个时代。其他六大学派均是在经济文化中心南移之后发展的。北宋灭亡南宋建立,建都临安(今杭州),政治中心南移,经济文化中心也随之南移,而此时金王朝统治的北方,出现了医学门派纷呈的现象,如河间学派、易水学派、攻邪学派等,这与当时的历史背景是分不开的。两宋时期是我国文化的鼎盛时期,宗教、儒学、史学、文学艺术、自然科学都远远超过前代,宗教教派林立,佛教、道教得到政府的大力扶持和提倡,外来教如摩尼教、伊斯兰教、犹太教在宋代也都占有一席之地。金统治下的广大河北地区,则出现了太一、大道、全真三个新的道教。此时儒学由于佛、道两教的渗透、科学的进步、科举的改革,在阶级矛盾和民族斗争的推动下,形成了具有时代特征的新儒学,即包括各种儒学学派在内的宋学。文化派别的影响是深刻的,再加上金统治者女真族刚刚开始脱离奴隶化,民族文化落后,加上长期战乱,文化意识环境宽松,所以在河北地区出现了三个新的道教,也出现了三个医学派别。而此时南宋政权下的南方由于政治形势的突变,宋学各派走向衰落,程朱理学取得了独尊地位。他们因循守旧,反对革新,在思想上取得垄断地位,朱熹所撰之《四书集注》逐渐成了科举考试的标准答案,不允许士人"务自立说",严重阻碍了学术思想的发展。因此,在金王朝和南宋对峙的一百多年,北方出现了三大医学派别学术争鸣的现象,而南方虽然已成为文化中心,但却没有出现医学派别。

在伤寒学派、河间学派、易水学派、温病学派、中西医汇通学派、临床各科学派、地域医学这七大主要学术流派中,伤寒学派历时最长,经久不衰,自张仲景创立《伤寒论》以来,经历了晋唐搜集、整理阶段,宋金深入研究阶段,明清发展、兴盛阶段。晋唐时期整理编次《伤寒论》的王叔和对《伤寒论》方证探索的孙思邈都是北方人。宋金时期研究《伤寒论》的代表医家南北皆有,首创全面注解《伤寒论》的成无己为山东人,著《伤寒补亡论》的郭雍是河南人,庞安时是湖北人,朱肱是浙江人,许叔微是江苏人,此间伤寒学派已开始向南迁移,明清时期基本转移到江南一带。明清伤寒学派内部围绕《伤寒论》的编次注释、研究方法、六经本质等问题展开激烈论争,形成了以方有执、喻嘉言、张璐等为代表的错简重订派和以张卿子、张志聪、张锡驹、陈修园为代表的维护旧论派,两派代表人物均为江南人。可见伤寒学派经历了一个北-北南-南的变迁。

河间学派、易水学派分别起源于金代河北的刘完素、张元素,攻邪学派开创于金代河南的张子和,丹溪学派开创于元代浙江朱丹溪。温补学派的先驱薛己是明代吴郡人,继其之后的孙一奎、赵献可、张介宾、李中梓等都为江南人。明末清初形成的温病学派的吴有性、余霖、叶桂、薛雪、吴塘、王士雄等人,也都是江南人。金元至明清主要学派从黄河流域转移到了长江流域。河间学派学术思想中心内容是从运气角度出发,探讨火热病机,以治疗火热病证为其擅长,善用寒凉药物,故后世又称之为"寒凉派",有"热病用河间"之说。易水学派以脏腑证候病机及其治疗为研究对象。张元素以脏腑寒热虚实来分析疾病的发生和演变,李杲在其"脏腑议病"观点启示下,创立"脾胃论",自成"补土"派。攻邪学派强调邪留则正伤,邪去则正安,善用汗、吐、下三法,以攻邪为治病首务。丹溪学派以养阴为特色,强调保存阴气对人体健康的重要意义,但在临床上擅长治疗气、血、痰、郁等杂病。温补学派立足于先后天,重视脾胃和肾命门对生命的主宰作用,尤其突出肾命门的主题,使命门理论的研究趋向深入。温病学派是以研究外感温热病为中心课题的一个学术流派。可以看出以上六大流派从时间、空间、学术思想上处在不断的变迁中。[①]

　　元代时丹溪学派的形成完成了医学文化中心的南移,明清温补学派、温病学派的形成和发展在江南经济文化不断繁荣的过程中,更多体现出气候地理环境对医学的影响。人与自然环境息息相关,地理环境、自然气候时刻都在影响着人体。《内经》中多处体现出地理医学、气象医学的内容,《素问》中的《阴阳应象大论》《五运行大论》《异法方宜论》等章节中都有相关内容。我国著名气象学和地理学家竺可桢在他的《中国近五千年来气候变迁的初步研究》中提出了中国近 5 000 年来气候呈现出寒暖交替的变化规律,将其分为四个温暖期、四个寒冷期[②]。伤寒学派的创立者张仲景(公元 145—208 年)生活在第二个寒冷期(公元初年—600 年),气候比东汉初年寒冷。丹溪学派的主要医家从朱丹溪(1281—1358 年)到赵道震(1389—1426 年)均生活在 14 世纪,此期在第四个温暖期向寒冷期的过渡期中(1200—1400 年),地处南方又加气候温暖,可想而知,人体易阳盛。《素问·异法方宜论》云:"南方者,天地所长养,阳之所盛处也"[③],形成以"阳常有余,阴常不足"的核心思想便不足为奇了。明清处于第四个寒冷期(1400—1900 年),温补学派和温病学派先后在此期形成和发展。根据徐近之对长江流域河湖结冰年代的统计,17 世纪是 500 年间最寒冷时期,结冰次数最多,汉江结冰 7 次,淮河 6 次,太湖和洞庭湖 4 次,所以温补学派的发展与气候关系密切。在第四寒冷期间出现过两个相对温暖期,

<hr>

　　① 冯丽梅,鲁兆麟.我国医学流派时空变迁分析[J].陕西中医,2007:28(3):311-313.

　　② 林亿,高保衡,孙奇整理.黄帝内经素问[M].北京:人民卫生出版社,2012:56.

　　③ 竺可桢.中国近五千年来气候变迁的初步研究[J].中国科学,1973,02:168-189.

1550—1600 年和 1720—1830 年间,温病四大家叶天士(1667—1747 年)、薛雪(1681—1770 年)、吴瑭(1736—1820 年)、王士雄(1808—1868 年)基本上都生活在温暖期前后,在寒温转变期天气出现异常,易引起疫病流行,这个寒温变换期是温病学派形成和发展的一个重要因素。

四、中医学的主要流派

中医学经过数千年的发展和传承,因各种原因出现了不同的学术学派,并曾经一度出现了各学派的相互争鸣。中医学派是中医学在长期发展过程中形成的具有系统的、独特的学术理论或学术主张,是有清晰的学术传承脉络和一定历史影响与公认度的学术派别。中医的深远发展可以追溯到春秋时期,但一般认为中医学派真正起源于金元时代。中医学派是中医学发展到一定阶段和水平的产物,是在长期的学术传承过程中逐渐形成的。因医家的学术主张或学术观点不同,研究的角度、方法与手段的不同,以及研究者的哲学观念、所处地域环境的不同而有所不同的学术见解和医疗方式,慢慢地就形成了各种学派。中医学派是由于师承不同而形成的群体和派别,是中医发展中极为突出的医学现象。

在中医学发展史上曾出现过众多的学术流派,有力地推动了中医学术的发展与进步,使中医理论体系得以不断完善,临床疗效得以不断提高。一般来说,一个学派的形成应具备三项条件:一是有一个或几个有威望的学术领头人或宗师,如伤寒学派的宗师是张仲景,河间学派的宗师是刘河间等;二是有一部或数部反映这派观点的传世之作,并保持该学派的研究方法和学术风格,如医经学派以《内经》为主导著作,围绕脏腑经络、病因病机、养生、治则等展开研究;三是有一大批跟随宗师的弟子,他们本身也必须是具有一定学术水平的医学人才,例如易水学派的开山鼻祖是张元素,其弟子有李东垣、王好古等人。据《汉书·艺文志》载,同一《内经》与《外经》,却有黄帝、扁鹊、白氏三家的派别。《曲礼》孔颖达疏所言:"医不三世,不服其药。"三世,指黄帝针灸、神农本草、素女脉诀。这是中医学最早的流派。徐灵胎《难经经释》言:"仓公氏以诊胜,仲景以方胜,华佗氏以针灸杂法胜。"[①]是以用为说。

中医有着深厚的文化底蕴,是中国优秀传统文化的一部分,在中医长期的发展与传承过程中,经过各个医家的潜心钻研和认真总结形成了各种医学流

---

① 〔清〕徐灵胎著.徐灵胎医学全书[M].太原:山西科学技术出版社,2014:1.

派,其中主要有以地方命名的流派、以著名医家命名的流派和以学术命名的医学流派三种。若根据地域的不同,可分为吴门医派、孟河医派、山阳医派、海派医学、湖湘中医、土家医学、钱塘医学等。根据学术命名的中医学派有伤寒、河间、易水、丹溪、攻邪、温补、温病七个医学流派。根据著名医家的名字又可以分刘河间学派、李东垣学派、张景岳学派、薛立斋学派、赵献可学派、李士材学派等。

(一)伤寒学派

伤寒学派主要研究探讨外感伤寒以及内伤杂病的诊疗规律,是以张仲景所著《伤寒杂病论》为基础,经过各代医家的不断补充和校正最后成名于世的学派。唐代孙思邈就曾通过对六经的分类而后采用"方证同条,比类相附"的方法,提出了桂枝汤、麻黄汤、青龙汤为治疗伤寒的三纲思想。还有宋金时期的王好古撰《阴证略例》,被称为打破伤寒与杂病的界限的第一人,并且扩大了六经的治疗范围。伤寒学派的发展比较久远,而且涌现出的著名医家也是比较多的,宋金以前就有伤寒八家——王叔和、孙思邈、韩祗和、朱肱、庞安时、许叔微、郭雍、成无己,并且在医学领域都各有建树,还有明清时期的伤寒三派医家纷纭。他们都提出了有创造性的医学理论和治疗方法,从人体阴阳、脉络虚实等方面进行了讨论研究,为伤寒学派的发展奠定了基础。

伤寒学派诸家以《伤寒论》为其学术研究的主要对象。《伤寒论》原名《伤寒杂病论》,为东汉医学家张机所著,成书于东汉末年。《伤寒杂病论》代表了东汉以前医学发展的最高水平。其特点是把医学理论和临床经验有机地结合起来,融理法方药为一体,从而确立了中医临床医学辨证论治的基本体系,为临床医学的发展奠定了基础,指明了方向。由于该书具有极高的临床指导价值,一经问世,立即受到人们的青睐,当时名医华佗就曾赞誉:"此真活人书也。"可惜的是,由于汉末战乱,该书问世后不久就散佚不全,未能广泛流传。直到晋·太医令王叔和通过收集整理,将其书中的伤寒部分的内容重加编次,名曰《伤寒论》,成为流传后世的唯一传本。后世医家所借以研究的正是经过了王叔和重编的《伤寒论》。也正是这一原因,导致了后世医家在《伤寒论》条文真伪问题上的长期争论成为学术研究中的一个重要方面。总之,伤寒学派诸家以研究张仲景的《伤寒论》为指归,各自从不同的角度用不同的方法进行研究和发挥,形成了阵容强大的伤寒学派。根据不同时期的学术研究特点,伤寒学派大致可分为宋金以前伤寒八家和明清时期伤寒三派。

1. 宋金以前伤寒八家

张仲景《伤寒论》自王叔和重编而流传后世,受到历代医家的普遍重视。从晋迄宋,研治伤寒卓有成就者约有八大家,他们是王叔和、孙思邈、韩祗和、朱肱、庞安时、许叔微、郭雍、成无己。兹分述如下:

(1)王叔和。字熙,晋太医令。其对已散失不全的《伤寒杂病论》进行收集整理和重新编次,使《伤寒论》得以保存并流传后世。其所整理的《伤寒论》传本为十卷二十二篇。一般认为,前三篇《辨脉法》《平脉法》《伤寒例》和后八篇即汗吐下可与不可诸篇,均为叔和所增的十篇,即《辨太阳病脉证并治上》到《辨阴阳易差后劳复病脉证并治》保留了仲景辨治伤寒的基本内容;其所增诸篇内容反映了叔和研究《伤寒论》的成果,可知其研究思路是从脉、证、病、治入手,尤其重视对脉诊的辨析和治法的宜忌。这在伤寒研究中是有其独到之处的。另外,其中《伤寒例》中对一些理论问题进行了探讨,如寒毒发病说,引《内经》以例伤寒三阴三阳,倡言风伤卫、寒伤营等,皆为首倡,并对后世学术研究起到了导向作用,产生了深远的影响。

(2)孙思邈。唐代著名医学家,著有《备急千金要方》《千金翼方》各三十卷。其研究伤寒的内容见于《千金翼方》的第九、十两卷中。孙氏创用了"方证同条,比类相附"的研究方法,以方为纲,归类相从,揭示了伤寒六经辨治的规律。例如,太阳病分为"用桂枝汤法""用麻黄汤法""用青龙汤法""用柴胡汤法""用承气汤法""用陷胸汤法"等。这种以方为纲、比附归类的研究方法开后世以方类证研究之先河,也为其他多种分类研究方法提供了借鉴。孙氏研究伤寒的另一重要观点是他特别推崇太阳病中桂枝、麻黄、青龙三法的运用,他说:"寻方大意,不过三种:一则桂枝,二则麻黄,三则青龙,凡疗伤寒,此之三方,不出之也。"[1]这一观点对后世医家产生了深远影响,明代方有执、喻嘉言推崇其说而发挥为"三纲鼎立"之说,成为错简重订派的主要学术观点之一。

(3)韩祗和。北宋医家,著《伤寒微旨论》,惜原本已佚。今有传本,系后人自《永乐大典》中辑出者。其析伤寒之病机为阳气内郁,治伤寒杂病于一炉,强调从脉证入手分辨,主张杂病证为先,脉为后;伤寒脉为先,证为后。主张师仲景之心法,而不泥论中之方药,故临证多自拟方。尤以依时令用药为特色,大致分立春以后至清明以前、清明以后至芒种以前、芒种以后至立秋以前三个阶

---

[1] 〔唐〕孙思邈著,高文柱主编.药王千金方[M].北京:华夏出版社,2004:909.

段。这种重视因时制宜的观点在诸家中颇为突出。

(4)朱肱。字翼中，自号无求子，曾任奉仪郎，故后人又多尊称为朱奉仪。北宋医家，著《南阳活人书》。其治伤寒，重视经络的作用，曾谓“治伤寒须先识经络，不识经络，触途冥行，不知邪气之所在。”[①]认为伤寒三阴三阳病即是人之足六经为病，主张从经络辨识病位，伤寒六经经络之辨自此倡言。其又注重病与证的鉴别诊断。主张“因名识证，因病识证”[②]，可谓是病与证结合辨析的首倡者。诊断强调脉与证合参以辨阴阳表里，方药研究则承袭孙思邈之法，以方汇证，颇切实用。

(5)庞安时。字安常，北宋医家，以善治伤寒闻名于江淮间，著《伤寒总病论》。阐发广义伤寒的病因为冬伤于寒毒杀厉之气，即病者为伤寒，不即病者寒毒藏于肌肤，至春发为温病，至夏发为暑病，至长夏发为湿病，遇八节可发为中风。此说系承袭《伤寒例》而发挥者。其又强调人的体质强弱、宿病之寒热、地域之南北高下、季节气候寒温对伤寒发病与转归的影响，颇具临床指导意义。其讨论天行温病为感受四时乖戾之气而发，具有流行性、传染性。其辨治既与伤寒大异，也不同于一般温病。其结合发病时节与证候，将天行温病按孙思邈《备急千金要方》中的命名分为五种，曰青筋牵、赤脉攒、黄肉随、白气狸、黑骨温，各系以主治方药，大率以清热解毒为法，重用石膏组方。虽其证治方药均取材于孙思邈《备急千金要方》，然其汇集成篇，以示有别于伤寒，亦属高人之见者，对后世余师愚治疫不无影响。

(6)许叔微。字知可，宋真州毗陵(今江苏武进)人，著《伤寒百证歌》《伤寒发微论》《伤寒九十论》等。其对于《伤寒论》的八纲辨证最有研究，主张以阴阳为纲，统领表里寒热虚实，并把六经分证和八纲辨证紧密地结合起来。其《百证歌》《发微论》均体现了这一思想。许氏对伤寒方证的临床应用十分娴熟，其《伤寒九十论》就是他临床应用仲景方的病案汇编，共收集其临床伤寒治验 9 例。其辨证、方治及论说皆本于《伤寒论》，颇具启发性。该书既是一部伤寒验案集，又是我国医学史上第一部医案专著，有一定学术价值。

(7)郭雍。字子和，河南洛阳人，著《伤寒补亡论》。其因《伤寒论》中方药有缺失，遂摭取后世方以弥补之。其所取以朱肱、庞安时、常器之三家为多，兼

① 〔宋〕朱肱著，唐迎雪等点校. 类证活人书[M]. 天津：天津科学技术出版社，2003：1.

② 〔宋〕朱肱著，唐迎雪等点校. 类证活人书[M]. 天津：天津科学技术出版社，2003：1.

取其长。朱、庞之书，世有传本，而常器之论著已佚，赖《补亡论》存其一二。常氏善守仲景方而活用之，对原论中未出方治诸条，常氏每取论中他方以补之，而颇切当。如"疮家身疼痛不可发汗"条，原论未出方治，常氏谓可与小柴胡汤；"太阳病吐之，反不恶寒，不欲近衣"条，常氏补以竹叶石膏汤。若非对《伤寒论》有深刻研究者，不能有此高见。郭氏收采世说以补亡，确有意义。

（8）成无己。金山东聊摄人，著《注解伤寒论》《伤寒明理论》。他是注解《伤寒论》的第一家，有首创之功。其注释的特点可概括为以经释论，即以《内经》《难经》的理论来解释《伤寒论》条文的机理。例如，他引证《灵枢·邪气脏腑病形》的"形寒饮冷则伤肺"来解释论中小青龙汤证外寒内饮的病机，故其注释水平较高。他还特别重视对伤寒症状的鉴别，所著《伤寒明理论》就是一部关于伤寒临床症状鉴别诊断的专著，列举《伤寒论》中五十个常见的主要症状进行类症鉴别，如发热、寒热、潮热、烦躁四者的异同、四逆和厥冷的鉴别等，其于定体、分形、析证、明理四方面详加辨析，颇有独到见解。

从晋唐至两宋研治伤寒者不下数十家，举以上八家为其代表，各从不同角度阐发《伤寒论》的辨证论治精神，他们的学术成就对后世治伤寒诸家有很大影响。至此，伤寒学派已粗具规模，成为我国医学史上形成较早的一个学术流派。

2.明清伤寒三派

宋金以前伤寒诸家治伤寒各擅其长而无争鸣。自明代方有执倡言错简，实施重订，方启后世伤寒学术争鸣之端。至清代诸家各张其说，由争鸣而渐次形成伤寒内部不同的学术流派，即错简重订派、维护旧论派和辨证论治派。

（1）错简重订派。认为世传本《伤寒论》有错简，主张考订重辑的观点首先为明末方有执所提出，清初喻嘉言大力倡导之。而后从其说者甚众，形成错简重订一派。

方有执，字中行，明安徽歙县人，著《伤寒论条辨》。其云："曰伤寒论者，仲景之遗书也。"[①]其所重订，削去《伤寒例》，将《辨脉法》《平脉法》合二为一，并移至篇末；对六经证治诸篇大加改订，把太阳病三篇分别更名为《卫中风》《营伤寒》《营卫俱中伤风寒》，将桂枝汤证及其相关条文共 66 条、20 方列入《卫中风》，麻黄汤证及其相关条文共 57 条、32 方列入《营伤寒》，青龙汤证及其相关条文共 38 条、18 方列入《营卫俱中伤风寒》。六经之外，另增《辨温病、风温、

---

① 〔明〕方有执撰.伤寒论条辨［M］.太原:山西科学技术出版社,2009:1.

杂病脉证并治篇》,共计20条、3方。以为如此便基本恢复了叔和所诠次之《伤寒论》原貌。

喻昌,字嘉言,江西南昌人,清初医学三大家之一,著《尚论张仲景伤寒论重编三百九十七法》。其赞赏方有执错简重订的观点,并发挥为三纲鼎立之说,即四时外感以冬月伤寒为大纲,伤寒六经以太阳经为大纲,太阳经以风伤卫、寒伤营、风寒两伤营卫为大纲。以此三纲订正仲景《伤寒论》为397法、113方。其《尚论篇》虽保留叔和之《伤寒例》,但其意在驳斥其非;对成无己之校注亦大加批评。喻氏之论,与方有执尊重王叔和,含蓄地批评后世注家的做法自是不同,以致后来从其说者无不攻击王叔和,批驳成无己,喻氏可谓始作俑者。

主张错简重订的其他医家还有张璐、吴仪洛、吴谦、程应旄、章楠、周扬俊、黄元御等人。总之,错简重订之说,自方、喻倡之,附和者众,故而成派。诸家以错简为由,行重订之实。其所重订,大多围绕风寒中伤营卫之说为辨,在一定程度上揭示了仲景伤寒六经辨证论治的规律性。该派医家思想活跃,不囿于旧说,有一定创新精神,为伤寒研究注入新风,固为可嘉。然而,若过分强调以恢复《伤寒论》旧貌为目的,则不免有强加于古人之嫌了。

(2)维护旧论派。同讥讽王叔和、批评成无己的错简重订派诸家相反,维护旧论诸家对王叔和编次的《伤寒论》和成无己首注的《伤寒论》持基本肯定和褒扬的态度。认为王叔和编次《伤寒论》使之流传后世有功于仲景;成无己首注《伤寒论》,引经析奥,为后世诸注家所不及。因此,世传本《伤寒论》的内容不能随便改动。尤其是《伤寒论》中十篇即六经证治部分并无错简,无须重订。只可依照原文研究阐发,才能明其大意。主张仿照治经学的章句法进行注释,故称维护旧论派。该派代表医家有张遂辰、张志聪、张锡驹、陈修园等。

张遂辰,字卿子,明末仁和县人,著《伤寒论参注》。他认为,王叔和所编次的《伤寒论》虽卷数略有出入,但内容仍是长沙之旧;成无己对旧本全文加以注释,其"引经析义,诸家莫能胜之"。故其《伤寒论参注》,悉依成氏注本的篇卷次第,并成氏注文,一仍其旧,并选择性地增列了后世医家如朱肱、许叔微、王潜善、张洁古、庞安时、李杲、朱震亨、王安道、王三阳、王肯堂诸家之说。名曰《参注》,良有以也。在伤寒诸家中,张氏可谓是尊王赞成之最为旗帜鲜明者。

张志聪,字隐庵,清钱塘人。为张遂辰之高足,著《伤寒论宗印》和《伤寒论集注》。其承师说,认为《伤寒论》传本之条文编次不但没有错简,而且义理条贯,毫无阙漏。故就其原本"汇节分章",然后"节解句释,阐幽发微",如此则"理明义尽,至当不移"。此即所谓章句法,成为维护旧论的有力武器。但其认为《伤寒例》确属王叔和所作,初稿附于论末,后竟删之,并将《辨脉法》《平脉法》置于论末,是与其师不同处。张氏对方、喻等人的三纲鼎立说大加反对,对成无己的某些注释也表示了不同见解。其首倡六经气化说,主张以五运六气、标本中气之理来理解伤寒六经的生理病理,认为伤寒三阴三阳之病,多是人体六气之化,而人体六气之化,"本于司天在泉、五运六气之旨"。自此,六经气化说成为伤寒六经研究的一个重要内容。

陈念祖,字修园,清福建长乐人,著《伤寒论浅注》《伤寒真方歌括》《长沙方歌括》《伤寒医诀串解》等。他是继钱塘二张之后,力主维护旧论、反对错简的医家中影响最大的一家,成为维护旧论派的中坚。并悉依隐庵所分章节,定为397法,自《太阳篇》至《劳复篇》10篇。节本《伤寒论》,自此风行。其对二张从运气阐发六经之理,颇为赞赏。

(3)辨证论治派。明清时期伤寒学派诸家中,有一些医家着眼于张仲景《伤寒论》辨证论治规律的探讨和发挥。他们对错简重订和维护旧论的观点均持反对意见,认为不必在孰为仲景原著、孰为叔和所增这一问题上争论不休,而应当在发扬仲景心法上下功夫。这些医家从不同的角度用不同的方法研究《伤寒论》,形成了伤寒学术研究中的辨证论治派。根据其研究特点,大致可分为以柯琴、徐大椿为代表的以方类证派,以尤怡、钱潢为代表的以法类证派和以陈修园、包诚为代表的分经审证派。

①以方类证:以方类证的方法导源于唐代孙思邈的方证同条、比类相附,宋代朱肱亦曾用此法进行方证研究,至清代则有柯琴、徐大椿进行以方类证研究,亦卓有成就。

柯琴,宇韵伯,清浙江慈溪人,著《伤寒论注》《伤寒论翼》《伤寒附翼》,三书合称《伤寒来苏集》。他根据《伤寒论》中原有桂枝证、柴胡证等语,提出了汤证的概念,即将某汤方的主治证称作某汤证,如桂枝汤证、麻黄汤证等,并采用以方类证的方法,汇集方证条文分属于六经篇中。如《太阳篇》汇集了桂枝汤、麻黄汤、葛根汤、青龙汤、五苓散、十枣汤、陷胸汤、泻心汤、抵当汤、火逆、痉暑湿共十一证类。桂枝汤证类则汇集桂枝汤脉证16条、桂枝汤坏证18条、桂枝疑似证1条,及与桂枝证相关的18方,如桂枝二麻黄一汤、桂枝加附子汤等。在六经研究上,以经界释六经,提出六经地面说:"凡风寒湿热,内伤外感,自表及里,有寒有热,或虚或实,无乎不包。"并据此而提出了六经为百病立法,指出:"伤寒杂病,治无二理,咸归六经节制。"这对于扩大六经辨证论治范围是很有意义的。

徐大椿,字灵胎,晚号洄溪老人,清江苏吴县人,著《伤寒论类方》。其穷研《伤寒论》数十年,结合临床实践,悟出仲景之辨证心法,"不类经而类方"。于是他大胆突破六经的束缚,把论中 113 方分作桂枝、麻黄、葛根、柴胡、栀子、承气、泻心、白虎、五苓、四逆、理中、杂方 12 类。除杂方外,12 类各有主方与其主治条文,次列与主方有关的加减方。如桂枝汤方类即以桂枝汤为主方,以桂枝为基础的加减方则列入桂枝加附子汤、桂枝加桂汤、桂枝去芍药汤、桂枝去芍药加附子汤、桂枝加厚朴杏子汤、小建中汤、桂枝新加汤、桂枝甘草汤、苓桂甘枣汤、桂枝麻黄各半汤、桂枝二麻黄一汤、桂枝二越婢一汤、桂枝去桂加茯苓白术汤、桂枝去芍药加蜀漆龙骨牡蛎救逆汤、桂枝甘草龙骨牡蛎汤、桂枝加葛根汤、桂枝加芍药汤、桂枝加大黄汤共 19 方。这种类方研究更适于临床应用。其类方虽未分经,但将六经主要脉证汇列于后,以便观览,并要求学者"熟记于心",是知徐氏并非轻视六经。柯、徐二人均以方类证,唯柯氏以方名证,证从经分;徐氏更侧重于类方研究,方不分经。

②以法类证:钱潢,一名虚白,字天来,清虞山人,著《伤寒论证治发明溯源集》。其以六经分证治法为指导思想,所归纳治法较为详细。如太阳中风证治分作中风正治、太阳坏病、中风失治、中风火劫、中风误吐、中风误汗、汗下颠倒、中风误下、中风蓄血九证。其在以法类证研究中吸收了方、喻的风伤卫、寒伤营、风寒两伤营卫的观点,故其《太阳上篇》为中风证治,《太阳中篇》为伤寒证治,《太阳下篇》为风寒两伤营卫证治。是承袭三纲学说而以法类证者。

尤怡,字在泾,别号饲鹤山人,清长洲人,著《伤寒贯珠集》。其治伤寒以突出治法研究为特点,三阳篇归纳为八法,曰正治法、权变法、斡旋法、救逆法、类病法、明辨法、杂治法和刺法。如太阳以麻黄、桂枝为正治法,以大小青龙、小建中、炙甘草及桂枝二麻黄一为权变法,以真武、四逆为斡旋法,以大小陷胸及诸泻心汤为救逆法。可知其所立治法均以其主证病机为针对。此外,太阳还有类病法,阳明又有明辨、杂治二法,少阳则有刺法,三阴经亦有表里温清诸法可辨。如此则一部《贯珠集》以治法提纲挈领,归于一贯,颇受后人好评。尤怡与钱潢均注重《伤寒论》的治法研究,但钱潢墨守方、喻三纲之说,所立治法亦过细;尤怡则超脱方、喻之说,以治法为纲,统领病证、病机与方药,别具一格。

③分经审证:陈修园,为维护旧论的中坚。其对《伤寒论》的临床应用,采用分经审证的研究方法,益见其临床指导价值。如太阳病分作经证、腑证和变证。经证有虚实之分,虚者用桂枝汤,实者用麻黄汤;腑证有蓄水蓄血之异,蓄水证用五苓散,蓄血证用桃仁承气汤;变证有从阳从阴之化,阳虚者多从少阴寒化,用四逆汤、桂枝加附子汤,阴虚者多从阳明热化,用白虎加人参汤、承气汤之类。他认为阳明、少阳皆分经府,太阴有阴化、阳化,少阴有水化、火化,厥

阴有寒化、热化。如此分证,深得六经六气之旨,对于掌握六经病机、传变特点和证治规律极有帮助。

包诚,字兴言,清泾县人。著《伤寒审证表》,亦主张从六经审证。其将太阳经分作本病中风、本病伤寒、兼病、阳盛入腑、阴盛入脏、坏病、不治病七证;阳明经分作腑病连经、腑病、虚证、不治病四证;少阳经分作经病、本病、入阳明病、入三阴病、坏病五证;三阴经均有脏病连经、脏病两证,少阴、厥阴又各多出不治病一证。综其分证特点,经病主表,脏腑主里,腑病多实,脏病多虚而已。

陈、包二氏之分经审证俱从六经分证。唯陈氏融入六经气化之说,将深奥的理论落实到临床证治,实属难能可贵;包氏注重从经、腑、脏的传变上分辨表里虚实,亦切于临床实用。

总之,明清时期所形成的错简重订、维护旧论和辨证论治三个伤寒学术流派是伤寒诸家不同学术观点争鸣的结果。这种学术争鸣反映了伤寒学术研究的兴旺,也推动了伤寒学术研究的发展,促使伤寒学术研究逐步达到更高的水平。

(二)河间学派

河间学派主要治疗火热疾病,是刘完素在总结了《内经》热论等及《伤寒论》中的一些理论及治病思想后形成的学术思想和火热论等,他提出"六气皆从火化"之说,治疗应选用寒凉药物。《金史·本传》记载:"其法宗刘守真,用药多寒凉。"[①]其再传弟子朱丹溪,受火热论的启发,将其进一步发挥为"阳有余阴不足"之说,变六淫之火邪为内伤之火热,提出养阴泻火之法,河间学派变为了滋阴学说。此外还有穆大黄、马宗素,并有医著《三消论》《伤寒医鉴》等,对河间学派的发展都做出了巨大的贡献,是河间学派的著名医家。河间学派对中医的发展奠定了一定的理论基础。

(三)易水学派

易水学派主要针对"脏腑病机学说"分析疾病的过程,进而对症下药,是张元素通过对《内经》《难经》《中藏经》等著作中有关脏腑辨证的医学理论的总结,又吸收了《千金方》《小儿药证直诀》的脏腑辨证用药经验而开创的。他的"运气不齐,古今异轨,古方新病不相能"的观点对后世影响极其深远,也为易

---

① 〔元〕脱脱等撰.金史[M].北京:中华书局,1975:1881.

水学派的学术思想指明了方向,奠定了基础。后来的著名医家李杲,尽得张元素之学,在脏腑辨证学的基础上,进一步探讨了脾胃内伤病机,总结出"脾胃内伤,百病由生"的理论,并著有《脾胃论》《内外伤辨惑论》《兰室秘藏》,影响深远。随着易水学派的一步步发展,最后为温补学派的诞生奠定了基础。

(四)攻邪学派

攻邪主要强调治病应当以攻邪为主,强调攻法治疗,张从正认为风、火、湿、燥等皆为邪气,邪致体伤,除邪正安。张从正通过对《内经》和《伤寒论》的潜心研究,得出祛邪应该运用吐、汗、下三法,反对滥用补法进行治疗。他指出:"世人欲论治大病,舍汗、下、吐三法,其余何足言哉。"[①]所谓汗法,就是指凡能祛散外邪的一切方法,像解表的内服药物和灸、蒸、烙、按摩等外部治疗,这适用于邪气侵犯肌表,尚未深入时应用的治法;吐法是历来医家所运用的一种治法,《内经》《伤寒论》《千金方·风论》等中都有关于吐法的记载,张从正更是在吐法的基础上,用药多样,方法众多;下法适用于邪滞宿食,蕴结在胃脘以下。《儒门事亲》中就这样记载:"先论攻其邪,邪去而元气自复也。"[②]

(五)丹溪学派

丹溪学派以养阴为宗旨,强调保存阴气对人体健康的重要意义,其学术理论远超《内经》,近亦受河间火热理论影响,然丹溪学派侧重于阐述阴虚火旺之证,朱震亨为学派之倡导者。丹溪学派的形成和发展,有力地促进了中医学的繁荣和进步。

朱震亨,元著名医家,他认为肾精不足,相火易亢,是人体发病的关键,故尤重相火为病,大倡"阳有余阴不足论",治疗强调滋阴降火,而开后世滋阴法之先河,并擅长气、血、痰、郁等杂病的论治,说明河间之学传至震亨已渐变矣。传朱震亨学说的门人主要有赵道震、赵良仁、戴垚、戴思恭、王履、刘叔渊、刘纯等,最有成就者,当推戴思恭、王履,二者使丹溪学派的影响日益扩大。

赵道震,《定远县志》云:"凡轩岐以下诸书,靡不精究。受学丹溪,所造益深。洪武己巳,徙籍定远,活人颇多,未尝言利。"[③]可惜他的著作《伤寒类证》

---

① 〔金〕张从正撰,徐江雁,刘文礼校注.儒门事亲[M].郑州:河南科学技术出版社,2015:49.

② 〔金〕张从正撰,徐江雁,刘文礼校注.儒门事亲[M].郑州:河南科学技术出版社,2015:55.

③ 定远县地方志编纂委员会编.定远县志[M].合肥:黄山书社,1995.

未见有传本,其学术思想难以测知。

赵良仁,《苏州府志》云:"少试吏宪司,即弃去,从丹溪朱彦修学医,治疗多有奇效,名震浙东西。所著《医学宗旨》《金匮方衍义》并《丹溪药要》等书。"[①]《医学宗旨》《丹溪药要》两书均未见,《金匮方衍义》亦未能详刊,至康熙朝经周扬俊补注,名为《金匮玉函经二注》,之后始有传本。该书系研究仲景学说的专著。

戴垚,以母病死于庸医之手而弃儒从医,率子戴思恭徒步至义乌,受业于朱震亨,"当时游丹溪之门者,弟子颇多,惟元礼父子最得其传"[②]。

戴思恭,明医家,丹溪之得意高足,著有《推求师意》《证治要诀》等书,畅发其师的"阳有余阴不足论"及论治杂病的心法。他所发挥的气血盛衰论发展了丹溪乃至河间研究火热的学术思想,对后来汪机的学术观点产生了很大的影响。

王履,明医家,著有《医经溯洄集》等书。《明史列朝诗集》载:"精医药,从金华朱彦修游,尽得其传。"[③]其学一本丹溪,"起度量,立规矩,称权衡,必也《素》《难》诸经"之说,于《内经》《难经》理论多有独到见解,并倡伤寒温暑为治不同论,充实河间火热论的观点。

刘叔渊,明医家。其子刘纯(字宗厚)著《医经小学》序云:"昔丹溪朱先生以医鸣江左,家君亲从之游,领其心授。纯生晚学陋,承亲之训有年矣。"[④]惜刘叔渊之学不传,唯从刘纯著作中见之。刘纯之作尚有《玉机微义》一书。私淑朱震亨,竞传其学的,则有汪机、王纶、虞抟、徐彦纯等,尤以汪机、王纶成就最著。

汪机,明代医家。著有《石山医案》等,其学源于朱震亨,并受到戴思恭的影响。但倡卫有余营不足论,谓卫有余而不待于补,营不足则以参、芪补之,实与朱震亨泻火养阴之旨面目全非。

王纶,明代医家。明代浙江慈溪人,著有《明医杂著》一书。其传丹溪之学,强调补阴,尤对丹溪论治杂病的心法体会深刻,强调"气、血、痰三病,多有兼郁者,有郁久而生病,或久病而生郁,或误药杂乱而成郁"[⑤]。

---

①　〔清〕李铭皖等纂修.苏州府志[M].南京:江苏科学技术出版社,1985.

②　黄三元编著.中国历代名医列传[M].八德教育文化出版社,1981.

③　〔元〕朱丹溪撰,田思胜校注.丹溪心法[M].北京:中国中医药出版社,2008.

④　鲁兆麟,陈大舜主编.中医各家学说[M].北京:中国协和医科大学出版社,2000:15.

⑤　〔明〕王纶撰,沈凤阁点校.明医杂著[M].北京:人民卫生出版社,1995.

虞抟,明代医家。明代浙江义乌人。其曾叔祖虞诚斋"与丹溪生同世,居同乡,于是获沾亲炙之化,亦以其术鸣于世"。遂世代相传,皆以丹溪为宗,其亦"承祖父之家学,私淑丹溪之遗风"①,对丹溪杂病心法理解较深,在所著《医学正传》的各个病证里,都列有"丹溪要语""丹溪心法""丹溪活套"等内容。此外,对丹溪的"阳有余阴不足论",亦独具心得。

徐彦纯,明代医家。杨士奇序《玉机微义》,谓其私淑朱彦修,著有《本草发挥》,又著《医学折衷》,言杂病证治,多采刘完素、张从正、朱震亨等诸家之说,经刘纯续编后,更名为《玉机微义》。

丹溪学术思想以养阴为主题,于气、血、痰、郁、火诸证的治疗亦多有发挥,每被后世奉为圭臬。丹溪学派的形成和发展,对其后的医学流派产生了深远的影响,所倡"相火论"成为后来温补学派诸家论命门之火的理论依据。温病学派诸家所采用的养阴、救液、填精诸法的确立亦受丹溪滋阴理论的影响。

(六)温补学派

继河间、丹溪之学广为传播之后,明代时医用药多偏执于苦寒,常损伤脾胃,克伐真阳,又形成了新的寒凉时弊。鉴于此,以薛己为先导的一些医家在继承东垣脾胃学说的基础上,进而探讨肾和命门病机,从阴阳水火不足的角度探讨脏腑虚损的病机与辨证治疗,建立了以温养补虚为临床特色的辨治虚损病证的系列方法,强调脾胃和肾命阳气对生命的主宰作用。在辨证论治方面,立足于先后天,或侧重脾胃,或侧重肾命,而善用甘温之味,后世称之为温补学派。代表医家有薛己、孙一奎、赵献可、张介宾、李中梓等。

薛己,明代医家。其学术思想悉以东垣脾胃内伤论为中心,强调"人以脾胃为本","胃为五脏本源,人身之根蒂","若脾胃一虚,则其他四脏俱无生气","人之胃气受伤,则虚证蜂起",②发挥了东垣"脾胃内伤,百病由生"的理论,更强调了脾胃内伤与虚证的关系。在治疗上统一以东垣补中益气汤,或出入于四君、六君之间。又主张若补脾不应,即求之于肾和命门之水火阴阳不足,若肾阴不足,用六味丸,壮水之主以制阳光;若命门相火不足,用八味丸,益火之源以消阴翳。此等理论实遥承于唐代王冰,而六味、八味之用又效法于宋代钱乙。其对肾命的认识虽未脱离《难经》左肾右命门之说,但其已明确指出"两尺各有阴阳,水火互相生化",故以六味、八味补之,使"阳旺则阴生","阴旺则阳

① 〔明〕虞抟原著,郭瑞华等点校.医学正传[M].北京:中医古籍出版社,2002.

② 〔明〕王纶撰,沈凤阁点校.明医杂著[M].北京:人民卫生出版社,1995.

化"。临床上崇尚温补,力戒苦寒,实为温补学派之先驱。

孙一奎,明代医家,著《赤水玄珠》《医旨绪余》等。其论命门学说的特点是综合《难经》关于命门和肾间动气理论,并融入《易经》中太极生阴阳的思想,阐发为动气命门说,即以命门为两肾间动气,为人身生生不息之根,并以命门动气说指导临床,突出表现在注重保护三焦元气,对虚损诸证,多从下元不足论治。自制壮元汤,配合东垣补中益气汤作为三焦元气不足之主方。此外,注意保护脾胃,也是孙氏的临床特点之一。

赵献可,明代医家,著《医贯》,阐发命门学说,自成一家言。其论命门,认为位居两肾之中,有位无形,为人身之君主之官,居于十二官之上,实为生命之主宰。曾云:"命门为十二经之主,肾无此则无以作强,而伎巧不出矣;膀胱无此则三焦之气不化,而水道不行矣;脾胃无此则不能蒸腐水谷,而五味不出矣;肝胆无此则将军无决断,而谋虑不出矣;大小肠无此则变化不行,而二便闭矣;心无此则神明昏,而万事不能应矣。"[①]以命门为君火,并居先天之水火。其临床治疗亦特别重视先天之水火,云:"先天水火,原属同宫,火以水为主,水以火为原。故取之阴者,火中求水,其精不竭;取之阳者,水中寻火,其明不息。斯大寒大热之病得以平矣。"[②]其所谓"火中求水",即用六味丸补水以配火,用治因真水不足所致之火有余证,壮水之主以制阳光;"水中寻火",乃用八味丸于水中补火,用治因真火不足而致的水有余证,益火之源以消阴翳。这大大推广了六味、八味的临床应用。

张介宾,明著名医家,著《景岳全书》《质疑录》《类经》等。张氏所论命门与赵献可略同。认为命门藏先天之水火,为元阴元阳所居之所,故"命门之水火为十二脏之化源,五脏之阴气非此不能滋,五脏之阳气非此不能发"[③]。五脏之功能必赖命门始能发挥正常。若命门之元阴、元阳亏损,则必变生脏腑阴阳虚损之病,所谓"火衰其本则阳虚之证迭出,水亏其源则阴虚之病迭出"[④]。创制左归、右归作为治疗命门先天水火不足的主方。大力倡导"阴阳相济",完善

---

①　赵献可编.医贯[M].北京:中国中医药出版社,2009.

②　赵献可编.医贯[M].北京:中国中医药出版社,2009:18.

③　〔明〕张介宾编著.类经附:类经图翼类经附翼[M].北京:中国中医药出版社,1997.

④　〔明〕张介宾编著.类经附:类经图翼类经附翼[M].北京:中国中医药出版社,1997.

了阴阳虚损治法。其阴阳理论的另一个重要观点是阳重于阴,反对朱丹溪的"阳常有余,阴常不足"论,针对性地提出"阳非有余"论,认为"天之大宝,只此一丸红日;人之大宝,只此一息真阳"①,为其温补学说奠定了理论基础。

李中梓,明医家,著《医宗必读》《内经知要》等。其学术思想宗东垣、立斋。明确提出先天之本在肾,后天之本在脾,脾有阴阳,肾分水火,宜平不宜偏,宜交不宜分,并表现出明显的重阳抑阴的倾向,尝谓:"气血俱要,而补气在补血之先;阴阳并需,而养阳在滋阴之上。"②其在临床上善于博采众家之长,持论公允,又多有创见,如擅长辨治寒热真假、实虚疑似之证,倡言"大实若羸状,至虚有盛候"③,颇具临床指导意义,为后世医家所称道。

温补学派诸家发展了易水学派的脏腑病机学说,既重视调理脾胃对于治疗内伤杂病的积极作用,又深入探讨了肾命门学说,从真阴元阳两个方面阐明了人体阴阳平衡的调节机制及其重要意义。对于命门的部位及其生理作用,提出了不少学术见解,有力地推动了中医学理论的发展。

温补学派的学术思想对后世临床各科及众多医家都产生了积极而深远的影响,追随之学者甚众,如士材之学一传沈朗仲、马元仪,再传尤在泾,他们继承了李中梓的学术观点并有所创新和发扬,均成为一代名医。又如清初之张璐,辨治杂病多取法于薛立斋、赵养葵、张景岳诸家方论,受温补学派的思想影响较深。再如高鼓峰、吕留良、董废翁等医家都不同程度地继承和发展了温补学派的学术思想。

(七)温病学派

温病学派是以研究外感温热病为中心课题的一个医学流派。这一学派在明清时期最盛于我国南方,在研究温热病的发生发展规律、病因病机及辨证论治等方面做出了巨大贡献,推动了中医学的发展。

明清之际,江浙一带温疫猖獗,促使诸家对温病进行研究,由此逐渐形成学派。该学派虽形成于明清,但早在《黄帝内经》中已有关于温病的记载,如《素问·生气通天论》:"冬伤于寒,春必病温。"④《素问·热论》:"凡病伤寒而

---

① 〔明〕张介宾编著.类经附:类经图翼类经附翼[M].北京:中国中医药出版社,1997.

② 〔明〕李中梓著,顾宏平校注.医宗必读[M].北京:中国中医药出版社,1998:7.

③ 〔明〕李中梓著,顾宏平校注.医宗必读[M].北京:中国中医药出版社,1998:7.

④ 林亿,高保衡,孙奇整理.黄帝内经素问[M].北京:人民卫生出版社,2012:14.

成温者,先夏至日者为病温,后夏至日者为病暑。"①《素问·刺法论》:"五疫之至,皆相染易,无问大小,病状相似。"②这些内容已涉及温病的各个方面。《难经》里亦载有一些论述温病的内容,如《五十八难》:"伤寒有五,有中风、有伤寒、有湿温、有热病、有温病。"③《伤寒论》明确指出:"太阳病,发热而渴,不恶寒者为温病,若发汗已,身灼热者,名风温。"④晋王叔和在《伤寒例》中阐发《内经》伏气温病说,云:"冬令严寒,万类深藏,君子固密,则不伤于寒,触冒之者,乃名伤寒耳……中而即病者,名曰伤寒;不即病者,寒毒藏于肌肤,至春变为温病,至夏变为暑病。暑病者,热极重于温也……从立春节后,其中无暴大寒,又不冰雪,而有人壮热为病者,此属春时阳气,发于冬时伏寒,变为温病。"⑤晋葛洪的《肘后备急方》收录了许多防治温病、温疫、温毒的简便药方,如太乙流金方、辟温病散等,并指出温病主要是感受疠气所致。隋巢元方在《诸病源候论》中列举了热病候 28 论、温病候 34 论、时气病候 43 论、疫疠病候 3 论,叙述了温热病的致病因素、病机原理及症状特点,提出温病、时气、疫疠皆"因岁时不和,温凉失节,人感乖戾之气而生病","病气转相染易,乃至灭门,延及外人"。⑥唐孙思邈的《千金方》亦收载了不少治疗和预防温病的有效方剂,及各名医论述温病的内容。北宋庞安时在《伤寒总病论》里亦着意发明温病,将其分为一般温病及天行温病两类,强调寒温分治,并具体论述了天行温病的病因、发病、证治、预防,指出天行温病与异气有关,既可即时而发,又可伏而后发,季节不同则证型不同、治法有别,但总以清热解毒、重用石膏为主。南宋朱肱的《南阳活人书》注重伤寒与温病的辨别,对多种温热病,如热病、中暑、温病、温疟、风温、温疫、湿温、温毒等进行了详细的阐述,在治疗上虽未跳出伤寒圈子,但也不墨守伤寒成方,而能灵活化裁、变动不拘。郭雍在《伤寒补亡论》中强调温病的病因不限于冬伤于寒,其云:"冬伤于寒,至春发者,谓之温病;冬不伤寒,而春自感风寒温气而病者,亦谓之温。"⑦以上诸家虽各有发挥,但多

---

①　林亿,高保衡,孙奇整理.黄帝内经素问[M].北京:人民卫生出版社,2012:127.

②　林亿,高保衡,孙奇整理.黄帝内经素问[M].北京:人民卫生出版社,2012:309.

③　〔战国〕扁鹊.难经[M].北京:学苑出版社,2014.

④　〔汉〕张仲景述,〔晋〕王叔和撰次,钱超尘,郝万山整理.伤寒论[M].北京:人民卫生出版社,2013:25.

⑤　王丙朴,庄著元,陆懋修校,世补斋医书续集伤寒论附馀伤寒例新注[M].上海:上海江东书局印行.

⑥　〔隋〕巢元方著.诸病源候论[M].北京:人民卫生出版社,1955.

⑦　〔宋〕郭雍撰,聂惠民点校.伤寒补亡论[M].北京:人民卫生出版社,1994.

是零散的认识与经验,仍未形成独立的体系而隶属于广义伤寒病。

金元以后,对温热病的研究有了较大的进展和突破。刘完素据《素问·热论》创立六气皆从火化的病机学说及辛凉甘寒解表的治疗原则,标志着外感温热病的治疗在理法方药诸方面开始自成体系,温热学说粗具规模,出现了"热病用河间"的局面。其后,元明之际的王履在《医经溯洄集》中进一步强调伤寒温病不可同治。明代汪机在《石山医案》中提出新感温病的概念。缪希雍在《先醒斋医学广笔记》里指出温疫邪气侵犯人体"必从口鼻"而入。凡此种种,充分说明明代以前中医学对温热病的认识虽不甚完善,但已具备了一定的水平,为清代温病学派的形成奠定了基础。

明末,我国温疫流行,极为猖獗,专门研究温病的著名医家不断涌现,温病学派遂应运而生。代表医家有吴有性、戴天章、余霖、叶桂、吴瑭、王士雄、薛雪等。

吴有性,明医家,著有《温疫论》。他对温疫病的致病因素、感受途径、侵犯部位、传变方式、临床表现、治疗方法等详加探究,指出温疫乃感天地之邪气所致,邪自口鼻而入,先伏于膜原,后传于表里,感之深者,中而即发,感之浅者,未能顿发,或由诱因,正气受伤,邪气始张,治疗总宜疏利膜原,表里分消,形成了一套比较完整的认识,自此温疫学说开始建立,并得到迅速发展。

戴天章,清代医家,著《广温疫论》。他十分推崇吴有性的《温疫论》,为推广吴氏之学,戴氏在吴有性所论的基础上,详尽论述了温疫的辨证与治法。在辨证方面,尤殚心于温疫病早期的鉴别诊断,提出辨气、辨色、辨舌、辨神、辨脉是识别温疫的五种大法。强调温疫汗不厌迟,下不厌早,清法贯穿始终,补法用于善后,表里寒热虚实并见或余热未尽,则用和法。可谓充实了吴有性的辨证论治思想。

余霖,清代医家,著《疫疹一得》。他就乾隆之际的温疫大流行阐发己见,认为该温疫的流行乃运气之淫热入胃,敷布于十二经脉所致,因而倡用石膏重剂泻诸经表里之热,实为补充了吴有性论温疫之未逮。制定名方清瘟败毒饮,为人所称道。

叶桂,清著名医家,著《温热论治》。创立温病卫气营血辨治大纲,他认为:"温邪上受,首先犯肺,逆传心包,肺主气属卫,心主血属营……卫之后方言气,营之后方言血。"[①]治疗宜"在卫汗之可也,到气才可清气,入营尤可透热转气,

---

① 　任应秋主编.中医各家学说[M].上海:上海科学技术出版社,1980.

入血则恐耗血动血,直需凉血散血"①,极大提高了河间学派对温热病的认识,使温热病形成了更为独立完整的体系,彻底从《伤寒论》中摆脱出来。此外,他还注重辨舌验齿和斑疹、白㾦的辨别,并作了具体阐述,丰富了温病诊断学的内容。叶氏因之成为这一时期的代表人物和温热学派的中坚。

薛雪,清医家,著《湿热条辨》。详细论述了湿热病的病因病机、发病特点、传变规律、临床证型、遣方用药,弥补了叶氏详论温热、略论湿热的不足。自此,温热学说与温疫学说均日臻完善,温病学派发展到鼎盛时期。

吴瑭,清医家,著《温病条辨》。强调以上中下三焦为纲统论温热、湿热与温疫,充实了温病清热养阴的治疗大法,并组成银翘、桑菊等方,进一步发展和提高了叶氏的理论。

王士雄,清医家,著《温热经纬》。集前人之大成,对温病学进行了一次史无前例的大总结。另外,其对暑邪、伏气温病,顺传逆传及霍乱病等均作了深入的阐发,纠正了前人的谬误,补充了前人之未及。对暑、湿、火三气辨证尤多发挥。

清代末年,南方诸医家对温病的研究仍方兴未艾,浦城雷丰反对吴有性、吴瑭温瘟不分的模糊认识,撰《时病论》专论非疫性外感病,包括风热、伤暑、冒暑、中暑、暑温、疰夏、热病、湿热、湿温、秋燥、冬温、春温、风温、温毒、伏暑等十余种新感及伏气温病,对其病因、病理、证候特点、立法方药详加论述,颇为实用。此外,江阴柳宝诒针对"重新感,轻伏邪"的时弊,撰《温热逢源》详论伏气温病,强调伏邪为病颇多,致病较重,治疗宜以清泄里热为主,兼顾温肾育阴,疏解新邪。

总之,温病学派是在历代医家研究外感温热病的基础上形成的,经过明清两代而逐渐发展成熟,在其形成发展过程中,又分为二个派系,一为温疫学派,二为温热学派。温疫学派以吴有性、戴天章、余师愚为代表,以探讨温疫病见长,为温疫学说的创立与完善做出了巨大的贡献。温热学派以叶桂、薛雪、吴瑭、王士雄四大家为代表,研究普通温热病(包括湿热病)的发生发展证治规律,具有更为广泛的意义,为温热学说的成熟做出了卓越的贡献。

温疫学派和温热学派在促使外感热性病脱离《伤寒论》的束缚而自成体系方面,发挥了重要的作用,对中医学的发展产生了极其深远的影响。

以上关于学术流派的论述,有利于我们对历代各家学说有一个系统的认识。但是,医家与学派之间的关系是错综复杂的,很多著名的医家都博览群

---

① 任应秋主编.中医各家学说[M].上海:上海科学技术出版社,1980.

书,擅学众长,虽在医学某些问题上有独到之见,卓然自成一家,但其专长并不局限于一方面,往往还有其他方面的重要贡献,故本章节的编写是以"家"为主,既可比较全面地介绍该医家的各种专长,而不致有所遗漏,同时亦如实介绍其有关学派的沿革概况。这样,有助于了解每个医家学术经验的全貌,而免以偏概全之弊。

这七大中医学流派,开启了中医的各个方面的研究与治疗,清晰地展示了我国中医的发展过程和传承,不仅是医学界的一个宝贵的文化遗产和历史见证,更是我国文化的一颗璀璨明珠。中医的很多医家至今仍名扬四海且永垂史册,很多中医理论和治疗方法至今仍广为应用。对后世贡献无论在医学界,还是在文化界都是不可磨灭的。

第二节　不同地域医学流派的特点

地域医学有文化特质、自然特质,但其核心是体质病理特质。体质是先天禀赋、后天调养及自然和社会环境综合影响的结果,长期居住地的地理和生活习俗是其中重要的因素。岭南特有的气候风土,就塑造出当地人群特定的生理病理性质特点。地域医学的任务,就是要精细辨证体质病理的细微差别,在中医共通的理法之下,用有特色的方药来取得更好疗效。

一、新安医派

(一)新安医学流派的形成

新安医学发源于新安江流域的古徽州地区,肇始于南宋,鼎盛于明清,迄今已有1 000多年的历史,至今对中医文化的发展依然发挥着重要作用。近十年来,对于新安医学文化特征的研究除了对新安医学的理论、临床、文献研究之外,还广泛涉猎政治、经济、教育以及文化的其他层面。1999年9月,安徽中医学院新安医学文化馆揭幕开馆,对新安医家医籍的一般概况、新安儒医群体、新安医家中供职御医情况、临床各科概况、主要学术流派、医学教育与普及、新安医学域外影响、新安医家的医德医风、新安医学目前研究概况等进行了全面的展示,促进了新安医学的全面传承。

关于新安医学流派的形成,有些学者指出其形成深受徽州儒家精神文化、徽州宗法制度文化以及徽商经济文化的影响。新安医学是不断丰富和发展起来的,新安医家将儒、易等学说援入医学,既发展了医学,又丰富了徽文化,新安儒医及其众多著作对中医学、徽州域外医学均产生了重要的影响。在其发展过程中,家族链的传承在新安医学的发展过程中发挥着相当重要的作用,严格的宗族制度为徽州医家家族链的稳固和发达提供了社会基础,将医技代代相传,形成了某些独具特色的医学专科。而且新安医学与徽商商业活动具有密不可分的互动关系,徽商形成的地缘是新安医学发展的基础,儒商文化是新安医学形成的条件,商与儒、新与旧思想的矛盾交流是新安医学的典型风格。

新安医学的传承授业方式对古今中医教育发挥着重要的作用,新安医学促进古代中医教育发展的特征表现在"医德""医链""著书""刻书"四个方面;促进现代中医教育发展的特征表现在中医专业本科教育的主干课程教材建设中,大量收载了新安医学的学术成就。关于新安医学的保护,主要围绕新安医学的非物质文化遗产特征,具体表现为特定的区域认同性、突出的文化表现形式、不断创新的传统知识体系等。

诞生于徽州大地的新安医学是明清时期中医学的代表,具有极其丰富的内涵和历久弥新的魅力,著名新安医家程国彭在《医学心悟》中提出医门八法的理论,指出"伤寒在表者可汗,在里者可下,其在半表半里者,唯有和之一法焉。仲景用小柴胡汤加减是已,然有当和不和以误人者,有不当和而以误人者,而当和而和,而不知寒热之多寡,禀质之虚实,脏腑之燥湿,邪气之虚并以误人者,是不可不辨也。"①将和法归纳为"有清而和者……有兼攻而和者,和之义则一,而和之法变化无穷焉。"②新安医家用药多中正平和,注意固本培元,调和气血和脾胃,重视阴阳的平衡。

新安医学作为中华文化的一部分,强调"仁""道义教化""修德敬德"致中和的思想,强调人事与物事各自以及相互之间的肯定性,或者具有积极意义的"构成为一体"的"生成"性质,强调人与事的分寸、尺度和"火候"的适宜性。就自然主义的精神而言,新安医学重视人以自身的养生智慧和天地一体的宏大生命态度生活于世界上,新安医学文化充分体现了仁爱诚信、乐善好施、重义轻利的和谐思想。如屯溪老街"同德仁"是一家制售中药的百年老店,过去该

---

① 〔清〕程国彭著,孙玉霞等解析.医学心悟通解[M].西安:三秦出版社,2005:21.

② 〔清〕程国彭著,孙玉霞等解析.医学心悟通解[M].西安:三秦出版社,2005:21.

店为保证药材的绝对货真价实,每年专派经验丰富的老职工前往名贵药材原产地收购原料。在中药炮制方面,更是遵守操作程序,严格把关,从不马虎。据载,在加工特色名药"百补全鹿丸"时,该店每临秋末冬初,都要举行"虔修仙鹿"仪式,即在抬鹿披彩游街之后,让众人现场监督鹿丸制作的全过程[①]。

新安医学是中国传统医学中文化底蕴深厚、流派色彩明显、学术成就突出、历史影响深远的重要研究领域,是徽学研究的重要组成部分。明清之际,尤其是明中叶之后,我国科学技术发展缓慢,随着西方近代科学的兴起,中国科技保持千年之久的优势地位不复存在,反而渐渐落伍。可此时徽州新安一带的科技发展却呈现空前的繁荣景象,其中新安医学的区域优势显得尤为突出,成为徽州文化的一个亮点,因此新安医学的成就和特色格外受人关注。

(二)新安医学的主要特色

1.继承与创新的有机统一与结合

新安医学对中医理论的创新、对经典医著的订正注释、对中医诊断学的研究、对医籍的整理编纂和刊行都做出了重要贡献,在中国医药学发展史上留下了光辉的一页。首先,新安医学理论创新十分活跃。新安医家在积累临床经验、探研中医学术的过程中,敢于突破,大胆创新,提出了一系列有科学价值、有重要影响的学术见解。如汪机融汇李朱之学而发明"营卫一气"说,提出了"调补气血,固本培元"的思想,开新安温补培元之先河;同时,在对传染病的诊治体验中,最先提出"新感温病""阴暑"说,而对后世医家认识温病病因和诊疗有着重要的影响;在外科上主张"以消为贵,以托为畏"。孙一奎临证对命门、相火、气、火概念提出新的见解,用"太极"对命门学说进行阐发,创"动气命门"说,揭开了命门学说指导临床的新篇章。吴澄专门研究虚损病证,创"外损致虚"说,与叶天士"养胃阴说"相得益彰。余国佩创"万病之源,燥湿为本"说,皆当时"医家病家从来未见未闻"之学术见解。郑梅涧创论治白喉"养阴清肺"说等,对明清以来整个中医学术的发展都起着重要的促进作用。新安医学的突出成就是在理论上开拓创新,在学术上争鸣活跃,立论领先医林。其次,新安医学在继承中有创新。新安医学的发明创新明显是建立在继承的基础上的,而在以继承为主要目的的典籍整理中也多有创新。新安医学崇尚经典,善于穷探医理,订正诠释经典,但师古而不泥古,在以继承为主要目的的经典医著

---

① 吴云霞.新安医学与"和"文化[J].中医药临床杂志,2010,22(4):356.

的订正注释过程中,也多有发明创新。在《内经》研究方面,新安医家著述很多,尤以明代吴崐的《素问吴注》、清代罗美的《内经博义》及胡澍的《素问校义》影响较大。其中胡澍《素问校义》用汉学训诂的校斠方法去发掘《内经》旨意,第一次系统地将小学方法引进医学,独树一帜。在《伤寒论》的研究方面,新安医家结合临床诊治提出很多独特见解,如明代的方有执(1523—1594 年)通过对伤寒热病的诊治和研究,大胆将《伤寒论》整移编次,辑成《伤寒论条辨》,增强了原书的系统性、条理性,从而创"错简重订"说,开《伤寒论》错简派之先河,揭开伤寒学派内部派系争鸣的序幕。王少峰以毕生精力,完成 70 万字巨著《伤寒从新》,对《伤寒论》进行了全面系统的注解,可谓《伤寒论》研究的集大成者。最后,新安医学在医学启蒙中不忘创新。新安医学在医药普及方面也做了大量工作,整理编纂和刊行了很多深入浅出的普及性医籍,他们在编撰整理医药启蒙读物中也不忘创新。如陈嘉谟(1468—1570 年)于 1561 年以对语写成《本草蒙荃》,是以韵语记药性,以便记诵的发端,利于初学;同时刊"徽派"炮制法,首次介绍了某些药物的特殊贮藏法等。江瓘(1503—1565 年)广泛收集古今名医治疗奇验之医案《名医类案》,是我国第一部研究医案的专辑。方广于 1535 年撰成《丹溪心法附余》,是研究丹溪学术思想的重要资料。徐春甫(1520—1569 年)于 1556 年著成《古今医统大全》等,在医理上有所阐发,内容丰富,很有参考价值。

2. 学派纷呈与和谐融通的有机统一与结合

新安医学名医云集,众多医家各抒己见,兼收并蓄,博采众长,形成了众多的学派。主要有:明代在朱丹溪养阴派影响下发展起来的,由汪机开创的"固本培元"派;明代方有执为代表的《伤寒论》"错简重订"派;清代郑梅涧为代表的"养阴清润"派;叶天士为代表的"时方轻灵"派;汪昂为代表的从事医学科学普及的"医学启蒙"派;以及经典注释家中的"改革创新派"。一些学术派别已成为当代中医各家学说的重要一支,是中医学宝库中不可分割的重要组成部分。各家学派异彩纷呈,绵延不绝,影响深远,正如王任之先生所说的:"新安医学有许多学派,各个学派都有特点和成就。"[①]"医之门户分于金元"[②],自"金元四大家"分说以来,中医学术争鸣异常活跃,各家学说异彩纷呈,往往各陈己

---

① 王任之著述,张文康(总)主编,王宏毅、王怀英编著. 中国百年百名中医临床家丛书王任之[M]. 北京:中国中医药出版社,2001.

② 朱建平、黄健著. 中国史话·医学史话[M]. 北京:社会科学文献出版社,2012:116.

见,甚至针尖对芒刺,互相对立,谁也说服不了谁。但新安医学有所不同,徽州讲究和谐,新安各学派之间相互沟通,取长补短,各学派中就很少有极端尖锐对立和冲突的观点,而是你中有我,我中有你,相互融通,互相学习,兼容并蓄。新安医学学派纷呈与交流融合的有机统一与结合,是新安医学显著不同于整体中医药学体系的一个重要特征。

3. 家族传承与学术传承的有机统一与结合

新安医学的教育、传承方式是家族传承、师承相授,且以家族传承为主。父子相袭、兄弟相授、祖孙相承、世代业医的"家族链"现象十分明显。有专家研究统计,自北宋以来,世医家传 3 代以上至 15 代乃至 30 多代的家传名医"家族链"有 52 家,记载名医 300 余人,许多名医世家传承至今。如南宋张扩(约 1058—1106 年),传医术于弟张挥及子张师益,张挥又传于子张彦仁,彦仁再传子张杲,3 代 5 人行医,可以说是徽州最早的医学世家。歙县黄氏妇科是徽州沿袭时间最长的医学世家,始于宋代黄孝通,宋孝宗时(1163—1189 年)为御赐"医博",擅妇科,为黄氏妇科之始祖;至今黄氏妇科传人仍在执医,已历800 余年,相继 25 代,人称"医博世家"。新安余氏余傅山、余午亭、余时雨、余小亭、余仰亭、余幼白、余士冕、余之携、余昭令等,是明清徽州最为著名的医学世家之一,沿袭 8 代不衰,代有名医。闻名全国的歙县郑村"南园、西园喉科",同样是家族世袭医业,有"一源双流"之称。清代康、乾时期,郑于丰(1692—1767 年)与其弟郑于藩(1694—1765 年)共同受业于江西南丰名医黄明生,康熙六十年(1721 年)兄弟分居,郑于丰居南园,世人称之为"南园喉科";郑于藩居西园,世人称之为"西园喉科",从此闻名于世。相传至今已历 12 代。吴山铺程氏伤科(又称黄源村伤科),始于清康熙年间程时彬、程时亨、程时中三兄弟。程时彬传子程士华,继传孙鹤生,曾孙永裕,相传 10 代,代不乏人。歙县的新安王氏医学始于王学健,他受业于清嘉道年间名医程敏之,子王心如、孙王养涵得其所传,王养涵传子王仲奇,至今相传 6 代,名医辈出,经久不衰。歙县蜀口曹氏外科,从清咸丰年间曹启梧开始,传子曹承隆,承隆传子崇竹、典成,子又传孙,历经 6 代 140 余年而不衰。此外,较著名的新安医学世家还有歙县殷世春内科世家,许豫和、程公礼儿科世家,澄塘吴氏医学、江氏妇科、正口妇科、野鸡坞外科、富堨内科、江村儿科,休宁的舟山唐氏内科、西门桥儿科、梅林江氏妇科,黟县的三都李氏内科等。医学世传、师承授受,由于临床早、临床多,耳濡目染,言传身教,传承完整,得到病家信任。家族传承心心相印,心契相合,有利于临床经验的积累,代代相传、代代累积有利于专科特色的形成,也有利于传统中医学术的继承和不断完善提高。新安医学的世医家族链实际上也就是新安医学学术链,家庭传承仅仅是外在形式,学术传承才是本质内容,学术传承是名医医家生命力之所在,没有学术上的传承与创新,所谓的家族传承就会成为空壳。新安医学家族链与学术链的统一是互相融合交织在一起的,家庭传承与学术传承是有机统一与结合的。

4. 以儒通医与融合道佛的有机统一与结合

"医而好儒,儒而兼医,亦儒亦医"是新安医家的一大特点。据有关专家文献统计研究,新安医家兼及研医者中,由儒而习医者占70%。不仅由儒入医、行医悬壶的医家多,而且亦仕亦医的太医亦众多。新安医家信奉儒学,习医行事"一以儒理为权衡"。不少大儒也对医学进行研究。新安医学以儒学为主,但并不排斥佛道。徽州集儒、道、佛人文盛景于一地,不仅有黄山白岳(即齐云山,是中国四大道教名山之一);又毗邻九华山,九华山是中国四大佛教名山之一。新安山水间佛教寺院众多,佛道氛围很浓厚,对医家的影响也很大。如石山学派在形成中"援道入医",孙一奎还热衷"外丹"之术。而且新安医家与道士、僧侣的关系之密切从九华山天台大师习医可见。新安医学作为徽州文化的重要组成部分,突出地体现了儒家这一主流文化和融儒释道于一体的程朱理学的精髓,具有积极向上而入世致用的精神,本身就具有强大的兼容性和渗透性。儒学为主、融合道佛、以儒通医与融合道佛的有机统一与结合,是新安医学的一个显著特征。

5. "地理新安"与"医学新安"的有机统一与结合

新安医学指的是以新安地区(即原徽州一府六邑)为核心的地域性综合性中医学术流派,它与其他区域性中医学术流派一样,由于区域的政治、经济、文化、地理位置等因素的作用和影响,新安医学在传承中医药学术过程中同样具有浓厚的地域色彩。然而,新安医学根植于本土"小新安"地域,同时作为祖国医学的典型代表和缩影,其学术理论和思想连续不断地向中华大地影响、辐射和延伸。明清新安医家以包括新安本地在内的整个江南地区以及京畿腹地为重要基地,近现代转移到以包括新安本地在内的江淮大地和京沪两地为重点舞台,从而在全国各地一定范围形成继承、研究并弘扬新安医学的学术氛围,由点及面逐渐形成了被全国中医药界同仁所认可的"大新安"中医药学术研究氛围。明清时期,中国的学术重心在江南,以苏、杭、徽三州为学术中心的苏中、浙中、新安三大中医流派呈三足鼎立之势,三地互相交融、融为一体,其中各家中医学派如伤寒派、温病派、温补派、经典校诂派等,其发端者或核心代表人物大多有新安人。这些流派的传承发展又是以新安及整个江南地区为大舞台,进而影响着整个中医学术界的。可以说在一定程度上,新安医学曾是主导全国中医学术主潮流的地域医学,也可以说,明清的江南地区其实就是新安医学学术交流互动的"大新安"场所。新安医学中的"地理新安"与"医学新安"在概念上是有差异的,"地理"学的概念是静态的、疆域明确的,我们可以称之为小新安;而"医学"如同江水一样是流动的,随着"江水"的流动,新安医学积极参与到整个中医药体系的大循环中,有着广泛的发展空间和研究意义,故而我们可以称之为"大新安"。"大、小新安"的互动融合,"地理新安"与"医学新安"的有机统一与结合,构成了融通流动性的新安医学学术体系。

6. 中医科学与徽学文化的有机统一与结合

中医药学是中华民族在繁衍发展过程中形成的独特医学科学体系,也是中华民族 5 000 多年积累下来的宝贵文化遗产。而从皖南古徽州这片文化土壤中生发出来的新安医学,不仅是中医药学的一个重要组成部分,也是徽学文化的重要组成部分,是中医药科学遗产与徽州学文化遗产的交汇点。通过新安医学这个交汇点,中医科学与徽学文化有机地统一结合起来了。2001 年 5 月江泽民同志视察黄山时,明确提出了徽州文化"五要素"的概念,即 C(文化)、B(贸易)、M(医学)、E(教育)、A(建筑),同时指出:"如此灿烂的文化,如此博大精深的文化,一定要世世代代传下去,让它永远立于世界文化之林。"新安医学作为明清时期中医药学发展的"硅谷",作为徽州文化五大要素之一,融于作为中华传统文化袖珍缩影的徽学文化之中[①]。

二、孟河医派

(一)孟河医派的形成

孟河医派是明末清初源自江苏常州孟河的一大地域性医学流派,逐渐形成以费、马、巢、丁四大家族为主的孟河医派,以其高深的学术造诣、丰富的临床经验逐渐影响全国,其学术思想相传至今已有 400 余年。近年来孟河医派的历史价值引起社会各界的重视,对孟河医派的研究逐渐形成一股热潮。2005 年 7 月,常州市中医药学会组织召开的"常州地区孟河医派再传弟子座

---

① 王键,郜峦,黄辉,等.新安医学的成就与特色[J].安徽中医学院学报,2009,28(1):6-9.

谈会"在文笔山庄举行,共同呼吁尽快抢救、保护、修缮并设立"孟河医派故居陈列室"。此后,关于孟河医派的学术研讨会和各种纪念活动在全国各地均有举行。2007年10月,常州市中医药学会在市卫生局的支持下成立了"孟河医派研究会",召开了孟河医派学术研讨会。2008年3月常州孟河医派传承学会筹备会议在上海召开。

关于孟河医派的成因,多数学者认为优异的地理位置、深厚的经济基础、丰富的自然资源是孟河医派孕育人才、吸引人才的有利条件和发展的基础。对孟河医派的研究,最具有代表性的是缪卫群通过广泛收集中国各大图书馆及欧洲、美国图书馆馆藏的有关孟河医学的著作、方志、家谱等资料,采访孟河医家的子孙、传人、学生或门徒200余人之后,对孟河医派的形成、发展、著名医家、学术特色以及学术传承进行全面整理,分析后指出孟河医派具有良好的传承,其学术思想在当今社会仍具有宽阔的发展空间。

孟河医派是明末清初源起于江苏常州孟河的一大医学流派,以费伯雄、马培之、巢崇山、丁甘仁四大医家为主要代表,其高深的学术造诣、丰富的临床经验、灵活的诊疗方法、显著的治疗效果及众多的名医名家,在我国近代中医药发展史上产生了较大影响。在全国诸多流派中,孟河医派以其传承脉络清晰、门人弟子众多、学术弘扬、薪火相传而独具特色。

(二)孟河医派的传承特色

1.择徒要求

孟河医派主张广开门户,收徒授业择徒没有家族、门户、见女不传、学术观点相异不传的偏见,其择徒范围不局限于家族内部,凡其他医派或名医的弟子只要自愿拜师者,均一视同仁。孟河医派各名家对学徒的选择均很严格,其择徒要求主要有品德、悟性、勤奋三个方面。

(1)择徒以德为先。中医历来以"人品端方,心术纯正"[①]作为择徒的首要条件。孟河医派名医费伯雄在《医方论》序言中指出:"欲救人而学医则可,欲谋利而学医则不可……医虽小道,而所系甚重,略一举手,人之生死因之,可不做乎哉!"[②]马培之在《医略存真》中说:"而古之以医比相者,又何其重视医也,非以人之疾病,生死所系,有不可丝毫苟且者乎?"[③]可见,孟河医派将治病救

① 〔清〕徐灵胎著.徐灵胎医学全书[M].太原:山西科学技术出版社,2014:123.
② 甄志亚主编.中国医学史[M].北京:人民卫生出版社,1991:478.
③ 张元凯等编纂.孟河四家医集[M].南京:江苏科学技术出版社,1985:396.

人作为从业品德,认为只有将治病救人作为己任者,才会有仁爱之心、慈悯之怀、欲济群生之志,如此才可以成为传承之人。而品德的考量,多从孝严慈、尊长者、悌兄弟、敬同道、助老弱、痛伤病、乐善事等诸象加以考察。

(2)择徒以悟为要。孟河医派名家对选徒的天资、悟性尤为重视。所谓悟性,是指分析和把握事物本质,悟出真谛的能力。悟性是先天具有的资质,也是后天发展的潜质。孟河医派认为,中医学术渊深,天机敏妙,非聪慧之人,难以精通其道,况医学中有诸多"口不能言""言不能谕"者,全靠心领神会,故天资是否聪慧,反应是否灵敏,判断是否准确,思维是否敏捷,均可作为悟性的评价。事实亦证明凡悟性好、聪慧过人者,多能继承和弘扬老师的学术思想,成就一番事业,成为一代名医。孟河医派名家费伯雄四岁能诵古诗,六岁入塾,聪慧过人,时称神童,长成,善天文,精技击,文章诗赋、琴棋书画,无不通晓,因淡于仕途,故中秀才后秉承家业,悉心钻研医学。未几名噪大江南北,有数百里外登门求治者,各地医家常来质难问疑,蔚然为东南重望,有"名士为名医"之称。

(3)择徒以勤为贵。孟河医派认为,如果说学徒的品德是根本,悟性是条件,那么勤奋就是成才的关键。中医传道五千载,典籍浩如烟海,汗牛充栋,医家穷其一生都难以遍览群书,况医道之理,非博不能通,非通不能精,非精不能专。所以孟河医派名家认为,只有勤奋好学,刻苦不懈并勇于实践者才可择其为徒。余听鸿早年为孟河天宝堂药店学徒,贾先生(孟河医派早期名家)见其聪颖好学,推荐给费兰泉,费兰泉考察以后,认为余听鸿仁心爱人,又聪颖好学,尤其令他高兴的是余听鸿勤苦耐劳,精勤不倦,甚为满意,当即将其收于门下,倾囊相传。余听鸿学成后悬壶常熟,擅长内外各科,尤擅治疗内科杂病,在当地有"余仙人"之称。

2.传承形式

孟河医派在传承形式上灵活多样,初期以师承教育为主,其后多采用师承与学校教育相结合的复合形式,另辅以函授教育、临证实习班、短期讲习班、专题讲座等多种灵活方式。

(1)师承教育。孟河医派的师承教育包括家传或师徒传授。师承一般经历发蒙—侍诊—试诊—行医—再学习这五个阶段。发蒙,是学习中医基础知识,背诵中医经典及方药,熟读医学著作,夯实中医基础的阶段。侍诊是跟随老师诊病的过程,学习老师如何问诊,如何辨证,如何处方用药,是了解中医如何治病,理论与临床初步结合的阶段。试诊是弟子独立诊断处方,老师修改分析,是运用中医理论及老师的学术经验指导临床实践的阶段。当老师授医已毕,弟子学有所成时,可独立行医,也是正式成为传承人的阶段。再学习有两种方式,一是传承人在行医中继续向老师请教,共同探讨问题;二是由老师推荐,拜另一位名师学习,拓展专科知识及技能。如丁甘仁发蒙于费氏门人,经老师推荐,又聆教于马培之、巢氏名医,在苏州行医期间,又精研吴门医派治温病的学术思想与临床经验,及至沪上,又从安徽伤寒经方名家汪莲石游,学习经方临床应用,终成一代大家。

(2)学院教育。丁甘仁在上海行医时对当时中医界的思想保守、医术秘而不宣等现象非常不满,认为这不利于中医人才的培养和学术的传承,于是联合同道夏应堂、谢观等筹资办学,于1916年筹办"上海中医专门学校",并于1917年7月正式开学,这是我国第一所由政府批准的民办中医高等教育学校。其后他又在友人帮助下先后成立沪南、沪北两所广益中医院,为在校学生提供临床实习基地。1946年学校被国民政府勒令停办。在办学29年中,共计毕业、肄业学生1 000余名,程门雪、黄文东、秦伯未、章次公等均为该校早期学生。1926年,王慎轩创办"苏州女科医社",后改名为"苏州国医学社""苏州国医专科学校",抗战爆发后,被迫停办。该校共培养学生800多人,傅方珍、陈丹华、郑绍先、胡念瑜等均出自该校。1927年,王一仁、许半龙、秦伯未、严苍山等人在章太炎资助下创办"上海中国医学院",后因财力有限,难以为继,由上海国医公会接办,至1939年停办。该校共培养学生近400名,任应秋、朱良春、颜德馨等均毕业于该校。1928年,徐衡之与陆渊雷、章次公等人联合创办"上海国医学院",后因日寇入侵而停办,五年中共培养学生近200名,谢诵穆、范行准、沈济仓、肖熙、陈恭炎等均出自该校。

(3)函授教育。孟河医派名家恽铁樵先生首次将中医教学与函授结合起来,通过函件的形式将授课内容寄给学生,学生通过自习掌握知识。1925年创办了"铁樵中医函授学校",当年即通函教授学员250名。是年秋,恽氏发表了《创刊函授学校宣言》,点明了其通函授学的目的与指导思想:"我所办函授医学则利在乡村,今之富贵人信任西医者多,西医亦能为富贵人尽力而乡村则苦于无良医,吾侪认定目标从乡村发展,不患无出路。"其后,接受通信讲习者多达600余人,学员遍及全国各地,南洋诸国亦有从学者。1928年,由于种种原因,铁樵函授中医学校曾一度停办。1933年,复经铁樵函授医学事务所重办,继续进行通函授学,求学者达300余人。经过恽氏的努力,铁樵函授中医学校成为近代中医教育史上以函授形式办学影响最大的中医学校,为中医发展培养了大批人才。

(4)其他形式。孟河医派传承形式多样,根据学生需求的不同,分别有临证实习班、短期讲习班以及专题讲座等方式。1927 年恽铁樵创办临证实习班,学员白天在诊所抄方,夜间上课,一周两次,采取"演讲"的形式,内容多为白天所诊病案,言语诙谐,逸趣横生,颇受学生欢迎。授课内容由学员记录,后由章巨膺编为《恽铁樵演讲录》。1936 年 4 月,又由章巨膺主办临证实习班,凡远途的学生短期集中学习,白天在门诊跟师临证,晚上专题讲座或疑难解答。为了夯实函授学员中医理论基础,定期举办经典理论的短期讲习班或专题讲座。

3.传承内涵

(1)厚基础,宽知识。孟河医派认为,中医古籍经典是中医理论体系的基石,也是中医理论的核心。凡学习中医者,如不熟读精研,则难明医术之理,难通医学之道,犹如无源之水,无本之木,难以担当治病救人的重任。故孟河医家在传承中注重基础理论的学习,要求弟子背诵经典著作及临床实用性强的医学专著、基础知识类书籍,如《内经》《难经》《伤寒论》《金匮要略》《温热论》《温病条辨》《脉经》《药性赋》《濒湖脉学》等。要求熟读具有代表性的医学著作如《备急千金要方》《医宗金鉴》《诸病源候论》《外台秘要》《证治准绳》《景岳全书》《东垣十书》等。对本流派前贤的精要也有具体要求,如精读《医醇剩义》,掌握其中费伯雄自制的二百余首方剂,并要精读理解《医方论》《医略存真》《马评证治全生集》《喉痧症治概要》及孟河医派名家医案。在夯实中医基础理论和继承孟河医派学术思想的同时,还要求弟子博览各家之说,撷取各家精华,融会贯通,验于临床。章次公先生尝说:"各家学说,互有短长,治学者不应厚此薄彼,能取长补短,其庶几矣!"除此之外,孟河医派对弟子宽知识的要求,还表现在对医易相通、医文相通的认识上。他们认为,中医理论的形成和发展受到中国传统文化的影响,中医学来源于古代哲学思想,故追本溯源,对中国传统文化的认识和研究有利于对医术、医道本质的把握和理解。故孟河医派名家鼓励弟子对易经、佛教、道教、儒家思想要有所理解和借鉴。其次,对中国传统文化中琴棋书画、戏剧技击、诗文金石等,亦要求弟子有所专长,以进一步修身养性,提高悟性。正如孟河医派名家裴沛然所称:"医学是小道,文化是大道;大道通,小道易通。"章次公认为:"为医者,仲景书固不可不读,而于历代各家医集,晚近中外科技书籍,以及其他小说笔记之类,凡有关医道者,胥应浏览,识见广邃,而后临床辨证论治,自可左右逢源,得心应手。"

(2)多技能,勤实践。孟河医派历来强调治病救人,疗效为先。认为疗效的提升,除需要理论根基深厚、勤于临床实践外,还当精专博通,既通晓全科,又精于专科;既辨证详明,又治法多样。因此,在传承中,要求弟子内外妇儿诸科知识均需通晓,并有所擅长;在临证中,要求弟子内服、外治、针刀、火灸多种治法均需掌握，并得心应手。如费伯雄长于内科，以擅治虚劳闻名，但观其医案，外科、眼科、喉科、皮肤科、妇儿科无不涉及，且造诣不凡，多金玉之言，善用食补，著有《食鉴本草》。马培之精擅外科，家传医术以外科为主，但他提倡"凡业疡科者必须先究内科"，自云"既求方脉而刀圭益精"，治疡病采用内服、外用加针刀并施，一病多法，一病多治，故而"以外科见长而以内科成名"①。光绪六年(1880 年)应诏入京视西太后疾，得御赐匾额"福"及"务存精要"。巢崇山、巢渭芳二人，一以擅用刀圭之术治肠痈，一以长于火针排脓治肠痈而分别闻名沪上、乡里，然从现存的医话、医案中，记载内科病案诸多，尤以伤寒治疗颇具特色，每多奇效。丁甘仁擅内科、精喉科，以善治喉痧闻名沪上，同时擅长外科手术，如用中式手术刀切开排脓，采用古法"火针"穿刺肿疡。孟河医派名家诸多治疗方法，也是传承弟子技能的主要内容，这些技能，必须反复实践方能掌握自如。

(3)发皇古义，融会新知。发皇古义，是指认真研究中医经典理论，继承并发扬中医传统理论的精髓。融会新知，是指在继承的基础上，不断吸收新知识、新技术，兼容融合，为我所用。具体在传承内涵上，有以下三个方面：

①师古不泥，取长纠偏。费伯雄指出："师古人之意，而不泥于古人之方，乃善学古人也。"所以遣方用药，并非照搬古方，而要根据病人病情、体质、时令节气、环境地域来加以调整，用其长而化其偏。如治气虚发热，神疲食少，师东垣温补之法，而不用"升""柴"升阳，自制和中养胃汤，用薄荷代升麻，再加茯苓、薏苡仁、砂仁等和中化湿安胃；治肾劳阴虚火旺，师丹溪滋阴之法，自制来苏汤，而不用"知""柏"泻火，以二地二冬二沙参等壮水之主以制阳光，以二芍清柔心肝，以杜仲、沙苑、磁石等益肾固精，更妙用莲子十粒安静上下君相之火而交心肾。

②衷中参西，中西汇通。孟河医派在坚持中医为体的基础上，主张吸纳现代医学知识和技术，为我所用。如丁甘仁认为："医为仁术，择善而从，不分畛域。""中医以气化擅胜，西医以迹象见长，论其理则中学至精，论其效则西医亦著。"②故在上海中医专门学校开设生理、解剖、传染病等西医科目。恽铁樵是中西医汇通的代表人物，他认为中医、西医是"根本不同方法之两种学说"③，

① 徐荣庆，周衍主编.清代名医医术荟萃[M].北京：中国医药科技出版社，1994：368.

② 张元凯等编纂.孟河四家医集[M].南京：江苏科学技术出版社，1985：1069.

③ 邓铁涛，程之范主编.中国医学通史·近代卷[M].北京：人民卫生出版社，2000：123.

中医自有其立足点,西医自有其长处。他主张吸取西医的实证方法,革新中医,创造出"较古人为精,视西人尤密"的新中医。章次公先生也是衷中参西的代表人物,他强调中西医"欲求融合,必求我之卓然自立"①,提出临床必须"双重诊断""一重治疗"。"双重诊断"即中医的辨证与西医的辨病相结合,治疗上也应治病与治证相结合,这样,疗效会优于单一的辨证用药;"一重治疗"是指不断挖掘发挥方药、针灸之长,彰显中医治疗特色,而非简单的"中药加西药"。

③博采诸家,自成新意。费伯雄认为,"学医而不读《灵》《素》,则不明经络,无以知治病之由;不读《伤寒》《金匮》,无以知立方之法,而无从施治;不读金元四大家,则无以通补泻温凉之用,而不知变化"②。章次公先生认为,"仲景之书,确是大经大法,有启迪后人的作用。清代叶天士等总结前人的理论与经验,阐发温病学正是对《伤寒论》的发展"③。故孟河医派在传承上要求弟子无门户之见,无派别之偏,广览博采,择善而从。在学校教育中,丁甘仁常聘用不同流派、不同学术见解的中医教育名家授课。同时,孟河各医家又注重对江湖铃医治病经验、民间单方验方的搜集整理,验之临床,并归纳总结,以传弟子,如费伯雄辑有《怪疾奇方》、马培之辑有《青囊秘传》、巢崇山辑有《千金珍秘》、丁甘仁辑有《丁甘仁家传珍方》。在博采的基础上,孟河医派要求弟子多思勤悟,触类旁通,自成新意。如丁甘仁融会伤寒与温病两大学说,形成了寒温融合的治疗风格;章次公精研方药,妙用虫类药,创立"护膜医疡"法治疗胃黏膜病;秦伯未融合前人多种辨证方法,创立十四纲辨证体系;邹云翔开创了肾脏病中医药辨治体系;徐衡之开创了血液病中医药辨治体系;朱良春、颜德馨中医药抗击"非典"、防治"禽流感"的经验,均为在继承中创新之例。

综上所述,孟河医派通过广开门户,严格择徒,保证了传人的可塑性;通过形式多样、实用灵活的传承方式,保证了传承的科学性和有效性;通过道术同授、理法共传的传承内涵,保证了传承的延续性和创新性特点,决定了孟河医派名医辈出,至今薪火相传,代代不熄。据不完全统计,世界各地现有孟河医派传人1 306人,常武地区有孟河医派传人269人。自清以来,在全国有一定影响的孟河医派名医达120余人,在各省市有一定影响的孟河医派名医有600余人,有八位医家先后成为"御医"或国家领导人保健医生。费伯雄、马培

---

① 谢海洲著,王世民,洪文旭等整理.谢海洲医学文集[M].北京:中医古籍出版社,2004:737.

② 裴沛然主编.中医名言辞典[M].长沙:湖南科学技术出版社,1992:720.

③ 朱良春等著.朱良春医集[M].长沙:湖南科学技术出版社,2006:408.

之、余听鸿、恽铁樵、谢利恒、丁甘仁、陆渊雷、秦伯未八位医家作为近代中医人物载入《中国医学通史》，成为孟河医派名垂青史之士。裘沛然、朱良春、颜正华、颜德馨、陆广莘五人荣获首届"国医大师"称号。因此对孟河医派传承规律的研究，对当今新一代名中医培养模式的探索具有重要的现实意义和借鉴作用[①]。

三、海派中医

"海派中医"是在清末民初的上海，滋生于"海派文化"的土壤，以一大批享誉海内外的名医群体为代表，中西医学交融并举，在一种特定地域环境下形成的医学文化现象。"海派中医"具有"开放、兼容、吸纳、变化"的鲜明特征，在近代中国医学史上，曾一度引领中医学术的发展，是当时全国中医界最繁荣、最活跃、最有创造力的部分。故以上海中药老字号中著名的"四大户""八大家"为例，诠释"海派中医"特色，对于我们认识"海派中医"，借鉴上海近代中药老字号的成功经验，启迪创新思维大有裨益，从而使我们能更好地发挥优势，促进中医药事业的发展。

"海派中医"在与"新安医学"、"岭南医学"、"闽南医学"等地域性医学研究的比较中，突显出一种风格和精神，蕴涵着丰富的技能和创意，展示出发展的趋势和方向，值得我们探讨和研究。同时，著称于上海近代的中药老字号，其"四大户""八大家"的发展历程，处处体现出"海派中医"的鲜明特征。

（一）"海派中医"的概念

曾几何时，"海派"成了"西化""崇洋媚外"的代名词，这种思潮同样波及中医界，一提"海派中医"好像就不是地道的中医，而是不中不西。尤其在十年动乱期间，"海派中医"在我国中医界一度成为贬义词。上海社会科学院副院长熊月之教授曾说："世人对海派的评论，是贬多褒少，骂多赞少，上海背负骂名几十年，也少有人出来回应辩护，从一个角度看，这种批评的自由是一种文化宽容和成熟的表现。"近年来，中科院院士汪品先先生等一批专家学者纷纷表示，要看到"海派"一词的正面意义。把"海派文化"正面的东西发扬出来，它就是面向世界、面向未来、打破传统的格局。社会的发展、时代的进步，为我们拨

---

① 张琪,曹震,周奇峰,等.孟河医派传承特色探析[J].江苏中医药,2010,42(12):1-4.

乱反正、还"海派中医"的本来面目提供了条件。那么,我们对自己的"海派中医"究竟应该如何认识呢?"海派中医"是一种"流派",是地域性医学,也是中医的一种文化。沪上名医裘沛然教授讲得好:"'海派'是'无派之大派'。"它海纳百川,包罗万象,各派均归于"海";它吸引各路英才,聚集上海,汇集成"大派";它学术"海量",吸收众长,堪称"海派"。上海著名中医专家严世芸称:"'海派中医'特征为'容',即容量、容纳、包容、兼容。它容纳全国中医贤才,使上海成为人才荟萃之地;它呈现学术兼容、流派纷呈的局面;它包容各种人才培养模式,即家传、师承、院校教育等模式,教育内容中西并举。"上海名医张云鹏称"吞吐造化"为"海派中医"的特征之一。即:容纳中西医学、广纳各地人才为"吞";向海内外辐射传播中医药学和输送中医药人才为"吐";在上海这块"海派文化"的土壤中,创新发展中医为"造化"等。名老中医们的真知灼见,已道出"海派中医"鲜明的特征。

(二)"海派中医"的特征

作为一种医学文化现象,"海派中医"具有"开放、兼容、吸纳、变化"的鲜明特征。首先从字意诠释:"海"之宏大而宽阔,汇流百川,意味着"开放""容纳";"海"又时而平静,时而波涛汹涌,则意味着"变化"。"派"指派别、流派,个性鲜明"独特";而"派"又有"派生"之意,意味着"变化"和"创新"。由此可见,"海派"体现的是一种"大气、兼容、变化"的特质,而"海派中医"正是指这种具有"海派"特质的医学现象。再从内涵诠释:主要体现在"代表人物"和"中心地位"两个方面。一方面近代"海派中医"的代表人物,归纳起来有四大特点:即"多种模式的中医教育,临床中西两法并举,吸纳新知之临床求变,思维活跃之敢为人先"。

1.多种模式的中医教育

有儿科名家徐小圃幼承庭训,尽得父教的单纯家传者;有伤科名家石筱山、外科名家顾伯华等人的先家传后院校教育者;有名医程门雪、章次公等人先院校教育后拜名师者;有儿科名家朱瑞群等人,本身家学渊源又上院校科班学习,毕业后再拜名师者。可谓模式不一、途径多样。既有家传,又有院校培养;既有流派的一技之长,又兼博采众长。

2.临床中西两法并举

周雪樵、蔡小香、丁福保、陆渊雷、章次公、祝味菊等上海近代中西汇通大家,先后受到洋务思想、变法维新思想、新文化运动科学思想等影响,提倡"发皇古义,融合新知"的治学理念、"崇古不泥,博采众方"的临床实践、"革故鼎新,中西汇通"的创新精神。因此,采用中西并举、中西两法兼施,使临床疗效得到显著提高。

3. 吸纳新知之临床求变

号称"祝附子"的祝味菊、善用虫类药的章次公等人,吸纳新知,临床求变。他们不拘泥刻板,或有异于前贤,或有悖于众说,大胆实践,勇于创新,使当时的中医文化一度呈现流派纷呈、学术争鸣的繁荣局面。

4. 思维活跃之敢为人先

百科相济,助医发展。如医文相融的有既是名医,又是《小说月报》主编、任职上海商务印书馆的恽铁樵;既是名医,又出版了30种著作,妙笔生花的陈存仁;既是名医,又是中医教育大家,创办了著名的上海中医专门学校、上海国医学院等机构的丁甘仁、陆渊雷、朱南山等,桃李满天下,为近代中医学的传承与发展做出了巨大的贡献。医工相济的有被誉为上海中药工业之先驱的李平书,还有医商相济、医艺相济的更是不胜枚举。他们办医院、办学校、办报社、办药厂、开药店,既是临床诊疗的名医,同时活跃在教育界、出版界、文学界、美术界以及商界、政界等方方面面。客观上形成多学科交融、多层次交叉、互为渗透与影响的状况,并由此激发了创造力,出现了许多"第一""首次""初创"。陈存仁编撰了第一部300多万字的《中国药学大辞典》,在抗日战争爆发之前就重印了27次,其学术价值、经济效益和社会效益都是国内第一。1949年5月上海解放之初,65岁的祝味菊草拟了《创建中医实验医院》的建议书,详细阐述了走中医现代化道路的问题和方法,对中医要走现代化道路的问题,倡议之早,全国第一。体现其内涵的另一方面表现为近代上海是"全国医学中心"。历史上的中国医学中心,自上古以来经历了一个从北向南的大迁移,元代是分界线。众所周知,元以前,中国医学中心一直在北方;元以后,医学中心移至江南,明代开始形成苏、浙、皖并盛的格局。温病学说、温补学派的出现,使新安、江浙等地方医学鼎盛与繁荣,昭示着江南医学中心的形成日渐成熟。因此,明清时期的江南医学中心应是近代"海派中医"形成的基础。

（三）上海中药老字号的"海派"特色

形成于近代上海的中药老字号,纵观它们的发展历史,均有着鲜明的"海派"特征。尤其是著名的"上海四大户"和"沪上八大家"。"四大户"即胡庆余、童涵春、蔡同德、雷允上;"八大家"是郁良心、奚良济、姜衍泽、王大吉、姚泰山、叶树德、叶天德、苏存德,以及徐重道、李众胜、冯存仁、虎标永安等中药老字号。这些中药老字号在上海近代中药店的发展史上,体现了"有容乃大、长袖善舞、敢为人先、追求质量"的"海派"特征。

1. 有容乃大

近代上海特殊的政治环境,吸引了大量外地中药店铺来上海发展并成为名店。除少量诞生在上海本土的药店,如上海川沙奚长生药店,上海中医伤科姜宾远开设的姜衍泽堂药店,"童涵春"的前身竺涵春药店,徐芝萱开设的徐重道药店等外,大多为来沪发展的外地药店。例如:在汉口开设后迁至上海的蔡同德堂药店;创设于苏州的雷允上诵芬堂药铺,后来到上海集资开设上海雷允上药店;创立于杭州的胡庆余堂雪记国药号,后于 1914 年在上海开设分店。蔡同德、雷允上、胡庆余与上海的童涵春合称为当时的"上海四大户"。另有名扬海外的仰光虎标永安堂药店、广东佛山李众胜堂药店、宁波冯存仁堂药店、吉林世一堂药店等,也纷纷携带各自的中药名品,来上海开设分店拓展业务。近代上海中药店铺的数量和中药业的繁荣在全国居领先地位。

2. 长袖善舞

近代上海特殊的经济环境有利于药店的发展。"上海四大户"童涵春、蔡同德、雷允上、胡庆余堂初期均为一开间的小药铺,很快发展为三开间五进的大药店或另立南号、北号、西号等分店。沪上徐重道药店在鼎盛时期开设了 16 家分店,其余 7 家同样发展很快。近代上海是远东第一经济中心,外滩耸立着英资、法资、日资、美资及本国的各大银行,金融交易所、华商证券交易所比比皆是,可谓是繁华至极。这为中药店的开办和发展提供了募股、借贷、投资经营等各种金融手段。外地的中药铺来上海后有了聚集资金的条件,大多建成大中型店铺(厂),由于其资力较雄厚,长袖善舞,易于取得发展,使近代上海在中成药制作和销售方面全国领先。

3. 敢为人先

近代上海中药店的业主眼界开阔,思维活跃,敢为人先。"徐重道药店"开店初期资金并不雄厚,但开设了许多分店。老板徐芝萱开分店的资金都是拿药店作抵押向银行贷款所得。开了一家又抵押一家,获得贷款再开新分店,如此周转。徐老板的大手笔,使其药店的规模迅速扩大,陆续开了 16 家分店,一时名声大振。徐芝萱的这种"负债经营"模式,在现代经营理念中,也不失为一种时尚。徐芝萱在行业中还首创"代客煎药"的业务,把饮片分两次煎成汁,将"头汁""二汁"分别灌入特制的小型保温瓶,由送药员骑着自行车挨户送到病人家中。店中三十多名送药员一律身穿印有"徐重道"招牌的背心,在全市的大街小巷穿行,无形中成为"活动广告"。此举让不少药店纷纷效仿。像这样的"首创""率先"的实例,在"四大户""八大家"中不胜枚举。

4. 追求质量

(1)药品质量——追求"品牌"效应。现知上海开业最早的中药店上海姜衍泽堂所制的"宝珍膏"(红布伤膏药)外用于扭伤、肌肉酸痛,效果上好;雷允上药店的"六神丸"其神效民间传颂;童涵春堂炮制加工的饮片质量上乘;早有"江南药王"之誉的胡庆余堂,自制的丸散膏丹及胶露油酒世人无不称好;蔡同德堂治癫狂症的"龙虎丸"、虎标永安堂的"万金油"、李众胜堂的保济丸等等均为优质品牌。

(2)管理质量——经营得法,宣传有方。善于经营管理,既经营饮片,又自制丸散膏丹,不少药店还兼营批发,自己养鹿、养蜂、制胶、制酒,甚至自办发电和印刷。资金充足的大店,精选地道药材,直接到产地大量购进,淡季进货大量存贮。管理上有一套好规章,财会制度严格,用人唯贤,奖罚分明。注重宣传,凡成功的药店无不想尽办法宣传自己及产品。胡庆余堂在这方面表现最为突出。该店每月初一、十五售药打折扣,以低利吸引顾客;在各地水陆码头赠药、宣传药效;在《申报》等报刊上连续刊登广告,并大批印刷该店《丸散全集》分送各界;对顾客不满意的药,收回赶制好药调换等,可说是极尽宣传推广之能事。

(3)服务质量——信誉第一,方便顾客。老字号中药店均为"信誉第一",胡庆余店堂高悬"言不二价,童叟无欺"的牌匾;许多药店明码标价,透明公开。服务态度好,对顾客服务热情周到。不少药店夜班售药,代煎送药,上门代煎,上门代制冬令补剂,代客加工切片,研粉制丸,办理邮购,请坐堂医生以方便病家就医,等等。"有容乃大,长袖善舞,敢为人先,追求质量"是近代上海中药老字号的四大特色,体现了"海派中医"的鲜明特征。正是这种"海派"特征,使近代上海的中药店较全国其他地区发展迅速,品牌迭出,名扬海外。今天,在实施中药现代化、国际化的进程中,继承和发扬"海派中医"特色,对于上海中药产业的创新发展,尤其是发扬中医"治未病"优势,加强预防中药领域的研究,具有重要的现实意义。现代上海作为国际大都市,其地理优势、经济地位、人文环境以及中医药自身发展规律的需求,决定了上海中医在疾病防治、养生保健、社区医疗等方面不同于我国其他地区。其国际性与时代性更为突出,辐射力与影响力更加强大,具有更高的现代研究价值。因此,保持和发挥"海派中医"特色,对于现代上海中医药学的发展与创新,辐射和带动江浙地区乃至影响全国中医药的发展,引领国际民族医药的融合与交流都将起到重要的推动作用。当前,上海中医的发展势头喜人:针刺麻醉的再度振兴,张江药谷名品迭出,中医科研日益规范,"三名"战略做精做强,社区中医药服务做实做深,"治未病"理论又拓展了新的应用空间等,都为强势推出"海派中医"研究提供了良好的大环境①。

四、岭南中医

"岭南医学"是指岭南地区的医药学,而约定俗成地又特指岭南的传统医药学,其历史文化不仅悠久、丰富,而且具有自己的特色、风格和优势。

中医药地域文化是当地人们在长期医疗实践中逐渐积累起来的一笔巨大的财富,它形式多样,内容丰富,且都利用自然优势,具有自己的鲜明特色,是地方人民中医药卫生保健的重要载体。从魏晋到南北朝,我国中原地区发生多次战乱,迫使人口大量南迁,随之带入先进的农业技术和科学文化,岭南得到第一次较大的开发。医学史上也首次出现了一批著名的人物,如开创我国脚气病防治学的先驱治法,善治脚气病的仰道人;原籍江苏,而载誉于岭南,著有名著《肘后备急方》的葛洪,以及其妻——擅长灸治的鲍姑等。岭南中医药在祖国医学发展史上有重要的地位,具有浓郁的地方特色。岭南中医地域文化具有传承性、地域性和开放性的特色。

(一)传承性

我国幅员辽阔,由于地理环境的差异和历史上开发的先后,各个地区的情况千差万别,中医药学的发展也表现出明显的不平衡性,岭南中医药学具有独特的地方与时代特色。岭南中医文化源远流长,流传于后世的医学典籍相当丰富。岭南中医文化是中国传统医学文化的重要组成部分。唐宋以来,中原文化与岭南特色互相结合,长江流域的医药技术被带入岭南,又促进了岭南中医药的发展。千余年来,岭南医家的学术思想先后受张仲景、叶天士、张景岳的影响很大,因而产生了不少伤寒、温病的名家,至清末演变为寒温两大派。又由于出现了刘昉、陈复正等,儿科学有了很大发展。诸如杂病、外科、骨伤科、眼喉科等则由于家传、师承而各有特长,成为岭南医派的组成部分。

---

① 陈沛沛,季伟苹."海派中医"特征及上海中药老字号[J].中医药文化,2007,2(6):27-29.

岭南属热带、亚热带气候,日照时间长,气温高,雨量充足,河流纵横,原始森林茂密,毒蛇猛兽和"瘴疠病毒"多。岭南许多医家结合本地区具体时宜、地宜,写下了不少富有地方特色的医学著作。如晋代岭南名医有支法存、葛洪、鲍姑、仰道人等,其中,葛洪的《抱朴子》《肘后备急方》等对化学、制药学的发展以及传染病的治疗有一定贡献;唐代则有李暄的《岭南脚气方》等;宋代人才辈出,医学典籍相当丰富,最为有名的是宋代陈昭遇编撰的《太平圣惠方》、刘昉编撰的《幼幼新书》,为岭南儿科的发展奠定了良好的基础,是岭南医学小儿科的开端;元代释继洪的《岭南卫生方》对岭南气候、地理与疾病关系有专门论述;清代何克谏的《生草药性备要》是继《本草纲目》后整理岭南民间草药的本草学著作,大多是《本草纲目》所未收载的,对岭南医学就地取材、药物研究及临床用药起到重要作用;还有岭南医家何梦瑶的《医碥》、程康圃的《儿科秘要》、萧步丹的《岭南采药录》、朱沛文的《华洋脏象约纂》等。岭南历代著名中医学家重视南方炎热多湿、地处卑下、植物繁茂、山岚瘴气、虫蛇侵袭等环境因素,着眼于南方多发、特有疾病的防治,勇于吸取民间经验和外来医学新知,充分利用本地药材尤其是草药及海洋药物资源,逐渐形成了一门有地域特点的医学。岭南中医药以研究生活在岭南这一特定地域中的人群的特定体质、卫生习俗及常见病、多发病为己任,广泛应用岭南地区的医药资源进行医疗和保健,成为中国传统医学中一个重要的学术流派。岭南历代医家努力继承和发展独特的中国传统医学,在不同的历史阶段都推动着中医科学的发展。据不完全统计,历代广东中医药图书有 295 种,现存有 93 种医著,内容涉及本草、方剂、伤寒金匮、温病、通论、临证各科、诊断、针灸、医案等,这些医著在岭南中医药地域文化发展史上都占有重要地位。

(二)地域性

岭南位于我国最南端,北枕五岭,南濒大海,主要包括广东、海南两省以及广西壮族自治区的一部分,属热带-亚热带气候。岭南境内地形复杂多样,有山地、丘陵及大小岛屿等,地势北高南低,南部临海,河流众多,雨量充沛,其自然气候、地理环境与我国其他地区有明显的差异。早在两千多年前的《素问·异法方宜论》就认识到"南方者,天地所长养,阳之所盛处也。其地下,水土弱,雾露所聚也"。根据中医"天人合一"的思想,长期生活在这种环境下的人群,生活习惯、人群体质的差异,导致疾病的发生和发展、临床证候和防治方法有其特殊性,形成了不同于其他地区的医家风格和医疗特色。

岭南医家遵循中医基本理论思想,着重研究本地区特殊的自然气候、地理环境、人群体质对疾病发生、发展的影响,研究因时、因地、因人制宜的治疗原则,从岭南地区实际出发,结合自己的临床经验,大胆创新,对本地区常见病、多发病的病因、病机、治则、方药、预防、调摄等都从不同的侧面提出个人见解,丰富和发展了岭南中医药。如宋代岭南医家陈昭遇编撰的《太平圣惠方》一书对岭南的气候、地理对疾病的影响已有了清楚的认识:"岭南土地卑湿,气候不同,夏则炎热郁蒸,冬则温暖无雪,风湿之气易伤人。"①元代岭南医家释继洪的《岭南卫生方》对岭南气候、地理与疾病关系有专门论述:"至岭南,见外方至者,病不虚日,虽居民亦鲜有不病者。因思岭以外号炎方,又濒海,气常燠而地多湿,与中州异。气燠故阳常泄,而患不降;地湿故阴常盛,而患不升。业医者,苟不察粤地山川窍发之异,有以夺阴阳运历之变,而徒治以中州常法,鲜有不失者。"②清代岭南医家何梦瑶的《医碥》一书对岭南地域的医疗特色也有记载:"岭南地卑土薄,土薄则阳气易泄,人居其地腠理汗出,气多上壅。地卑则潮湿特盛,晨夕昏雾,春夏淫雨,人多中湿,肢体重倦,病多上脘郁闷,胸中虚烦,腰膝疼痛,腿足寒厥。"③由此可见,历代许多岭南医著充分发扬了《内经》"因地制宜"理论思想,重视环境气候对人体质的影响,针对岭南人体质特点,提出对常见病、多发病的诊断和治疗的特色,充分体现了《内经》中"人与天相应"的理论及岭南中医文化的地域性。

岭南中医药地域文化是当地人民在长期的共同生活中逐渐形成的,它的形成得到了社会群体的一致认同。这不仅使岭南中医药地域文化具有了较强的稳定性,也使其地域文化能够以其特有方式对特定区域的人们在中医药卫生保健等方面受其影响,人们自觉或不自觉地遵循着这一共同的中医药卫生保健观念和行为模式。岭南地区的群众对中医药比较信赖,人们的保健意识很强,药膳知识及使用非常普及。他们将中药与食物相配伍,运用传统的饮食烹调技术和现代加工方法,制成色、香、味、形俱佳的,具有保健和治疗作用的食品。岭南地区的民间流传大量的药膳食谱,人们喜欢选用有药用价值的食物,或在汤、粥、饮料,甚至菜肴中加入某些药物,一年四季都有不同的药膳食谱。市面上药膳材料五花八门,十分丰富。很多药材和制作药膳的配料,在菜市场、杂货店都可买到。中医药膳养生保健的理念深入人心,岭南药膳方多数

① 王怀隐等编.太平圣惠方[M].北京:人民卫生出版社,1958.
② 〔宋〕李璆,〔宋〕张致远同辑,〔元〕释继洪纂修.100种珍本古医籍校注集成·岭南卫生方[M].北京:中医古籍出版社,2012.
③ 〔清〕何梦瑶撰,邓铁涛,刘纪莎点校.医碥[M].北京:人民卫生出版社,1994:580.

具有鲜明的岭南地区的地方特色,如除湿、治热气等,针对性强。如祛湿药膳有清热利湿的土茯苓苡仁粥、祛湿解毒的土茯苓煲龟汤、健脾渗湿的清补凉汤等。

岭南地区气候温和,雨量充沛,中药资源丰富。著名岭南凉茶以其"简、便、验、廉"在民间广为应用,在岭南人的卫生保健、防病治病方面起到了相当重要的作用。它是岭南人民根据本地的气候、水土特点,在长期预防疾病与保健的过程中以中医养生理论为指导,以中草药为基础,研制、总结出的一种具有清热解毒、生津止渴等功效的饮料。它综合民间验方发展而来,有特定的术语指导人们日常饮用。由于岭南地处沿海,属亚热带气候,湿气较重,在民众中,当自觉口苦咽干、发热咳嗽等"上火"症状,或全身倦怠无力等湿气重症状时,就会到药店配些凉茶回家煎服,或到凉茶专卖店饮凉茶。凉茶的品种繁多,针对不同的症状有不同的凉茶:如发热、微恶风寒、头痛、口干微渴、舌边尖红等表热证,需饮用含金银花、连翘等的凉茶;口燥咽干、五心烦热、盗汗等虚热证,需饮含沙参、玉竹、麦冬等中药制剂的凉茶。凉茶是中医文化的产物,岭南由于特殊的地理气候,人们利用简单有效的中药,通过简单的饮用方式,起到防治一些疾病的效果。凉茶是岭南地区中医药地域文化注重预防的体现。

(三)开放性

岭南地处我国南疆边陲,位于南海之滨,自古以来就是我国对外交流的窗口。历史上,岭南人不断向海外开拓,频繁的贸易交流和人口流动,使岭南中医药地域文化呈现出一种开放的文化态势。岭南靠海,南面与越南、马来西亚、印度尼西亚、菲律宾等国隔海相望,是我国通往东南亚、大洋洲、中近东和非洲等地区的最近出海处。我国的东南沿海地区面临广阔的海洋,自古以来就融合了东西方两种文化。岭南中医药地域文化在形成自身文化的同时,也受到外来文化的影响,同时也对周边的东南沿海的国家和地区的文化产生一定的影响。

岭南亚热带气候非常有利于中草药的繁育生长,使得"南药"成为岭南中医药地域文化重要组成部分,历经千年而不衰。中医文化是中华文明的瑰宝,中医文化所倡导的健康观以其内在的科学性,在新的时代条件下正显示出其强大的生命力和广阔的发展前景。岭南中医药地域文化中特有的中草药及其显著的疗效,在岭南地区以至邻近的东南亚国家均有很好的声誉,同时基于影响人类健康的自然气候、水文土质、医药资源等地理因素以及人群的体质、生活习俗、遗传谱系等血缘因素,香港、澳门特区以及泰国、马来西亚、新加坡等东南亚国家的中医药亦深受岭南中医药地域文化的影响。上述这些具有浓厚地方特色的防病治病的经验，都已收载在历代的中医药文献中。

岭南中医药地域文化重视岭南地区特产的药材和民间经验，主要是应用岭南地区的医药资源进行医疗和保健，成为中国传统医学文化中一个重要的组成部分。岭南，包括港澳地区的群众对中医文化比较信赖，煲药膳汤、喝凉茶，几千年来在岭南地区群众的生活中占有很重的分量。随着海外中医文化热的兴起，马来西亚、新加坡等东南亚的一些国家对岭南中医药地域文化的信赖有增无减，并且正日益受到世界各地人民的重视。当今岭南凉茶中医文化已走向世界，在国外的食品店作为辅助食物出售，或以饮料形式，摆上超级市场的货架。

岭南中医药地域文化的作用和价值体现在能解决临床的实际问题，显示其卓越的疗效，符合岭南地区人民健康保健的需求。在走向新世纪的今天，越来越多的中医药工作者重视弘扬岭南中医药地域文化的优秀传统，并以此为课题开展各种学术研究，这对于提高岭南中医药地域文化的学术水平，进一步丰富我国传统医学文化将起到积极的作用。

五、南冉北张

冉雪峰(1879—1963 年)与张锡纯(1860—1933 年)共同生活在民国的时间达 20 余年，虽然两人是否曾经谋面已经不得而知，但为"忘年交"却是有诸多资料能证实的。冉雪峰在创办湖北中医专门学校时曾虚心请教张锡纯如何办学，张先生在《医学衷中参西录·复冉雪峰问创建医学堂规则书》中记载了当年的回信。张锡纯在《论鼠疫之原因与治法》中引用了冉雪峰的学术经验。在张锡纯去世之前，嘱咐自己未完成学业的弟子，如果再想深造，就去拜冉雪峰为师，他可以指导大家最终成才。这几位弟子就是后来名重一方的中医张方舆、天津中医李宝稣和孙静明。1929 年，在反汪精卫政府取消中医案的运动中，冉雪峰和张锡纯结成了南北联盟，与全国中医界一道奋起反抗，奔走呼号，终于取得胜利。自此，中医界开始流传有"南冉北张"的杏林佳话。1981年 4 月 14 日，前卫生部长钱信忠在为《冉注伤寒论》写的序言中明确提到"南冉北张"，称赞冉雪峰在中医界的盛誉。将"南冉北张"还原到民国的历史文化背景下重新审视，挖掘其中医文化价值，对当今中医药的传承、发展与中医教育来说，具有重要意义。

（一）"南冉北张"的学术经验与影响

每每介绍张锡纯，总能看到"四大名医""名医三张""中国近代医学第一人"等雅号，《医学衷中参西录》被称为"医学中第一可法之书"，却一般不提及"南冉北张"之称。张锡纯在中医界有极为崇高的地位，其学术经验在其去世后得到了广泛研究与发扬，著作一版再版，流传极广。《医学衷中参西录》中，大部分为内科疾病及方药的论述，衷中参西，独创经验方200首，理法方药明晰，特色鲜明，尤其不尚空谈，以大量亲身验案佐证，叙述生动，具有强烈的吸引力。其医学经验，后人称之为"一学就会、一用就灵"，具有突出的"可操作性、可复制性"，因而近百年来，张锡纯在中医界可谓无人不知，《医学衷中参西录》可谓无人不晓。医家纷纷效仿，较短时间内即能快速提高医疗技艺，诚"三年期满，皆能行道救人"。张锡纯为近代中医学习之榜样，为近代中医药事业的发展做出了突出的贡献。相比"北张"，"南冉"的知名度则远远不及，其学术经验的整理研究及著作的流传亦略逊风骚。冉雪峰有著作17种，由于当时传染病流行，疫情严重，夺去了许多人的生命，冉雪峰忧心如焚，为救民于水火，急急撰写了鼠疫、霍乱、麻疹等方面著作，抗战之初又撰写了救护方药著作，具有极大的现实意义，在当时均发挥了重要作用。但随着现代疾病谱的改变，以传染病为主变为了以内科慢性病为主，战争也愈离愈远，这些著作虽未完全在岁月中淹没，但的确已经提及不多了。关于方药的著作较多，均采用注解的形式，虽引经据典，亦颇多独创性阐发，但关键是缺乏引用亲身验案佐证，学术性、理论性强，不够生动，趣味性不足，有一定的高度和难度，初学者不易快速理解和接受，需要慢慢咀嚼消化，临床应用这些理论更不可能如《医学衷中参西录》那般简捷易行。医经学著作，则理论性更强，更为深奥难懂。其代表作《冉注伤寒论》颇多创见，受到伤寒学者的广泛好评，可惜尚未和临床实践紧密结合，难以在短期内推广应用。冉雪峰的医案记载较为简略，理法方药阐释不足，许多医案甚至没有给出疗效追踪结果，即便有突出疗效者，冉雪峰亦未刻意渲染，实为真诚淳朴之本色，难怪陈可冀院士这样评述："冉雪峰很谦虚，在出版《冉雪峰医案》以前，还将书稿让我最后再看一遍，以核验是否符合实际。"这些因素决定了冉雪峰著作的"高端性"，与当今大多临床者的但求"实用性、操作性"的急于求成心理不符，因而有束之高阁之嫌。

（二）南北地域特定背景下中医学术思想的差异

尽管冉雪峰的学术经验和著作流传不够广泛，但这仅仅是因为其"高端性"所致,其内在的光辉在中医的历史长河中不可能磨灭,这就需要后学者对其进行系统的整理和挖掘,变得实用而便于操作,才能使得这盏明灯在岁月中历久弥新,在当今中医界重新发光发热。

学者黄志杰认为,南方气温较高,温热季节长,人们活动多,消耗能量多,新陈代谢快,且饮食精细,肉食及乳酪相对比北方少,故南方人体质多瘦薄浮弱,腠理疏松,常开而少闭,卫气易浮,多为内热或阴虚有火的体质特点;北方气温偏低,寒冷季节长,日照时间短,人们相对少动,消耗能量少,新陈代谢较慢,饮食多粗粮,肉食及乳酪较南方多,因此,北方人形体敦厚,腠理致密而少开泄,血脉运行迟滞凝涩,卫气闭藏,形体肥胖多湿,多为阳气不足之体质特点。体质差异决定了疾病易感性的差异,产生的病证及相应的治则治法、方药也会有南北地域之别。长期的南北地域临床实践自然或多或少地影响到两位名医的学术思想,作为南北医学流派的核心代表人物,对他们的学术思想进行地域视角下的解析,对丰富中医理论的内涵不无裨益。

从清朝末年开始,我国社会经历着一场前所未有的大变革,军阀混战,社会动荡,人们为了自由和幸福不断挣扎,这种大变革反映在人们的衣、食、住、行等各方面,大部分人异常贫苦,食不果腹。然而就在此时,却有较大限度的学术自由,许多知识分子拥有独立的思想,懂得追求个性的张扬,尽显其才,故而此阶段确是能人辈出,学术突出者大有人在,医学界的"南冉北张"就是代表。在民国特定的社会背景下,读出两位名医学术思想中的"社会影响"差异,将有助于探索中医成才的环境条件。

"南冉"与"北张"均在中药学、方剂学、温病学、伤寒学及某些具体病证的证治方面留下了大量著作,也均留下了一定数量的各科医案。其中,对张锡纯的研究和学术传承工作已经做得相当多了,因此,尤其要加强对冉雪峰学术经验的整理挖掘和传承。正因为他们的研究对象相同或相似,那么完全可以通过这些平台来探讨两位名医的学术思想差异,对比研究,可能发现一些内在的规律,为中医学术宝库添墨加彩。

(三)民国期间中西医学术和文化激荡的再现

学者朱汉国谓,民国时期,是东西方文化激烈碰撞的时期,这一特点反映在社会层面上,则致使中国民众社会生活的各个方面都出现了"新""旧"并存的局面。"传统"与"现代"两种生活方式并存,是民国社会转型过程中的一个特征。社会矛盾的"干柴烈火"一触即燃,在最后阶段发展为新文化运动中后期的一次全社会的"大辩论",并且引发了另外一场重要的理论争论,即后来的

"科学与迷信"的大论战,中西医论争成为这突然爆发的学术与文化激流中的一朵刺眼的浪花。中国长期贫穷落后挨打的现实刺痛了许多知识分子的神经,尤其是那些留洋的"海龟",对中国的旧文化深恶痛绝,矫枉必须过正,大多以一种激进的文化姿态,高调宣扬西方医学的先进,痛斥中医的"落后"和"迷信"。1929 年 2 月 23 日至 26 日,南京政府卫生部在汪精卫的授意下召开了第 1 届中央卫生委员会会议,与会者包括褚民谊、颜福庆、伍连德等当时的医界名流共 14 人,其中没有 1 位中医人士参加。会议讨论并通过了余云岫起草的《废止旧医以扫除医事卫生障碍案》。3 月 2 日,余云岫主编的《社会医报》出版中央卫生委员会特刊,公布《废止中医案》。此案一出,医界鼎沸,全国震动,立即爆发了中医界历史上空前的抗议风潮。全国中医界人士群情激愤,成立国医公会,通电全国,游行集会,请愿罢市。这些平日穿长袍的中医先生们,与当年的学生一样,走上了街头,走到国大会议的会场,进行静坐绝食抗议。冉雪峰和张锡纯正是在此时结成了坚强的"南冉北张"联盟。

张锡纯结合中医的情况,认真学习和研究西医新说,沟通融会中西医,"今汇集十余年经验之方","又兼采西人之说与方中义理相发明,辑为八卷,名之曰《医学衷中参西录》"。从其著作命名足以看出作者的用心良苦:衷中者,根本也,不背叛祖宗,同道无异议,是立业之基;参西者,辅助也,借鉴有益的,师门无厚非,为发展之翼。针对当时中西两医互不合作的现象,张氏主张:"西医用药在局部,是重在病之标也;中医用药求原因,是重在病之本也。究之标本原宜兼顾。""由斯知中药与西药相助为理,诚能相得益彰。"[①]并验证于临床。因此,张锡纯成为中西医汇通学派代表人物之一。冉雪峰同样具有衷中参西的学术思想,如在阐释方药时,尽可能在大量中医理论阐发的基础上配以西医的认识,还撰写了《大同生理学》——一个传统老中医竟然制作了数百幅人体解剖图谱。他以这种思想谆谆教诲了他与张锡纯共同的弟子们。然而,人们对冉雪峰的中西医结合学术思想研究还几乎没有开展。如果对比研究南北联盟的两位名医著作中的衷中参西学术思想,还原民国期间的那个文化激荡的年代,能更明晰中医药学术在当时的内在纠结、抗争和发展状态。

六、湖湘中医

湖南,东南西三面为崇山峻岭围阻,然北临洞庭湖,纳湘、资、沅、澧四水,

---

① 张锡纯著.医学衷中参西录[M].沈阳:立达医院,1920:1.

吞吐长江。虽谓"四塞之地",实则"隔山不隔水"。隔于山,闭塞不通,交流不便,故湖湘文化有其相对独立性;连于水,动辄不腐,又给湖湘文化带来活力和发展空间。所谓"一方水土养一方人",湖湘的这种区域特色,千百年来促成了极具内涵的湖湘文化,也为湖湘中医文化的形成、发展与繁荣奠定了坚实的基础。

(一)医德为先,心忧天下

湖湘文化是一种忧乐文化。强调"先天下之忧而忧,后天下之乐而乐",中医文化亦与其一脉相承,湖湘医家自古便怀救死扶伤之心,抱大医精诚之德。炎帝神农氏"遍尝百草,一日而遇七十毒",后因误食断肠草卒于株洲炎陵,为医药而贡献生命;医圣张仲景任长沙太守期间,感百姓之疾苦,于衙门大堂公开应诊,其医人重德之风亦昭于后世;药王孙思邈于涟源龙山采药而作《千金方》,篇中《大医精诚》为湖湘乃至全国医家医德之规绳;时有长沙人卢佩芝,遇温疫流行,朝夕往视病者,毫无难色,且不索赍,人成德之;元曾世荣,衡阳人士,所著《活幼心书》首先便倡"(医者)凡有请召,不以昼夜、寒暑、远近、亲疏、富贵、贫贱,闻命即赴,视彼之疾举切吾身,药必用真,财无过望,推诚拯救,勿惮其劳"[①]。其后,明吴中允:"凡延诊者,不分贫富,成亲视诊,病痊不责其酬,乡党以此推重。"[②]清善化人龚梁、湘乡人文负吉、邵阳人罗国瑛、新化人李志星、武冈人彭顺纪、安化人陶孝忠,近代名医李聪甫、刘炳凡等,皆仁心仁术,医德盛誉乡党之辈,不可胜数。

(二)思变求新,敢为人先

湖南人从来都是不甘人后的,于医学亦不例外。据考证,马王堆医书中很多内容都早于《黄帝内经》,实为湖湘中医之渊源,亦为中国医药创新之源泉;后张仲景创伤寒六经学说,开辨证论治先河;湘乡罗国纲不拘古方之药,而师古方之法,创新方 184 首,"照脉照症制之,屡试屡验";周学霆,邵阳人,其发微缓脉,剖析病脉,重视足脉,以脉证病,舍脉从证,于脉学研究可谓自成一家,后乏来者;长沙郑玉坛阐发"三纲鼎力"之说;杨尧章创"胃气论";湘乡朱增籍对疫病初起,力主透发,所创芦根方,无不应手取效;双峰刘裁吾治流行性脑脊髓膜炎,或"宣发太阳",或"开泄厥阴",别具匠心;岳阳吴汉仙则倡形气并重,认

---

① 〔元〕曾世荣撰,田代华整理.活幼心书[M].天津:天津科学技术出版社,1991:1.
② 曾勇编著.湘医源流论[M].长沙:湖南科学技术出版社,2008:204.

为细菌之生灭由六气之变化；衡南欧阳镝建立"三纲鼎足，互为纲目"的辨证体系，倡"病证结合"；当代蔡光先研制中药超微饮片，堪称"打破千年药罐第一人"，等等，这些思变、求新思想于湖湘医学之发展影响巨大。

（三）执中致和，道法自然

我们知道，在湖湘文化发展历程中，儒家文化和道家文化为历代湖湘思想之主流。儒家承于周敦颐濂溪学说，后有朱张之名。道家继屈子之后，亦一脉相传至近、现代，深刻影响着湖湘医家的治学精神和治病思维，他们中许多倍崇执中致和之理、道法自然之效。如醴陵黄朝坊强调"天人合一"，谓"人之生也，本天地之道化，而其体极具一小天地"，"凡医家治病，须揆天道以治人"[①]；罗国纲于《会约医镜》中曰："诡僻之方，怪险之法，毫不敢登"（用药），"必取其中正平稳，切于病症"[②]；李聪甫深究东垣脾胃理论，创"益脾胃、和脏腑、通经络、行气血、保津液，以至平衡阴阳"[③]治疗大法；汨罗刘炳凡以"柔剂养阳"而达阴阳平和之效；欧阳镝更是明确提出"求衡是中医临床思维的核心"[④]。故"和""道"实乃湖湘中医文化之精髓。

（四）兼容并举，中西汇通

湖湘文化同样是一种开放、包容的文化。宋时有张栻与闽学派朱熹会讲于岳麓书院，互相取长补短，促进了湖湘理学的发展；清隆回魏源为"近代睁眼看世界第一人"，倡"师夷长技以制夷"，主张洋务运动；后有浏阳谭嗣同等发动戊戌维新，皆因"西学东渐"思潮涌动。湖湘医学界中西医汇通之说亦渐盛，如吴汉仙认识到细菌繁殖和"细菌之死亡消灭，亦莫不以六气之偏胜为转移"，而且还认为中医治病"即不杀菌而菌亦灭也"[⑤]，开始有意识地将中医理论与西医理论相结合；邵阳何舒亦力倡中西医汇通，其"治医学有年，既究中医，兼通西法"，且精通外语，涉诸西学，从而和之。这些都为后世湖湘医家中西医汇通的研究打下了基础。1993年湖南中医药大学开始招收全国第一批中西医结

---

① 曾勇编著.湘医源流论[M].长沙:湖南科学技术出版社,2008:102.

② 〔清〕罗国纲撰.罗氏会约医镜[M].北京:中国中医药出版社,2015.

③ 李聪甫,刘炳凡编著.金元四大医家学术思想之研究[M].北京:人民卫生出版社,1983.

④ 刘炳凡编著.脾胃学真诠[M].北京:中医古籍出版社,1993.

⑤ 吴汉仙著.医界之警铎[M].中医书局出版社,1931.

合专业本科学生,创建中西医结合系、中西医结合学院;1995年编撰出版了全国第一版中西医结合系列教材,许多年来湖南的中西医结合事业一直走在全国前列,深究起来亦与湖湘文化息息相关。

七、黑龙江中医

黑龙江省位于我国东北隅,明时为女真族聚居地,清末置黑龙江省,全省面积约46万平方千米,纵横着大小兴安岭山地。在大小兴安岭与东部山地环抱的松嫩平原上,流淌着松花江、嫩江和呼兰河等河流,而东北部的三江平原则是由黑龙江、松花江和乌苏里江及其支流冲击而成。虽说地处边陲,然却土壤肥沃,水流充沛,季节分明,冬长气候。中外多民族及不同宗教汇聚,使得黑龙江孕育出了独特的黑龙江文明,也造就了黑龙江人民坚忍执着和开放的民族性格,这些都成为龙江医派生长的文化土壤。黑龙江地区的医疗在古代主要是依靠满族、达斡尔族等少数民族医家。

公元713年(唐开元元年),随着中原地区的医术、本草及药物的传人,渤海国也逐步培育了自己民族的医师和药剂人员。渤海人非常重视药材的采集与加工,某些贵重药材,如人参、麝香、牛黄、珍珠、白附子、蜂蜜等,是向日本出口的重要物资,还作为贡物和礼物奉献于唐廷,先后"贡唐"130余次。渤海国受唐朝册封以后,多次派遣留学生赴唐学习中原文化,通过各种渠道,把中原的史籍、文学、天文、立法、儒家经典等传入渤海,其中也有医药典籍。

辽代,女真人把松子、蜂蜜、白附子作为采集的重要经济作物。孟庆云将自清至20世纪40年代的黑龙江省中医学分为五派:龙沙派、松滨派、呼兰派、汇通派、三大山派。

(一)龙沙派

龙沙派又称卜奎派。该派标儒医,重医德,讲节气,放不羁。以四书五经为开山之举,之后才学《内经》《伤寒论》等,临证多用经方,药轻而靠辨证细腻获效。此派医风延及嫩江、讷河、克山、望奎一带。

(二)松滨派

松滨派起源巴彦,因沿松花江滨流传而得名。本派医家以《寿世保元》和《万病回春》为教学课本,医风一如其书,讲体质,重保元,善用地产药材人参、黄芪、五味子等,以精于调养称著。

（三）呼兰派

呼兰派世人多称之"金鉴派"。清光绪年间秀才王明五在呼兰兴办"中医学社"，以《医宗金鉴》《内经知要》《本草备要》《温病条辨》四书为基础授业。该派用药矜炼，擅长时方，门人达数百人，分布在哈尔滨、绥化、阿城、呼兰一带。

（四）汇通派

汇通派以阎德润为代表，他1927年赴日留学于东北帝国大学，1929年夏获医学博士学位，1938—1940年任哈尔滨医科大学校长兼教授，中医专著有《伤寒论注释》等。他是近代西医界唯一以肯定态度研究中医而成就卓著者，授课时除讲解生理、解剖等西医课程外，又研究中医名著，中西汇通，见解独到。

（五）三大山派

三大山派属铃医性质，串雅于东北三省。据说该派系王氏等三人以艺会友而结成一派。三人为该派开山祖师，姓名中皆有"山"字，故名此。在哈尔滨道外北五道街之"王麻子药店"，以王麻子膏药著名，同派之人流落到此，可管吃住，但临别需献一治病绝技，以此作为交流。该派重偏方奇招而轻医理，除惯用膏药外，多习针灸，针灸以刺络泄血手法称绝。

八、其他医派

（一）钱塘医学

明末清初，浙江钱塘（今杭州市）曾出现医学史上鲜有之繁荣局面。当时，医家云集，人才荟萃，习岐黄之学者咸向往之，盛极一时。清王琦云："自顺治至康熙之初四十年间，外郡人称武林（钱塘别称）为医薮"[①]，可见清初时钱塘在海内影响之大。集结在钱塘的医家，行医自成一体，讲学蔚然成风，研经则大倡维旧尊古，从而形成了自己独有的学术思想和风格。人尊之为"钱塘学派"。

---

① 〔清〕张志聪著，王新华点校. 侣山堂类辨[M]. 南京：江苏科学技术出版社，1982：106.

钱塘学派的学术思想特色可以概括为四个字:维旧尊古。他们主张学岐黄术必潜心研读医经,而除《内经》与仲景之书外,其他都不可读,甚至认为《难经》也是后人伪作而不足信。这显然失之片面。然而,他们反对对医学经典著作的随意增减章节与窜修,为了恢复医经的本来面目下苦功夫。他们端本洞源,引经据典,著书立说,且前赴后继数十年之久。这种严谨的治学态度与持之以恒的精神委实可敬。钱塘学派最早研究《伤寒论》的是张聊子,他认为:"仲景之书,精入无论,非善读,未免滞于语下。诸家论述,各有发明,而聊摄成氏引经析义,尤称详洽,如抵牾附会,间或时有,然诸家莫能胜之,初学不能舍此索途也。悉依旧本,不敢专取。"他以成氏《注解伤寒论》为蓝本,根据临证的切身体会,并参合朱刘等诸家说,撰成《张卿子伤寒论》。他虽然很推崇成注本,但也不盲从,如对《辨痉湿喝脉证篇》中某些条文的成注提出了不同的看法。张志聪研究《伤寒论》不仅继承了张遂辰"维护旧论"的观点,而且还提出了更有力的论据,取得的成果也比遂辰大。他虽为遂辰门徒,但对遂辰的观点并非全盘接受,不少地方的见解和遂辰颇不一致,如对成无己的许多主要论点,他都持有异议,远不如遂辰那样赞赏成氏。张志聪对《伤寒论》的研究有许多独到之处和精辟的见解,值得一提的是他奠定了《伤寒论》的气化学说,认为:"学者当于大论中之五运六气承之,伤寒之义,思过半矣。"他提出不通读《索问》中的"七篇大论",不懂五运六气就谈不上学《伤寒论》。志聪还提出了《伤寒论》以护养胃气为重要法则,对后学甚有启迪。由此,张锡驹还专门著述了《胃气论》来发挥其师兄的这一思想。张志聪研究《伤寒论》前后历时二十余年,著作曾三易其稿:初集为《伤寒论宗印》,二集为《伤寒论纲目》,三集影响最大,即《伤寒论集注》。集注是他一生研究《伤寒论》的结晶,也是钱塘学派的代表作。仲学格评价《伤寒论集注》曰:"凡阴阳气血之生始出入,脏腑经络之交会贯通,无不了如指掌矣。隐庵之功,岂在仲录之下钦。"张锡驹所撰《伤寒论直解》,基本上是"依隐庵《集注》之分章节",但他对成氏的评价不如志聪那样偏激,认为"有成注而书得以传"。可也批评了成氏注文的艰晦,指出"有成注而意反艰滞"。他的《伤寒论直解》由于文字通俗,质朴不浮,问世后流传较广,深为医家所习诵。古吴薛公望还曾编过《伤寒论直解证歌诀》,载于唐大烈的《吴医汇讲》中。高世拭虽无研究《伤寒论》的专著面世,但他协助其师张志聪,付出了毕生的心血,尤其是在志聪故世后,他辑补了《伤寒论集注》,并使之付梓。《伤寒论集注》的文字能如此浅明,不能不说是得力于士宗之笔力。

钱塘学派研究《内经》的医家主要是张志聪和高世拭,代表作为张志聪的《内经集注》和高世拭的《素问直解》,其特色如下:其一,注释力求完整。在他们之前，一般医家以《灵枢》只言针道而单注《素问》。其间虽有马玄台氏全注作《内经发微》，但马氏在注《灵枢》时亦以言针道见长。钱塘学派认为《素问》言起病之源，以阐发病机为主，《灵枢》虽专言针道，但针药同理，包含治病之理，以阐发治法为主，故将两者合参，方为全面。历时五年终于完成。这在《内经》注家中及医学史上是少见的。其二，注释浅明易懂。钱塘学派注《内经》时在文字上下了一番苦心，力求注释直接明晓，以利医理之阐发。张志聪因经文太玄奥而著《集注》予以疏通，而高世拭又因志聪《集注》文尚艰晦而再撰《直解》。另外，士宗的《直解》在校勘方面下了很大的功夫。

钱塘学派形成于清初，发达于康乾，延伸至光绪，历一二百余年而不衰，在我国医学史上有着比较深远的影响，为祖国医学之发展做出了积极的贡献。它在医学史上应该有自己的一席之地，它在当时引导中医界作深入系统的研究探讨[①]。

钱塘在地域上处于我国富裕的长江三角洲南端，人杰地灵，人才辈出，自南宋建都以来一直是江南的政治、经济、文化与医学中心。医疗设施、医学教育、医学研究条件比其他地方都要健全，尤其是聚集着一批医家。早期人物有卢之颐、张遂辰，中期代表人物为张志聪、张锡驹、高世拭，晚期有仲学辂。他们尊经崇古的学术思想一脉相承，办学讲医培养人才风气相袭，研究经典医籍前赴后继，并凸显出讲学、研经与行医三位一体的特色。在当时特定的时代背景与地域环境中，顺时而成，乘机发展，最终成为中国医学史上唯一的集讲学、医疗与经典医著研究于一体，并取得令人瞩目成就的医学流派。

张遂辰，字卿子，号相期、西农老人。张遂辰对《伤寒论》尤有研究，造诣最深，并在明末清初的《伤寒论》研究中首倡"维护旧论"，提出应维护《伤寒论》原有编次，与错简重订说形成在整理《伤寒论》中的对立观点。他认为："仲景之书，精人无比，非善读者未免滞于语下……初学不能舍此途也。悉依旧本，不敢专取。"[②]所著《张卿子伤寒论》至今仍是研究伤寒学重要注本。张遂辰是明末清初以前历代医家中尊王叔和、成无己之最力者，认为王叔和的编次只在卷数上与仲景原书不同，内容无甚出入。张志聪和张锡驹承袭并发展了他的学术思想，相继为恢复医经的原貌不懈努力，从而形成了闻名海内的"钱塘三张"，并构建了钱塘医派"尊经维旧"的学术特色。与张志聪不同的是，张锡驹

---

① 竹剑平，张承烈，胡滨，等."钱塘医派"对《伤寒论》研究的贡献[J].浙江中医学院学报，2004，28(4)：3-5.

② 〔日〕丹波元胤编.中国医籍考(八十卷)[M].北京：人民卫生出版社，1956：315.

更强调《伤寒论》在临证中的指导作用,认为《伤寒论》是治百病的全书,而非仅为伤寒证治而著。他在书中指出:"夫此书之旨,非特论伤寒也,风寒暑湿燥火六淫之邪,无不悉具。"

钱塘医派的创新首开中医教育讲学模式,在当时提供了又一种培养高级医学人才的途径。钱塘医学派对《内经》《伤寒论》的注解研究,也是兼收并蓄和屡有新见。钱塘医学派在经典典籍的研究中投入的时间、精力与人力是很大的,往往是"十年磨一剑"。

(二)吴门医派

江苏苏州地区历代文化发达,名医众多,著述颇丰。据统计,苏州历代名医有 1 400 余家,著作 600 余部。"吴医"出现,最早可以上溯到春秋战国时期,唐以前"吴医"由医家兼道家主宰,比如周代的沈羲、汉代的负局先生、南朝的顾欢等,他们都能自制丸药,治病救人。至唐代开元年间,出现了能够用理论来指导临床的医家,即苏州历史上第一位御医——周广。现存历史文献中,最早记载"吴医"的是唐代《明皇杂录》。吴门医派的鼻祖是金元四大家的朱丹溪,而朱丹溪的门人戴思恭则是吴医形成的引导者。自元末明初,戴思恭徙吴行医,传王仲光而使"吴中医称天下"。明代中叶由薛立斋作为"苏之医派崛起于后"的代表人物,至清代温病学派的兴盛,前后几百年间,形成了世人瞩目、传承不衰的吴门医派。但是"吴医"广传天下,始于清代名医唐大烈。他把苏州地区三十一位医家的医论杂著汇编成《吴医汇讲》十一卷,刊刻印行,使"吴医"名称盛行于世。吴门医派具有"儒医多,御医多,医学世家多,著作多,温病学说发源地"等特点,其内涵较广,由诸多学术流派、世医流派组成,是国内具有相当影响力的一大中医流派。

(三)山阳医派

山阳,即今江苏省淮安市,原名山阳县,明清时代设府治,其中包括现江苏省内淮安、宿迁、盐城、连云港以及扬州、徐州的部分地区,故山阳医派又称淮医学派,形成已 200 余年,有史可考的医家有 500 余名,著作有百余部。山阳医派的形成始于清末温病学家吴鞠通,其不仅临证医术高明而为山阳人所称颂,还因著《温病条辨》创建温病理法方药完整体系,使温病学术在淮地得到大力发扬。自此以后淮安名医辈出,清末刘金方名噪淮扬,高映青治温病、妇科病及伤寒杂症,被慈禧称为"医术不在御医之下",刘金方被列为"淮扬九仙"之一。民国初淮安城乡出现诸多中医世家,治疗温病、伤寒及内、外、妇、儿、喉等科各有专长,且门徒众多,其中张治平擅治温病,时称苏北"三大名医"之一。山阳医派以吴鞠通为宗师,治温病为其特色,后人多有阐发,但各家临床各科均有独到经验,值得整理与挖掘。研究山阳医派,除了研究吴氏的《温病条辨》《吴鞠通医案》《医医病书》外,嗣后其他医家的众多文献也当重视,特别是一些手抄孤本甚至医案手迹应当抓紧整理并编纂出版,并在此文献整理的基础上,进一步研究和挖掘山阳医派的学术思想与临证经验。

(四)龙砂医派

清乾隆至嘉庆年间,江苏省江阴东部龙砂(今华士镇)出现了一批有名望的医家,如戚云门、王钟岳、贡一帆、孙御千、戚金泉、叶德培、姜学山、姜恒斋等,他们不仅治病救人,而且著书立说,传播医理,在临床治疗上各有特色,理法方药论述完整,用药平和,常出奇制胜。清人姜成之收集以上诸医家的医案,编成《龙砂八家医案》(书中并附姜宇瞻医案二则,实为九家),其中以戚云门、王钟岳、孙御千的治案较多。全书以杂病及时症医案为主,反映了当时龙砂医派诊治疾病的理法方药思想和用药特点。关于"龙砂医派"这样的称谓及其研究不是很多,但江阴龙砂地区在清代所出现的医家群体的诊治用药经验具有一定的共性,即"用药平和"之中显奇效。这一医派"前有渊源,后有继承",对当地后人治病用药有相当大的影响,因此值得深入去研究和挖掘。

第八章
中医文化地理版图

　　中医文化是中国优秀传统文化的代表,凝聚了中华文化的核心价值"和"的理念,展现了中华文化的魅力。中国文化中心自东晋开始至宋代逐渐南渡,并逐步完成了由北向南的大迁移。作为中国文化重要组成部分的中医学文化,是否也经历了同样的转移? 如是,它的转移点在何时? 众所周知,医学人才和医学知识是医学文化的两大组成部分。要考察医学文化的走向,必须紧抓上述两个方面,特别是作为知识载体的人才。中国医学具有数千年悠久的历史,历代均涌现出一批批著名的医学家,从而形成了不同的流派和不同的学说。由于中国幅员辽阔,各地区的政治经济文化发展极不平衡,因而历代医家的涌现也带有明显的地域性。

第一节　中医文化的地理分布

　　不同的地域,山色各异,河川浊清,气候温寒,形势陌阡,诸多的因素,经由时间的沉淀,积聚汇合而成不同的"含量",这"含量"显示到植物,便显示出果实的差异,呈现到人类的文化,就产生了不同的地域文化。比如,河南中州地区,倚嵩岳而带洛川,土地肥沃,气候四季分明,是中华文明的发祥地之一,也是群经之首的《易经》和"河图洛书"的诞生之地,二三千年前已是中国的政治文化中心,民风淳朴,文化底蕴深厚,所以,这里的文化色彩是大中至正,宽仁厚德。正是由于文化的地理性不同,影响了中医学的发展,进而影响了中医文化的地域性分布。

一、中医文化地理分布特点

(一)中医文化与中华文明同行

中医学是在古人类生产、生活中派生出来的一门自然科学。华夏文明同样是在这个过程中产生,故中医学与中华文明当是同伴同行。北方的中原文化,南方的楚文化,西部的巴文化、蜀文化、秦陇文化都弥漫着中医药的气息。

长江三峡地区素有悠久的历史、璀璨的文化,是亚洲人类的发源地,新石器时代还有着著名的城背溪文化、大溪文化、哨棚嘴文化;夏商周、春秋战国时期,这里是巴、楚文化主要分布地区;秦汉以来,三峡地区又是兵家必争的战略要地。三峡地区在历史发展过程之中因有便利的水上交通,是北方的华夏文化、南方的楚文化同巴蜀文化的交汇地,是东边的良渚文化、吴越文化与西边的巴蜀文化、秦陇文化的交汇地,是南北与东西的一条文化走廊。在漫长的历史长河中,三峡地区世世代代的祖先们凭着自己的勤劳和智慧,同大自然作斗争,同各种疾病作斗争,在各种激烈的竞争中得以繁衍生息,并用他们的聪明才智和实践经验谱写出了辉煌的历史篇章,创造出了富有自身特色的民族文化和医药文化。春秋战国时期,中原地区诸子百家争鸣,形成富有特色的中国古代哲学思想,如阴阳、五行学说,这些学说都对中医学产生了极大的影响,道家的精气神理论和养生学说被应用到医学中,亦成为中医理论的重要内容。吕氏春秋所载的"凡人三百六十节,九窍、五脏、六腑、肌肤……血脉欲其通也,筋骨欲其固也,心志欲其和也,精气欲其行也,若此则病无所居",说明人们对人体的结构生理功能已经有了一定认识。这一时期三峡地区诞生的楚辞中还记载有灵芝、白芷、辛夷、杜若、菌桂等花木果实,可见当时当地中药之发现是非常早的[①]。

福建省位于中国东南沿海,地处亚热带,境内多山,且山地丘陵覆盖着连绵不绝的茂密的森林,气候闷热潮湿,自古以来就因其区域性特征十分显著而出名。福建百姓顺应自然,围绕生存与发展,创设了一些粗糙朴素,但有益于健康与防病的礼仪习俗。这些独特的地方色彩,具备了福建省的特征和个性,同时也丰富了中医药文化的内容。如对于孕妇的饮食习俗,漳州地区妇女怀

---

① 余甘霖,陈代斌主编.长江三峡中医药文化研究[M].北京:中国中医药出版社,2010:7-9.

孕后,会尽量让孕妇多吃桂圆、鸡、鸡蛋、鱼虾等食品。而食用这些食物的主要原因是受限于地方的物态文化和地理环境。福建盛产桂圆、鱼虾等食品,这些食品便成为福建孕妇的主要食物和摄取营养素的主要来源。根据中医文献记载,桂圆、鱼虾、鸡、鸡蛋等,均是利于孕妇和胎儿健康的。如桂圆,性味甘、平温,无毒,入心、脾、胃经,具有补心脾、益气血、健脾胃、养肌肉的功效,主治思虑伤脾、头昏、失眠、心悸怔忡、虚羸、病后或产后体虚以及由于脾虚所致之下血失血症。虾的营养也是极为丰富的,其蛋白质含量是鱼、蛋、奶的几倍到几十倍,还含有丰富的钾、碘、镁、磷等矿物质及维生素 A、氨茶碱等成分,其肉质和鱼一样松软易消化,不失为孕妇食用的营养佳品,对健康极有裨益。此外,虾的通乳作用极强,而且富含磷、钙,对小儿孕妇尤有补益功效[①]。

(二)中医发展变化多端

中医发展的轨迹随历史变迁,有迹可循,然而其发展方向,从古至今却变化多端。在技术和能力都极其有限的远古时代,人们的生产、生活不得不受到自然环境的各种约束,这便间接造成了中医文化在自然环境中的变迁。自然环境的变迁决定了中医发展变化多端的本质。

气候是自然地域中存在的一大要素,人类的生存有赖于合适的气候,不同的气候对于动物、植物、河流、湖泊等都会产生不同的影响。我国幅员辽阔,占据了热带季风气候区、亚热带季风气候区、温带季风气候区、温带大陆性气候区、高原高山气候区,气候类型丰富。而据有关学者考究发现,我国的气候类型与特点,在历史的进程中总是不断发生变化的,中医学的发生、发展与不同历史时期气候的变迁状况关系密切。

中医学形成之初,我国人民广泛居住于中原地带,这些地区盛行大陆性季风气候,冬季西北蒙古高原的干冷空气在越过大兴安岭、太行山脉后直接吹过东北、黄淮平原,带来了干冷的天气,夏季受太平洋副热带高压进退的影响,带来我国大部分地区的季节性降水。此地区常年四季分明,冬寒夏热,春暖秋凉。正是长期在这种特殊的气候影响之下,诞生了独具中医特色的五行学说。五行中的木、火、金、水对应四季中的春、夏、秋、冬,对应风、热、燥、寒几个气候,而五行中的土对应四季中的长夏,其对应之湿性又正好反映了我国七八月份的雨季。

著名的气候学家竺可桢对中国近 5 000 年来气候变化趋势进行了考察,

---

① 肖林榕主编.福建民俗与中医药文化[M].北京:科学出版社,2010:43.

发现我国气候在近 5 000 年来经历了许多波动。我们根据这些气候波动,对照中医历史上伤寒、丹溪、温补、温病等学派的形成、发展与兴衰,不难看出其中的端倪。

据悉,公元 2 世纪中叶到 2 世纪末,即西汉中期到东汉时期,我国进入一个温暖时期;而到了东汉末年,又出现气候趋寒的现象;直至 3 世纪初到 6 世纪中叶,即魏晋南北朝时期,我国又进入一个寒冷时期。正是在此期间,开中医辨证论治之先河的"医圣"张仲景开始了他的行医之路,同时《伤寒杂病论》应运而生。

然而,在隋唐时期《伤寒论》却没有受到重视,孙思邈的《千金要方》风靡唐朝,反倒将温病列于诸疾之首,在治疗温病的方剂中寒凉药的使用频率达 79.23%[1],这种医学上的寒温转变是与当时的气候改变分不开的。关于唐朝时期的气候特点,如今学者考究尚无定论,但我们从医学的寒温转变不难推测,当时的气温当是有所升高的。

进入从公元 1000 年到 1200 年的两宋时期,我国的气候又趋于变冷。自宋雍熙(984—987 年)至南宋绍熙(1190—1194 年)的 200 余年间,连续风雪寒冷,"杀苗稼","损蚕麦",唐代在西安和洛阳广为种植的梅树已在关中消失。天气的变化,导致伤寒病大流行,隋唐时期治疗温热病的方法也就不适用于当时的环境了,而伤寒学说又重新受医家青睐,出现了众多校勘、注解《伤寒论》的医家。北宋"校正医书局"林亿等人对《伤寒论》进行了考证、校勘,并在其序中云"百姓之急,无急于伤寒"[2]。

至于金元时期,历史上又出现了典型的气候温暖期,也正是在此时,"阳常有余,阴常不足"为核心思想的丹溪学派开始形成。15 世纪以后,我国气候又急剧转寒,进入一个近 5 000 年来低温持续时间最长、温度最低的时期,难怪当时张景岳对昔日丹溪的理论提出异议:"余谓阳常不足岂非一偏之见乎? 盖以丹溪补阴之说谬,故不得不为此反言,以救万世之生气。"[3]赵献可也出现驳论:"治病者不知温养此火,而曰而寒凉直灭此火,焉望其有生命耶?"[4]

① 洪涛.试论孙思邈对外感病学的贡献.安徽中医学院学报,1996,15(1):2-3.

② 王侃,秦霖.气候因素对中医学形成和发展的影响[J].中华医史杂志,2004,34(2):93-96.

③ 张介宾.景岳全书·阳不足再辨.见:胡国臣主编.明清名医全书大成·张景岳医学全书.北京:中国中医药出版社,1998:906.

④ 罗美.古今名医汇粹·赵养葵火为先天论[M].中华医典.长沙:湖南电子音像出版社,2002:12.

再到明清时期,温病四大家基本上是生活在气候回暖的时期:叶天士生活在寒冷气候渐消和温度渐升的时期,而薛雪、吴鞠通和王孟英基本上都生活在这一相对温暖的历史时期,温病学便由此被发展壮大起来。

因此,中医的形成与发展和历史中的气候变化是存在一定联系的,而通过预测气候变化来用药、治病、防病,亦是中医"五运六气"的一大内容,可见中医与地理环境中的重要因素——气候的渊源之深了。然而,我们在此言及中医学在气候变迁之下显得变化多端,仅单纯讨论历代学者研究中医学的学科方向,而中医学的核心理念,则始终是在《黄帝内经》的基础之上。

二、中医文化地理分布的历史轨迹

在技术和能力都极其有限的远古时代,人们的生产、生活不得不受到自然环境的各种约束,这便间接造成了中医文化在自然环境中的变迁。有史可证,这些发展足印便有迹可寻。

(一)中医学理论体系的形成

一般说来,每个野蛮时代以及文明时代初期,为各地区文化联系提供的地理环境越广阔,社会发展也就越充分,在此基础上形成的遍布于较大区域的原始文化也就越具有旺盛的生命力。我国上古时代的仰韶文化和龙山文化是世界原始文化史上的两座耸入云天的丰碑。新中国成立以来发现的一千多处仰韶文化遗址遍布于豫、陕、晋、冀的大部分地区,其范围几乎与华北大平原相当。龙山文化的范围比仰韶文化区域还要大,说明当时各个地区的文化联系已经有了空前的发展。丰富的新石器时代考古资料向我们表明,仰韶文化、龙山文化的先民们以巨大的创造力推动了社会文化的发展。前后相继的这两个文化所在的区域是我国广袤大地上最早迈入文明时代的地区。正是在这些文明土壤的滋养之下,中医悄然出现,并不断茁壮成长起来。其间的原因固然很多,然而这个区域内各种文化的频繁接触、联系和融汇,应当是不可忽视的一个重要因素。

区域性文化以及文化中心区域的出现和形成,既是我国原始时代后期社会发展的一大特点,也是一大优点。这显示了我国广大中原地区各个原始文化的充沛而丰盛的活力。它们在发展的过程中并不拘泥、滞留于一隅之地,而是积极地发展外部联系。由氏族到部落,由部落到部落联盟,以及随之而来的各联盟之间的交往、斗争、融汇,这一切都使我国原始时代后期的社会大舞台上演出了一幕幕威武雄壮的历史话剧。可以肯定地说,我国上古时代诸族具有积极、活泼、外向的性格特征。也正是在这种活跃的状态下,中医药不断地焕发出勃勃生机。经过长期的总结积累和反复验证,中医药由原始的、分散的、实践性的操作运用,被文字、书籍所整理、记载,得以流传至今。中医学理论包括理、法、方、药四个部分,其理论体系逐渐形成,并不断被完善。较为系统的理论著作的问世,成为医学理论初步形成的标志:《黄帝内经》奠定了中医学理论的基础;《神农本草经》总结了丰富的用药经验和知识;《伤寒杂病论》确立了辨证施治的医疗原则。而这些理论著作的完成时期大概为春秋战国至汉代,这一时期人们生产、生活的主要区域集中在长江、黄河流域,那么中原地区便成为中医的发源地。

(二)中医学理论的全面发展

唐宋时期正值封建经济、文化兴盛的时代。时代的兴盛为中医药的发展提供了肥沃的土壤。中医学在不断总结临床经验的基础上,被继承、创新,此时进入全面发展阶段。王冰、林亿等人将《黄帝内经》《伤寒杂病论》等书籍进行整理校正,使原书得以流传后世。再加上他们对古籍的注释以及《千金方》《外台秘要》等书的问世,又使经典被重新解读和发挥,为后世学者学习、理解中医学另辟了蹊径。而《脉学》《施发察病指南》《敖氏伤寒金镜录》以及巢元方《诸病源候论》等书将中医望、闻、问、切四诊和病因病证充分发挥,医学理论得以总结和提高。

另一方面,随着药物品种逐渐增多,用药经验日益丰富。首先,人们对药物性味、功效等有了进一步的认识,并在前人的基础上进行了补充、整理和修改,药物学有了较明显的进步,主要表现在出现了较多的本草著作,如《新修本草》《证类本草》《嘉祐本草》等;其次是炼丹术兴起,促进了制药化学的发展;再次是对中药的炮制加工,出现了总结这方面经验的著作,如《雷公炮炙论》,饮食疗法也受到了重视,产生了我国现存的第一部食疗专书——孟诜所著的《食疗本草》。药物学的发展,对于方剂学的发展也是有促进作用的。《肘后救卒方》《济生方》《苏沈良方》《太平惠民和剂局方》等实用而易得的方书得以流传,可谓卷帙浩繁,其中的四君子汤、紫雪丹、归脾汤、济生肾气丸等,一直沿用至今,疗效卓著。

10 世纪以后,人们对各种疾病的认识不断深入,取得了一些突破性的成就,各科专家和专科著作日益增多,临证医学得到进一步的充实和发展。中医学在此时分科更加明确,具体分内科、针灸科、外科、骨科、妇产科、儿科等,《圣济总录》《十四经发挥》《刘涓子鬼遗方》《仙授理伤续断秘方》《妇人大全良方》《小儿药证直诀》(宜按先后顺序排)等书相继出世。

金元时期还出现了一些具有革新精神的医学家。他们根据临证的实际需要,又受到社会上改革思潮的影响,明确提出了"古方不能尽治今病"的主张,主要代表人物为刘完素、张从正、李杲、朱震亨,他们分别引领了"寒凉学派""攻邪学派""温补学派"和"滋阴学派"。而后随着我国对外交通的开放,中外经济文化交流日益频繁,中医药文化不断被传到朝鲜、日本以及东南亚和阿拉伯诸国,与多方进行了交流。

唐朝到宋朝期间,政治、经济、文化的中心开始由北向南移,医学的重心亦随之迁移。

(三)中医学理论新成就

金元时期刘完素提出"火热论",主张以寒凉药治疗热性病,并创制双解散、黄连解毒汤等方剂,取得了良好效果。元代医家王履更进一步提出"温病不得混成伤寒"。自此,温病学说从伤寒学说中被独立出来,得以自由发展。

明代医家吴又可继承前人有关温病的论述,结合自身经历实践,创造性地提出了"温疫病",编写出了医学史上第一本温病学专著《温疫论》。他认为:"温疫之为病非风,非寒,非暑,非湿,乃天地之间别有一种异气所感。"他称这种"异气"为"疠气",突破了前人"六气学说"的束缚,为温疫病的致病学说提出了新的概念——疠气学说,并指出温疫病有强烈的传染性。在治疗原则和方法上,他亦有创见,其所创制的达原饮等方剂至今在临床上仍有很高价值。其后,叶天士提出温病发展分为卫、气、营、血四个阶段,温热病的辨证论治取得了划时代的成果。他还发展了温病的诊断方法,详细论述了望舌、验齿、辨斑疹、白痦在温病诊断上的意义,为临床诊断提供了重要的依据。吴鞠通编著《温病条辨》一书,进一步发展并完善了叶天士的学说,提出温病按上、中、下三焦辨证论治的理论。这一时期,王孟英也经历了温热、霍乱、疫疠等病的大流行,他潜心钻研,结合个人的心得总结前人的经验,著成《温热经纬》《霍乱论》等书。温病学说在这一时期得以确立和完善。

温病学说的成熟是中医学的一大新成就,这些医家大多游弋于江南地带,这也不难看出明清时期医学发展多聚集于江南一带。

（四）中医学发展新阶段

晚清时期,随着西方文化的渗透和扩展,现代医学亦随之在中国扎根、蔓延,尤其在甲午中日战争以后,意气风发的西方文化极大地冲击着中国数千年的传统文化,传统中医学亦不例外。在此背景下,诸如唐容川、张锡纯等思想较为敏感的中医大家,主动吸收现代医学之成果,提出"衷中参西"的中西汇通思想,成为汇通学派的代表医家。辛亥革命以后,针对中医的存废之争,朱沛文、恽铁樵、施今墨等一批中医大家又提出中西医学应相互学习、相互吸收,贯通二者之长,进一步推动了汇通学派学术思想的发展。他们客观辩证地对待中西医学,亦取得了一定现实意义。新中国成立至今,祖国医学跌跌撞撞、进进退退,在国人的不断努力之下,中医药进入科学研究阶段,中医学教育逐步被开展,中医文化开始广泛受到重视。

在医学发展的新时期,中医学不断突破地理的隔阂与限制,各地医学交流日益密切,中医的光辉不断被发扬。祖国医学不仅被国人接受,还在全世界日益盛行起来。针灸、中药,这些深奥而深邃的名词被世界包容和理解。2015年10月5日,这是让全中国振奋的特殊的一天——中国女科学家屠呦呦因发现青蒿素获得诺贝尔生理学或医学奖。屠呦呦是第一位获得诺贝尔科学奖项的中国本土科学家、第一位获得诺贝尔生理学或医学奖的华人科学家,而青蒿素就此登入世界的舞台,映入全世界的眼帘,这对于所有中医学者而言,更是至高无上的喜悦与荣耀。"民族的,都是世界的",如今中医药的发展脚步已经迈向世界,中医药文化举世瞩目,中医药的产业也不断在各地蓬勃发展起来。

第二节　中医药文化地理性比较

中医药文化的发展与中华文明的发展是同步的,中医药的发展经历了春秋战国时期的理论形成阶段,唐宋时期的中医学全面发展阶段,金元时期的中医学新成就阶段,明清时期的医学发展新阶段。而在当今,中医药的发展更具有时代特色,国家对中医药资源的普查和保护,以及对中医药产业的发展给予了大力支持,使中医药得到了特色性的发展,为中医药事业的发展做出了巨大贡献。

一、城乡中医药文化地理性分布

我国是一个农业人口占大多数的国家,近45％的人口居住在农村,但长期以来,由于历史的原因,城乡之间卫生资源配置不平衡,布局不合理,城乡卫生事业发展差距巨大。城市以其占有的物质经济、科学技术为优势,将中医药发展为大科学、大技术,中医药文化在现代化的科技下被包装、被改造,呈现出与时俱进的全新面貌;而与此同时,中医药文化也仍然保持其最初朴实无华的本体,在我国乡村扮演着不可或缺的角色。当今中医药文化在城乡的表现形式、发展状态等方面,都显得截然不同。

(一)城镇中医药文化

近年来,随着国家对中医药文化重视程度的大力加强,原本沉默于民间、乡间的中医药文明开始复苏。中医、中药以其毒副作用小、成本相对不高、救治效果良好等优势,成为城镇居民的疾病治疗方式和手段。医馆、药房、推拿馆等一系列承载着中医药文化而又储备中医技能的疾病治疗、保健养生处所,在城镇的大街小巷流行开来。这些处所虽然不能将西医院取代,但在城镇居民的生活中,早已占据了一席之地。

1.圣爱中医馆

云南圣爱中医馆位于昆明市,成立于2005年1月19日,是一家集中医医疗、中医养生、中医教育、中医研究为一体的中医馆。与法国、美国等多个国家和地区在中医药领域开展了深度交流与合作。医馆馆训为"仁爱、诚信、负责、包容、共赢",秉持圣爱核心价值观,以"圣者济世,爱心养生"的圣爱精神,致力于"提高人类生命质量"的健康事业,立志把圣爱中医馆经营成为"医术精、服务好、收费低、很方便"的受老百姓喜爱的全球性的名中医馆。

2.五味中医馆

深圳五味中医馆以"仁爱、诚信、负责"为经营理念,秉承中医优秀传统文化中的人文精神,根植于数千年中医文化的沃土和精神财富沉淀上,成为中医医馆精神的财富、文化的灵魂,是支撑中医医馆永恒发展的人文文化底蕴。医馆坐诊医生以中国传统医学为基础,通过运用中医望、闻、问、切等特色诊断方法,结合中药配伍的千变万化进行辨证施治,按照预防、养生、治疗、康复的规律和要求,将中医丰富的养生康复方法、临床治疗手段适当地与现代医学诊断相结合,病症结合,优势互补,坚持弘扬国术精髓,造福人民大众。

3.赵树堂大药房

济南赵树堂大药房始创于清道光二十三年(公元 1843 年),"道地药,德行方"六字立馆之训已历经百年。医馆选好材、制好药,行医济世,治病救人,所用药材均保证为道地药,无污染、无硫黄,坚持传统炮制。赵树堂中医馆汇聚国医大师和名老中医近百位,谨问切、慎行方、因人制、从症取,从不陡加药量,百姓赞誉为"树德树信,存心敬人"。赵树堂中医馆始终秉承"汇名医、精选药、传统法、铸健康"的经营原则,打造着专属的健康养生方案,除了经营自己精选的道地中药材之外,也汇集了国内知名中药品牌,如东阿阿胶、北京同仁堂、片仔癀、归真堂、广誉远、白云参茸等,并成功取得了东阿阿胶长江以北区域的代理权,与国内各大知名品牌共同推进中医药行业的繁荣发展。

4.“90后”大学生推拿养生馆

创业是一场对于人的胆识、智慧、情商加上执行力的综合考验,大学生创业可谓新人辈出,夺人眼球。南京仙林街道曼度广场的水镜养生馆里,"90后"小伙张坚毕业后自主创业开起了专业推拿馆。水镜馆为南京中医药大学医学专业应届毕业大学生创业项目,他临床基本功扎实,系统掌握中医传统针灸推拿技术及 AMCT(整脊枪)辅助治疗手段,精通脊柱动态触诊技术及脊柱影像诊断技术,综合诊断脊柱相关疾病。

(二)农乡中医药文化

中医药具有"简、便、验、廉"的特点,在农村有悠久的用药历史和广泛的群众基础,是建设新农村的重要组成部分。相较于城市丰富多彩的中医药文明之风,农乡地区的中医药文化则显得过于淳朴、单调,然亦不失为中医药文化的原汁原味。城市中医药产业的出现,集传承中医药文明与发展经济为一体,多以集团、企业集中于市场经济之中;而农乡中医药文明则不然,其多以小家庭或个人、师徒为单位,作为关爱家人、亲友乃至于培养个人修行、陶冶个人情操的一种精神传播途径。

中药,来自于自然,取之于人心。《神农本草经》中,芡实被列为上品,产于江南,作为药材经常与麦麸一起炒。但对于江南人来说,把它烹饪成时令美味搬上餐桌,才是首选。芡实在民间被俗称为"鸡头米",每到芒种过后,江南水乡的老百姓们就会纷纷前往水田中挖取芡实,而这些收获的芡实不是作为经济收成的市场工具,仅仅是被药农带回家,成为一家人餐桌上的佳肴,虽不是山珍海味,却承载了家人间无与伦比的真情。糖水鸡头米、茨实排骨汤等都是民间百姓享受的美味药膳。

血竭性味甘、咸,平,具有活血定痛、化瘀止血、敛疮生肌的功效,用于跌打损伤、心腹瘀痛、外伤出血、疮疡不敛等病症的诊治,然而论及其由来,却常常鲜为人知。野生龙血树是血竭的来源之一,此树多产自热带地区,我国云南西双版纳即是其道地产区。龙血树的树干在受伤后分泌一种红色的树脂,干后如血块状,含脂木在七天的熬制中终成血竭。血竭的制作过程繁琐复杂,无人问津,仅为行走于深山中的老药农所熟谙。随着时间的流逝,野生龙血树的数目也正在逐渐减少着,那一代采药人用自己独特的方式忧虑着、保护着它们。谁也无法预料,多少年之后,懂得制作血竭的老药人将去向何方,制作血竭的传统方式又将流往何处。

自然对人类的馈赠,并不是无止境的,人类唯有心存敬畏,取之有度,及时回馈,才可谈平衡与发展。东北有三宝:人参、貂皮、鹿茸角。其中最神秘、最传奇的莫过于人参。人参,因根如人形而得名,有"百草之王"的美称,那些百年老参、千年老参,传说都是可以成精化人的灵物。而在长白山中采参人的生活,也满是神秘。目前市场上的人参多以人工种植的园参为主,但寻找到一颗野山参,却是每一位寻参人一生的夙愿。寻参艰险,常需三五人同行,"上山要遵守上山的规矩"是寻参人代代传承的家训。拜山、禁言,以木棍击打树木之音来确定方向,寻找前人留下的"兆头",找到的山参籽绝不可拿下山,必须埋回土里,等等,放山的过程中,始终充满着仪式感。"长白山采参习俗"包括了崇拜信仰、道德规范、环境意识、传统技能、专用语言、行为规则等。"靠山、吃山、养山",怀抱虔诚,顺应自然,心怀敬畏,是寻参人与本草相处的一种境界。我们道不清其间多少言语,多少纠葛,但他们对自然的姿态,是值得我们敬畏的。

白芍有着养血调经、敛阴止汗、柔肝止痛、平抑肝阳的功效。入药时需切成薄片,才能在煎煮的过程中,令有效成分充分析出,便于人体吸收。对于白芍,切工的境界至关重要。丁社如是吉尼斯纪录保持者,可以把一寸白芍切制成360片,每片不到0.1毫米。62岁的他尽管白芍切功世界第一,但却始终面临着后继无人的烦恼。颜干明是老丁唯一的徒弟,拜师5年,一寸白芍至多只能切出290余片,与师傅要求的300片,总是差之毫厘。切制白芍,伯仲就在0.1毫米之间。如此细微的差距,已与药效相关无几,但却关乎传承了千年的手艺。精益求精的中药人已于毫厘之间,求索着至臻至美的境界。

社会化进程的加快,使得"慢性呼吸道疾病"成为继心脑血管病、癌症之后

214

第三大威胁国人健康的慢性病。产自广东怀化的一种特殊本草——化橘红却能缓解人们的痛楚。《本草纲目拾遗》称其"治痰症如神"[①],果皮带有细密绒毛,是化橘红的标志。但它一旦引种他处,绒毛就会逐渐消失,药效也会大打折扣。因此,全世界只有中国化州,才能种植化橘红。58岁的李锋,是李氏橘红家族的第24代传人,深精化橘红的古法炮制,却差点因为半个世纪前的一场浩劫,而让这种手艺失传。"七爪橘红"费时费力,渐渐成了"古董"。但李峰仍像对待工艺品一样,精心修剪。她总说:"'用心把住金色火,细心烤出精品药',我爷爷把家训写在宣纸上,让我把化橘红一代一代传下去。"这朴实无华的语言,也成为制药人一生的写照。

诸药所生,皆有境界。草木有灵,人间有情。执着而专注的中国人,日复一日地播种希望,传递温情,精湛手艺,守望药魂。是他们,用平凡铸就不凡。"天人合一,至臻至善",这就是本草中国的境界。农乡中医药文化就这样与众不同地发展、传承下去,成就了不一样的医药文化。

二、当代中医药文化产业地理性分布

(一)北京同仁堂

同仁堂是全国中药行业著名的老字号,创建于1669年(清康熙八年),自1723年开始供奉御药,历经八代皇帝、300多年。在300多年的风雨历程中,历代同仁堂人始终恪守"炮制虽繁必不敢省人工,品味虽贵必不敢减物力"的古训,树立"修合无人见,存心有天知"的自律意识,造就了制药过程中兢兢业业、精益求精的严细精神,其产品以"配方独特、选料上乘、工艺精湛、疗效显著"而享誉海内外,产品行销至40多个国家和地区。

同仁堂作为中国第一个驰名商标,品牌优势得天独厚。参加了马德里协约国和巴黎公约国的注册,受到国际组织的保护。在世界50多个国家和地区办理了注册登记手续,是第一个在台湾注册的大陆商标。

同仁堂集团被国家工业经济联合会和名牌战略推进委员会推荐为最具冲击世界名牌的16家企业之一,被中宣部命名为全国文明单位和精神文明建设先进单位,集团领导班子被中组部和国务院国资委授予"四好领导班子";2004年被中宣部、国务院国资委确定为十户国有重点企业。同仁堂的商标由来与

---

① 〔清〕赵学敏著.本草纲目拾遗[M].北京:中国中医药出版社,2007.

历史文化悠久的中国有着至深的渊源。龙是至高无上的象征,同仁堂商标采用两条飞龙,代表着源远流长的中国医药文化历史,"同仁堂"作为主要图案是药品质量的象征;整个商标图案标志着北京同仁堂是国之瑰宝,在继承传统制药特色的基础上,采用现代的科学技术,研制开发出更多的新药造福人民。北京同仁堂数百年的制药精华与特色是:处方独特、选料上乘、工艺精湛、疗效显著,因而在国内外医药市场上享有盛名。

相传少年康熙曾得过一场怪病,全身红疹,奇痒无比,宫中御医束手无策,康熙心情抑郁,微服出宫散心,信步走进一家小药铺,药铺郎中只开了便宜的大黄,嘱咐其泡水沐浴,康熙按照嘱咐,如法沐浴,迅速好转,不过三日便痊愈了。为了感谢郎中,康熙写下"同修仁德,济世养生",并送给他一座大药堂,起名"同仁堂"。在同仁堂成长过程中,不断发生众多的故事。

2006 年同仁堂中医药文化进入国家非物质文化遗产名录,同仁堂的社会认可度、知名度和美誉度不断提高。同仁堂股份有限公司在中国证券报和亚商企业咨询有限公司共同主办的"中证亚商中国最具发展潜力上市公司 50强"的评比中蝉联第四,第五届排名第一。同仁堂科技发展股份有限公司是香港创业板表现最好的股票之一,企业实现了良性循环。目前,同仁堂已经形成了在集团整体框架下发展的现代制药工业、零售医药商业和医疗服务三大板块,配套形成了十大公司、两大基地、两个院、两个中心的"1032 工程"。

从最初的同仁堂药室、同仁堂药店到现在的北京同仁堂集团,经历了清王朝由强盛到衰弱、几次外敌入侵、军阀混战到新民主主义革命的历史更迭,其所有制形式、企业性质、管理方式也都发生了根本性的变化。但同仁堂经历数代而不衰,在海内外信誉卓著,树起了一块金字招牌,真可谓药业史上的一个奇迹。同仁堂的金字招牌为何可以 300 年不倒?

300 多年来,同仁堂为了保证药品质量,坚持严把选料关。在过去,北京同仁堂为了供奉御药,也为了取信于顾客,建立了严格选料用药的制作传统,保持了良好的药效和信誉。新中国成立后,同仁堂除严格按照国家明确规定的上乘质量用药标准外,对特殊药材还采用特殊办法以保证其上乘的品质。例如,制作乌鸡白凤丸的纯种乌鸡由北京市药材公司在无污染的北京郊区专门饲养,饲料、饮水都严格把关,一旦发现乌鸡的羽毛骨肉稍有变种蜕化即予以淘汰。这种精心喂养的纯种乌鸡质地纯正,气味醇鲜,其所含多种氨基酸的质量始终如一,保证了乌鸡白凤丸的质量标准。创始人乐显扬的三子乐凤鸣子承父业,于 1702 年在同仁堂药室的基础上开设了同仁堂药店,他不惜五易寒暑之功,苦钻医术,刻意精求丸散膏丹及各类型配方,分门汇集成书。乐凤鸣在该书的序言中提出"遵肘后,辨地产,炮制虽繁,必不敢省人工;品味虽贵,必不敢减物力",为同仁堂制作药品建立起严格的选方、用药、配比及工艺规范,代代相传,培育了同仁堂良好的商誉。

中成药是同仁堂的主要产品,为保证质量,除处方独特、选料上乘之外,严格精湛的工艺规程是十分必要的。如果炮制不依工艺规程,不能体现减毒或增效作用,或者由于人为的多种不良因素影响质量,不但会影响药效,甚至会使良药变毒品,危害患者的健康和生命安全。同仁堂生产的中成药,从购进原料到包装出厂,总共有上百道工序,加工每种药物的每道工序都有严格的工艺要求,投料的数量必须精确,各种珍贵细料药物的投料误差控制在微克以内。例如犀角、天然牛黄、珍珠等要研为最细粉,除灭菌外,用符合规定的罗孔数,保证粉剂的细度,此外还要颜色均匀,无花线、无花斑、无杂质。

同仁堂历经沧桑,"金字招牌"之所以长盛不衰,在于同仁堂人注重把崇高的精神、中华民族的传统文化和美德,熔铸于企业的经营管理之中,并化为员工的言行,形成了具有中药行业特色的企业文化系统。的确,"质量"与"服务"是同仁堂"金字招牌"的两大支柱,坚持质量第一、一切为了患者是同仁堂长盛不衰的最根本原因。

在许多老北京人眼里,同仁堂的命脉就在这个"仁"上。同仁堂不管炮制什么药,都是该炒的必炒、该蒸的必蒸、该炙的必炙、该晒的必晒、该霜冻的必霜冻,绝不偷工减料。像虎骨酒和"再造丸"炮制后,都不是马上就卖,而是先存放,使药的燥气减少,以提高疗效。虎骨酒制成后要先放在缸里存两年,再造丸要密封好存一年。

北京人买药,爱进同仁堂;外地人到北京旅游观光,也爱到同仁堂看看这百年老店。如今同仁堂在其落户的9个海外国家和地区,几乎都是当地最大的中药店,而且装潢讲究,体现出中华传统中医药文化的气息。在台北新店里,有不少顾客感言:"来这买药,能感受到中华文化的魅力,特别是其中这些历史和文化展区,看起来就像一个中药文化博物馆。"作为一个生产中药产品的中华老字号,同仁堂将海外开店、中医药史展示、中医坐诊与售药相结合,通过呈现给消费者一个直接了解中药的环境,增强其对中药的信任。它带给消费者的不只是一种产品,而是一种文化——重义、爱人、厚生的文化。

(二)闽南片仔癀

地处闽南金三角的传统专业中成药生产企业漳州片仔癀药业是闻名海内外的中华老字号。由漳州片仔癀药业独家生产,有着近500年历史的名贵中成药片仔癀,是人杰地灵、人称海滨邹鲁的历史文化名城漳州之珍贵特产,与八宝印泥、水仙花并称为"漳州三宝"。片仔癀商标是福建首批被认定的中国驰名商标,片仔癀还是国家一级中药保护品种,长期以来被人们作为珍贵健康礼品而相互馈赠。2007 年片仔癀还入选全国中华老字号品牌价值百强榜20 强。

漳州片仔癀药业独家中成药片仔癀的独有魅力首先体现在其悠久的历史文化底蕴。片仔癀在 500 多年前,为明朝宫廷内御用。明嘉靖三十四年(1555年),明世宗一位御医因不满朝廷专制的严嵩父子残害忠良,逃离京城,辗转到福建漳州,隐姓埋名,在漳州东郊璞山岩寺出家为僧。当时寺僧多练武习拳,舞刀弄枪,难免身伤骨损等。这位御医出身的寺僧,将其带来的宫廷秘方,采用上等麝香、天然牛黄、田七、蛇胆等名贵中药,炼制成药锭,专治热毒肿痛、跌打损伤,疗效显著,口服外敷均可,无副作用。附近百姓有伤病,寺僧也广为施治,无不药到病除,逐渐在社会上享有声誉。并因"一片即可退癀"("仔"为闽南方言中语气词,"癀"为热毒肿痛)得名"片仔癀"。由此,片仔癀被誉为佛门圣药。御医出身的寺僧临终前,将秘方传给寺院住持,代代相传,秘不外泄,成为璞山岩寺的传世之宝。后"片仔癀"秘方和制作技术传承到漳州"馨苑"茶庄。

新中国建立后,漳州"馨苑"茶庄划入医药行业。1956 年对私营工商业进行社会主义改造,馨苑茶庄与同善堂等药店组建公私合营同善堂联合制药厂。1957 年 12 月,同善堂联合制药厂与公私合营存恒联合神粬厂合并,改名为公私合营漳州制药厂,片仔癀为漳州市制药厂主要产品之一。1993 年,以漳州市制药厂为核心企业成立漳州片仔癀集团公司。1999 年底,以漳州片仔癀集团公司为主要发起人,联合其他法人单位共同设立漳州片仔癀药业股份有限公司。2003 年漳州片仔癀药业股份有限公司在上海证券交易所上市,股票名称为"片仔癀"。在企业的发展壮大过程中,独家生产的国宝名药片仔癀进一步得到了发扬光大。片仔癀因疗效显著,极受民间欢迎,闽南旧时风俗奉之为"镇宅之宝",当地人拜访长辈亲戚素有送片仔癀的习惯。随着华侨移居南洋,片仔癀声誉逐渐远播东南亚。

片仔癀最初被发现是缘于对刀枪伤痛、蜂蛇咬伤有奇效。据说 1960 年,越战期间,因片仔癀对使用抗生素疗效不高的枪伤刀创、恶疮虫毒能药到病除,令西方人大感惊异,美军大量采购片仔癀作为士兵在丛林中作战的军需,从此片仔癀在西方国家名声大振,据说这也是当时中国有关方面曾严禁片仔癀出口的谜底。

　　1972 年，中日建交，片仔癀被当作"国礼"送给田中首相，由此，引起日本民众对片仔癀的热情。由于当时两国民众交往尚未正常，许多日本民众纷纷前往或委托他人在香港购买，在香港出现排队限购片仔癀的轰动场面。1988 年，上海及其相邻省市爆发急性甲肝流行，片仔癀因疗效快，治愈率高而在上海被抢购一空，自此，片仔癀名声大振！

　　片仔癀在印尼被用于治热血病、登革热，在日本治前列腺炎，在泰国预防和治疗性病。在四川，人们发现片仔癀对吸毒人员、服用摇头丸人员症状具有明显改善作用等。片仔癀最大的神奇之处在于它始终在创造着奇迹。片仔癀的使用范围已在实际应用过程中不断扩大，许多功效还在不断地被挖掘出来，对于许多疑难病症能够"异病同治"，被誉为"国宝名药""百病克星"。

　　时至今日，当年的宫廷秘方、镇寺之宝，已成为蝉联国家金质奖、列为中药一级保护品种、首批通过原产地标记认证的著名中成药之一，多年来位居我国中成药单品种出口创汇首位，在海内外市场享誉斐然，畅销不衰。可以说，有华人的地方就有片仔癀。片仔癀不愧为中国医药宝库中的一朵奇葩！

（三）云南白药

　　云南白药集团股份有限公司（简称"云南白药"）前身为成立于 1971 年 6 月的云南白药厂。经过 30 多年的发展，公司已从一个资产不足 300 万元的生产企业成长为一个总资产 76.3 亿多，总销售收入逾 100 亿元（2010 年末），经营涉及化学原料药、化学药制剂、中成药、中药材、生物制品、保健食品、医疗器械（二类、医用敷料类、一次性使用医疗卫生用品）、日化用品等领域的云南省实力最强、品牌最优的大型医药企业集团。公司产品以云南白药系列和田七系列为主，共 10 种剂型 70 余个产品，主要销往国内、港澳、东南亚等地区，并已进入日本、欧美等国家、地区的市场。"云南白药"商标于 2002 年 2 月被国家工商行政管理总局商标局评为中国驰名商标。

　　就像可口可乐公司那张神秘配方一样，云南白药的神秘配方带给了人们无穷的想象，这也是它保持恒久魅力的秘诀之一。19 世纪末，云南民间名医曲焕章根据明、清以来流传于云南民间的中草药物，苦心钻研试验，经十载临床验证，反复改进配方，于 1902 年创制出一种伤科圣药，取名"曲焕章百宝丹"，俗称"云南白药"，并进而演化为"三丹一子"（即普通百宝丹、重升百宝丹、三升百宝丹、保险子）。而后，百宝丹的声誉由国内走向港、澳、新加坡、雅加达、仰光、曼谷、日本等地。1955 年，曲焕章的家人将此秘方献给政府，由昆明制药厂生产，改名为"云南白药"。次年，国务院保密委员会将云南白药处方及工艺列为国家级绝密资料。1971 年,云南白药厂正式成立。1995 年,云南白药被列为国家一级保护品种,保护期 20 年,这也是国内享受此种保护仅有的两个中药产品之一。

作为传统剂型,云南白药散剂已经不能充分满足现代人的需求,市场的扩展空间受到了局限。因此,云南白药公司从市场实际出发,不断开发云南白药的新剂型,先后从散剂开发出胶囊剂、酊剂、硬膏剂、气雾剂、创可贴等,使云南白药的内服和外用达到高效、方便、快捷,更适合现代人的需求。宫血宁胶囊为国内外首创,主要用于功能性子宫出血症、大小产后宫缩不良、盆腔炎、子宫内膜炎及避孕措施所致出血,是妇科止血、消炎的有效药物,已列入国家基本用药目录,是国家中药保护品种。该药也属于云南白药公司独家产品。由于产品定位清晰,且患群稳定,因此销售额也呈稳定增长的趋势。宫血宁胶囊已成为公司的第二大产品。云南白药创可贴和云南白药膏是云南白药公司两种新的产品,也是两种较具市场潜力的产品。云南白药创可贴在市场上推广以来以其凌厉的攻势,已经对创可贴大王邦迪构成巨大冲击。云南白药膏是在云南白药秘方的基础上研制而成的,也是由云南白药公司独家生产。膏剂穿透皮肤能力强的特点,使云南白药镇痛消肿、活血散瘀的功效更加突出。由于贴膏的市场需求量较之创可贴更大,因此,云南白药膏的市场前景令人憧憬。云南白药的外用药还有云南白药酊和云南白药气雾剂,市场反响也都非常不错。

不难看出,云南白药公司研发新品时充分突出了患者使用药物的方便性,内服和外用制剂相辅相成,构成了云南白药公司立体的白药体系。一直到今天,云南白药的配方仍然秘而不宣。

(四)湖南九芝堂

九芝堂股份有限公司是国家重点中药企业、湖南省重点高新技术企业、湖南省百强企业、湖南省质量管理奖企业、长沙市工业十大标志性工程龙头企业以及国家博士后科研工作站企业。

九芝堂前身"劳九芝堂药铺"创建于 1650 年。2004 年 2 月和 2006 年 9 月,"九芝堂"被国家商务部认定为"中华老字号";2008 年 6 月,九芝堂传统中药文化被列入国家级非物质文化遗产保护目录。公司主要从事补血系列、补益系列、糖尿病用药、肝炎系列等中药以及调节人体免疫力的生物制剂斯奇康的生产与销售,已经形成一个由销售过亿产品、过千万产品、迅速成长产品构成的产品阶梯,为可持续发展奠定了产品基础。主导产品驴胶补血颗粒年销售收入超过 3 亿元,位于全国天然补血类产品销售前三名;以六味地黄丸为代表的浓缩丸系列销售收入突破 2 亿元,位于全国同种产品销售前三名;斯奇康注射液销售收入 1 亿元。公司的中成药片剂、玉泉丸等浓缩丸系列产品等出口欧美、日本、东南亚等地区,其中十多种浓缩丸、片剂出口日本已将近 20 年。

　　湖南长沙的黄兴路步行街及其西侧通向湘江大道的坡子街,是条繁华的商业街,它既是新长沙的时尚名片,又因其百年老店居多,而富含湘楚文化底蕴。"北客西陕,其货毡毛之属,南客苏杭,其货绫罗古玩之属,繁华垄断,由南关至臬署前,及上下坡子街为盛。"①坡子街素以商业繁华著称,如清同治《善化县志》所记载一样,随便屈指数点,在这条街上诞生的玉和酱园、劳九芝堂、火宫殿,都是有几百年历史的名老字号。

　　上溯到 1650 年,清顺治七年,浓浓的药香是这条巷子的主打气味。一个叫劳澄的江苏吴县人看中了这块风水宝地,于是诞生了一个名叫"劳九芝堂"的药号。劳澄来到湘水之滨开药号,是立下了心愿要开辟一块新天地,用自己有限的力量,普救天下生灵。至于店名的由来,有不同的说法。一说堂号取自劳澄所绘"天香书屋图,植双桂,桂生九芝";另一说是劳氏后代继承了祖业,苦心经营,并梦见庭中桂树生出九颗灵芝得到启示而得名。不过,不管哪种说法,都显现了劳氏族人胸怀芝兰之心,并为这一美好的心愿,世世代代精心劳作,终于使家业有了发展。

　　劳澄定是位雄心勃勃的青年,离乡背井来长沙创业。他像现代商人一样,从擅长经商的生意人同乡的口碑里或从他们赚得盆满钵满的豪气里,得到启示:在长沙这个当时的江南重要商埠,只要坚守"君子之财,取之有道"的诚信根本,是可以一展宏图的。因为"劳九芝堂"拓址坡子街之时,正是清代前期。而自明朝末期到清朝中期,因长沙府"聚四方之财,供一方之利"开河通商,而江南的"浮居户"(船户)大多从事长途贩运,"江湖东西货贵贱,朝游楚州暮吴县"②,于是,楚地出现了"日夜商贩而北"③的景象,长沙则成为湖南地区最大的政治经济中心和江南的重要商埠,吸引了江苏、江西、浙江等省商户纷纷来此开号设店。

　　不曾想,"劳九芝堂"这个开堂祖师爷,却是一个饱读诗书的文人,是清代

---

　　①　〔清〕吴兆熙,〔清〕张先抡修纂.湖湘文库光绪善化县志[M].长沙:岳麓书社,2011.

　　②　〔明〕李东阳撰,周寅宾,钱振民校点.李东阳集[M].长沙:岳麓书社,1984:637.

　　③　〔明〕李东阳撰,周寅宾,钱振民校点.李东阳集[M].长沙:岳麓书社,2008.

从江苏吴县迁居长沙坡子街的一位老者,他工诗画,通医道,其画作据说还可与当世之名画家媲美。他住在坡子街原西关殿对面,靠为市民处方治病为业,闲时吟诗作画。后名声渐显,遂靠邻居借支的 300 两银子,在大门口内用石砖搭建了个简陋的柜台,开了一个无名牌的小药店。

一个外乡人,当初他开那个小药店,也应该设想过要在这里站稳脚跟,并有把家业做大做强,但是他可能没有料想到,他的这份家业竟然能够绵延 360 余年而不衰。其实这也是一个必然的延续,用当代人的说法是,因为他的"企业文化"和"企业精髓"确立和传承得十分到位。"劳九芝堂"既制药又卖药,是前厂后店式药号。劳氏家族创业伊始便制定了严格的操作规程,认真遵守,一丝不苟,从不马虎。无论是胶、丹、丸、散、饮、片,还是各种中草药的制作,均是如此。它的名气,首先应该归功于他们秘守独特处方,生产出一批批同行同名药品所不具备的"神效"成药。如根据古典药书《圣济总录》配方,采用 52 种名贵药材精制而成的"大活络丸";取自皇室太医秘方,选用上等名贵药材精工佳制的"生龙活虎精"等中成药,在清朝中叶就已负盛名。"劳九芝堂"的进货是十分考究和较真的,非正宗的药材不采,肉桂选用越南产的上桂,黄芪必到大兴安岭内蒙古库伦进货,厚朴、天麻非四川货不进,决不以乙地货充甲地货。经千里迢迢舟车辗转,历尽艰辛地把药材采购回来后,再按质分等,以质论价,决不以次充好。至于重要的环节——切制,更是十分考究,洗、润、抖、折、切制、烘烤,及至熬胶、成丸,均严守操作规程,务求质精型美。

小 结

　　中医药文化历经几千年的风雨沧桑,有历史的厚重感,更有历史的责任感。数千年的历史实践告诉我们,中医药是伟大的,一次次帮助人民战胜病邪,保卫炎黄子孙的繁衍昌盛,同时也对人类医学的发展做出了巨大的贡献。为了人类的生命健康,我们要读懂中医药文化,这不仅仅是医者的任务,也是我们每一个人的责任。

　　中医药文化是在特定的地理条件下形成和发展的,地理环境对中医药文化的特征产生了深远而持久的影响。不同的地理环境与物质条件,使人们形成了不同的生活方式和思想观念,东西有别的复杂地形地势和南北有异的气候特点,以及各地人生礼俗、岁时民俗和谚语俗语等民俗中反映出来的中医药文化内涵,使中医药文化的发生发展表现出明显的地域性差异。

　　中医药文化的形成因素繁多,它根植于五千年中国传统文化的深厚土壤之中,地域因素对其影响只是其中一个方面。俗话说"一方水土养育一方人",地理环境对中医药的产生发展、中医生处方用药,以及地方性疾病的研究有着重大影响。了解中医药区域文化特征及其形成背景、医学文化中心的形成及地域转移、中医药文化的扩散路线与融合过程,以及与中医起源、人体体质、疾病特点、药物利用、致病特点、医学流派等的关系,从人文地理学和生态社会史角度,用历史学、文献学、比较学中所运用的方法,探讨古代医家的成长、医学的发展与环境的关系,勾勒出中医药文化地理版图,以引起人们对中医学发展的环境因素的重视,把握中医生态文化区域发展的规律性,促进当代中医学的发展。

　　中医药文化是我国非物质文化遗产中极具特色的重要部分,已传播到世界许多国家和地区,成为服务于全人类生命健康的宝贵资源。中医药文化是在特定的地理条件下形成和发展的,具有悠久的历史、深厚的底蕴、丰富的内容和广泛的影响。在中华民族不断走向世界的今天,进行中医药文化地域性分布的社会生态环境研究,显得非常有价值。中医药文化在发展过程中形成了自己的独特性,地理环境对中医药文化的特征产生了深远而持久的影响。

后 记

　　本书三易其稿，今日终于定稿。收笔之际，深深感谢福建中医药大学的领导和同事们，正是他们的悉心教导和周到服务，本人才有幸中标 2012 年教育部人文社会科学规划基金项目，并在此基础上广泛收集材料，博采众家之长，完成了拙作《中医文化地理论》的初稿。

　　感谢北京中医药大学王育林教授，课题的研究方法设计和论著的写作思路直接得到了王老师的悉心教导和鞭策鼓励，使我在陷入障碍而一筹莫展的时候豁然开朗而如有神助。感谢我的学术传承导师北京中医药大学钱超尘教授和上海中医药大学段逸山教授，两位导师的严格要求和耐心指教，对书的写作起了最关键的作用。他们严谨的治学态度，站在学科前沿不断开拓的气魄，对科学强烈的探索精神，给我留下了深刻的印象，是我永远的楷模。

　　感谢中华中医药学会的学术顾问温长路教授在百忙之中拨冗为本书撰写序言，其对中医药文化传承的拳拳之心，及对后学鼎力提携的眷眷之情，无不令人动容！感谢福建中医药大学李灿东副校长、安徽中医药大学王键校长、南京中医药大学张宗明院长、福建师范大学袁勇麟院长在本书写作过程中给我提出十分精要而宝贵的意见，使我受益匪浅。

　　感谢福建中医药大学科研处和中医学院的领导和同事，在我论著写作期间给予指导和帮助；感谢厦门大学出版社的编辑老师们。本书在收集资料和写作的过程中，还得到了吴菲菲、剡龙、唐力佳、李立丽、刘启华等诸位同学的大力支持与协助，在此一并表示感谢。

　　作者功力不足，所作的论述尚不够深入、全面，实践中也有一些问题需要进一步探讨，书中还有一些有待商榷和完善之处，恳请各位专家予以批评指正。在今后的科研中，我将进一步加强学养，踏踏实实地写好文章，为中医药文化研究，为中医的传承、发展，为人类的健康事业奉献绵薄之力。

参考文献

[1] 马敏等编著.中国文化教程[M].武汉:华中师范大学出版社,2007

[2] 林亿,高保衡,孙奇整理.黄帝内经素问[M].北京:人民卫生出版社,2012

[3] 林亿等整理.灵枢经[M].北京:人民卫生出版社,2015,26

[4] 〔唐〕孙思邈撰,刘清国等主校.千金方[M].北京:中国中医药出版社,1998

[5] 史仲序.中国医学史[M].台北:"国立"编译馆,1984

[6] 黄寿祺,张善文撰.周易译注[M].上海:上海古籍出版社,2004

[7] 〔清〕王夫之著.周易外传[M].北京:中华书局,1977

[8] 〔清〕王夫之.船山思问录[M].上海:上海古籍出版社,2010

[9] 〔清〕王夫之著.张子正蒙注[M].北京:中华书局,1975

[10] 张华.中医与地理学[J].地理环境与人类,1997(11):46

[11] 黄珅,曹姗姗注评.朱子语类[M].南京:凤凰出版社,2013

[12] 饶尚宽译注.老子[M].北京:中华书局,2006

[13] 〔清〕曹廷栋撰.老老恒言[M].长沙:岳麓书社,2005

[14] 廖名春,陈兴安译注.吕氏春秋全译[M].成都:巴蜀书社,2004

[15] 〔明〕龚廷贤撰,孙洽熙等点校.寿世保元[M].北京:中国中医药出版社,1993

[16] 〔金〕张子和撰,邓铁涛,赖畴整理.儒门事亲[M].北京:人民卫生出版社,2005

[17] 〔晋〕陈寿撰,〔宋〕裴松之注.三国志[M].北京:中华书局,2005

[18] 〔明〕张介宾撰,李志庸主编.张景岳医学全书[M].北京:中国中医药出版社,1999

[19] 〔汉〕张仲景撰,何任,何若苹整理.金匮要略[M].北京:人民卫生出版社,2014

[20] 朱震亨撰.丹溪心法[M].北京:中国书店,1986

[21] 南京中医学院温病学教研组编.温病学[M].北京:人民卫生出版社,1983

[22] 〔南北朝〕陈延之撰,高文铸辑校注释.小品方[M].北京:中国中医药出版社,1995

[23] 〔明〕张介宾编著,郭洪耀,吴少祯校注.类经[M].北京:中国中医药出版社,1997

[24] 〔清〕张璐撰,张民庆等主编.张璐医学全书[M].北京:中国中医药出版社,1999

[25] 曹炳章原辑,杨金萍,谭红校.中国医学大成(2)伤寒金匮分册[M].北京:中国中医药出版社,1997

[26] 余永燕点校.中国医学源流论[M].福州:福建科学技术出版社,2003

[27] 〔魏〕王弼,韩康伯注,〔唐〕孔颖达等.黄侃经文句读·周易正义[M].上海:上海古籍出版社,1990

[28] 廖名春,陈兴安译注.吕氏春秋全译[M].成都:巴蜀书社,2004

[29] 〔隋〕杨上善撰注.黄帝内经太素[M].北京:人民卫生出版社,1965

[30] 〔宋〕成无己注.注解伤寒论[M].北京:人民卫生出版社,2004

[31] 张锡纯著.医学衷中参西录[M].立达医院,1920

[32] 〔晋〕郭璞注.山海经[M].上海:上海古籍出版社,2015

[33] 王云五,朱经农主编.礼记[M].北京:商务印书馆,1947

[34] 〔明〕陈嘉谟撰.本草蒙筌[M].北京:人民卫生出版社,1988

[35] 〔清〕徐灵胎著,刘洋校注.医学源流论[M].北京:中国中医药出版社,2008

[36] 〔元〕王好古撰,崔扫麈,尤荣辑点校·汤液本草[M].北京:人民卫生出版社,1987

[37] 〔宋〕寇宗奭编著.本草衍义[M].北京:商务印书馆,1937

[38] 〔汉〕刘安等著,〔汉〕高诱注.淮南子[M].上海:上海古籍出版社,1989

[39] 〔清〕陈士铎著,张灿炝等点校.石室秘录[M].北京:中国中医药出版社,1991

[40] 〔汉〕郑玄注,〔唐〕陆德明释文.周礼[M].北京:北京图书馆出版社,2005

[41] 〔春秋〕孔子著,周秉钧注译.尚书[M].长沙:岳麓书社,2001

[42] 〔唐〕孙思邈撰,刘清国等主校.千金方[M].北京:中国中医药出版社,1998

［43］皇甫谧撰.帝王世纪［M］.北京:中华书局,1985

［44］〔清〕杨维仁著.医学阶梯［M］.海口:海南出版社,2000

［45］孙广仁主编.中医基础理论［M］.北京:中国中医药出版社,2007

［46］〔清〕吴谦等纂.医宗金鉴［M］.上海:上海古籍出版社,1991

［47］匡调元著.人体新系猜想［M］.上海:上海中医药大学出版社,2004

［48］季成叶主编.儿童少年卫生学［M］.北京:人民卫生出版社,2003

［49］金晓峰,陈志强编.体育科研——设计方法与数据分析［M］.杭州:浙江
大学出版社,2003

［50］〔美〕P.G.柏格曼(Peter G. Bergmann)著,张镇九,涂成焱译.引力之谜
［M］.北京:科学出版社,1999

［51］戴霞主编.越吃越瘦的秘密瘦身宝典大公开［M］.北京:中国医药科技出
版社,2014

［52］廖名春,陈兴安译注.吕氏春秋全译［M］.成都:巴蜀书社,2004

［53］〔明〕吴有性著,孟澍江杨进点校.温疫论［M］.北京:人民卫生出版
社,1990

［54］〔明〕李时珍著.濒湖脉学［M］.北京:中国中医药出版社,2007

［55］〔宋〕陈直撰,〔元〕邹铉终增.寿亲养老新书［M］.北京:北京中国书店出
版社,1986

［56］〔宋〕周守忠纂集,韩靖华校点,〔明〕胡文焕辑,孙炜华校点.养生类纂类
修要诀［M］.上海:上海中医学院出版社,1989

［57］〔明〕李中梓著,顾宏平校注.医宗必读［M］.北京:中国中医药出版
社,1998

［58］曹炳章原辑,张琨校.中国医学大成3诊断针灸分册［M］.北京:中国中
医药出版社,1997

［59］〔明〕徐春甫编集.古今医统大全中［M］.合肥:安徽科学技术出版
社,1995

［60］张仲景,吴鞠通等著.中医四大名著［M］.北京:新世界出版社,2009

［61］〔魏〕嵇康著.嵇中散集［M］.北京:商务印书馆,1940

［62］〔汗〕戴德辑.大戴礼记［M］.济南:山东友谊出版社,1991

［63］〔清〕叶天士.临证指南医案［M］.北京:中国中医药出版社,2008

［64］〔明〕虞抟原著,郭瑞华等点校.医学正传［M］.北京:中医古籍出版
社,2002

［65］蒋庆选编,中华孔子学会组编.《易经》选［M］.北京:高等教育出版

社,2004

[66]〔上古〕轩辕黄帝著.阴符经[M].北京:中国文史出版社,1999

[67]〔唐〕吴兢著.贞观政要[M].南京:凤凰出版社,2010

[68]〔战国〕庄周著,王岩峻,吉云译注.庄子[M].太原:山西古籍出版社,2003

[69]汪忠长著.周易六十四卦浅解[M].北京:当代世界出版社,2005

[70]刘晓艺校点.管子[M].上海:中国古籍出版社,2015:

[71]〔清〕吴楚材等.古文观止[M].上海:上海古籍出版社,2002

[72]〔元〕朱丹溪撰,田思胜校注.丹溪心法[M].北京:中国中医药出版社,2008

[73]〔清〕陈念祖(修园)著.南雅堂医书全集[M].上海:锦章图书局,1955

[74]〔战国〕扁鹊.难经[M].北京:学苑出版社,2014

[75]〔东汉〕郑玄注,常秉义编.易纬解释易经[M].乌鲁木齐:新疆人民出版社,2000

[76]赵爽注,甄鸾重述,刘徽注,李淳风注释.周髀算经[M].上海:上海古籍出版社,1990

[77]严斯信著.尚书尧典今绎[M].昆明:云南人民出版社,2010

[78]〔汉〕班固著,马玉山,胡恤琳选注.汉书[M].太原:山西古籍出版社,2004

[79]上海师范大学古籍整理研究所校点.国语[M].上海:上海古籍出版社,1998

[80]〔汉〕王充著.论衡[M].北京:商务印书馆,1934

[81]〔清〕唐容川著,王咪咪,李林主编.唐容川医学全书[M].北京:中国中医药出版社,1999

[82]〔宋〕李杲著.内外伤辨惑论[M].北京:人民卫生出版社,1959

[83]黄奭编.神农本草经[M].北京:中医古籍出版社,1982

[84]〔南朝·梁〕陶弘景编,尚志钧,尚元胜辑校.本草经集注辑校本[M].北京:人民卫生出版社,1994

[85]〔唐〕苏敬等撰.新修本草[M].上海:上海古籍出版社,1996

[86]〔唐〕蔺道人撰,王育学点校.理伤续断方[M].沈阳:辽宁科学技术出版社,1989

[87]〔清〕徐灵胎著,刘洋校注.医学源流论[M].北京:中国中医药出版社,2008

[88] 刘晓艺校点.管子[M].上海:中国古籍出版社,2015

[89] 石成金编著.长生秘诀[M].上海:道德书局,1935

[90] 方春阳主编.中国养生大成[M].长春:吉林科学技术出版社,1992

[91] 〔明〕刘文泰纂.本草品汇精要[M].北京:人民卫生出版社,1982

[92] 〔南朝·梁〕陶弘景编,尚志钧,尚元胜辑校.本草经集注辑校本[M].北京:人民卫生出版社,1994

[93] 〔唐〕苏敬等撰.新修本草[M].上海:上海古籍出版社,1996

[94] 胡世林主编.中国道地药材论丛[M].北京:中医古籍出版社,1997

[95] 〔明〕刘文泰纂.本草品汇精要[M].北京:人民卫生出版社,1982

[96] 〔清〕徐灵胎著,刘洋校注.医学源流论[M].北京:中国中医药出版社,2008

[97] 〔后魏〕贾思勰著.齐民要术[M].北京:蓝天出版社,1999

[98] 〔宋〕沈括撰.梦溪笔谈[M].上海:上海书店出版社,2003

[99] 陈淏子辑.花镜[M].北京:中华书局,1956

[100] 兰茂撰.滇南本草[M].北京:中国中医药出版社,2013

[101] 朱国豪,杜江编著.土家族医药[M].北京:中医古籍出版社,2006

[102] 〔明〕陈实功编著.外科正宗[M].北京:人民卫生出版社,1956

[103] 邓柳胜,叶国译注.曲礼[M].广州:广州出版社,2001

[104] 〔清〕徐大椿著.难经经释[M].南京:江苏科学技术出版社,1985

[105] 〔元〕脱脱等撰.金史[M].北京:中华书局,1975

[106] 任应秋主编.中医各家学说[M].上海:上海科学技术出版社,1980

[107] 〔清〕程国彭撰.医学心悟[M].上海:上海古籍出版社,1996

[108] 王任之著述,张文康(总)主编,王宏毅,王怀英编著.中国百年百名中医临床家丛书王任之[M].北京:中国中医药出版社,2001

[109] 〔清〕费伯雄著,李铁君点校.医方论[M].北京:中医古籍出版社,1987

[110] 〔汉〕许慎撰.说文解字[M].上海:上海古籍出版社,上海世纪出版股份有限公司,2007

[111] 〔清〕马培之著.马培之外科医案[M].上海:千顷堂书局,1955

[112] 张元凯等编纂.孟河四家医集[M].南京:江苏科学技术出版社,1985

[113] 王怀隐等编.太平圣惠方[M].北京:人民卫生出版社,1958

[114] 〔宋〕张致远同辑,(元释)继洪纂修.岭南卫生方[M].3卷.北京:中医古籍出版社,1983

[115] 何梦瑶编.医碥[M].北京:中国中医药出版社,2009

[116] 谢观著,余永燕点校.中国医学源流论[M].福州:福建科学技术出版社,2003

[117]〔元〕曾世荣撰,田代华整理.活幼心书[M].北京:人民卫生出版社,2006

[118] 曾勇编著.湘医源流论[M].长沙:湖南科学技术出版社,1991

[119]〔清〕罗国纲撰.罗氏会约医镜[M].北京:中国中医药出版社,2015

[120] 李聪甫,刘炳凡编著.金元四大医家学术思想之研究[M].北京:人民卫生出版社,1983

[121] 刘炳凡编著.脾胃学真诠[M].北京:中医古籍出版社,1993

[122] 吴汉仙著.医界之警铎[M].中医书局出版社,1931

[123]〔清〕张隐庵撰述,东山居士校正.侣山堂类辨[M].上海:千顷堂书局,1935

[124]〔清〕张飞畴著.伤寒兼证析义[M].上海:大东书局,1936

[125]〔汉〕张仲景原著,〔晋〕王叔和撰次,〔宋〕成无己注释,〔清〕张卿子参订.张卿子伤寒论[M].上海:大东书局,1936

[126] 张介宾.景岳全书·阳不足再辨.见:胡国臣主编.明清名医全书大成·张景岳医学全书[M].北京:中国中医药出版社,1998

[127] 罗美.古今名医汇粹·卷一一·论集·赵养葵火为先天论.见:中华医典.[M].长沙:湖南电子音像出版社,2002

[128]〔清〕赵学敏著.本草纲目拾遗[M].北京:中国中医药出版社,2007

[129]〔清〕吴兆熙,〔清〕张先抢修纂.湖湘文库光绪善化县志[M].长沙:岳麓书社,2011

[130]〔明〕李东阳撰,周寅宾,钱振民校点.李东阳集[M].长沙:岳麓书社,2008

[131] 余甘霖,陈代斌主编.长江三峡中医药文化研究[M].北京:中国中医药出版社,2010

[132] 肖林榕主编.福建民俗与中医药文化[M].北京:科学出版社,2010

[133]〔汉〕班固著,陈立疏证.白虎通义[M].北京:商务印书馆,1937

[134] 陈云岗.光大与消亡——地域文化之存在价值[J].西北美术,1999(3):6-7

[135] 郑洪.中医地域医学研究刍论[C].全国第十一届中医医史文献学术研讨会论文集,2008:235-239

[136] 何其灵,朱邦贤.中医学的文化视野考察(续)——近十余年中医文化研

究回顾[J].医古文知识,2001,18(2):8-11

[137] 薛颖.高原地区慢性阻塞性肺疾病的辨证特点及施护对策[J].辽宁中医杂志,2006,33(10):1350-1351

[138] 呼永河,钟梁,杨宇,等.从湿立论辨治腹泻[J].西南国防医药,2011,21(6):677-678

[139] 王侃,秦霖.气候因素对中医学形成和发展的影响[J].中华医史杂志,2004,34(2):93-96

[140] 冯乾坤,张慧丽,王寅鹏,等.中药资源保护中突出问题与应对策略[J].长春中医药大学学报,2010,26(2):288-289

[141] 刘杰书.恩施州自然环境与天然药物资源的研究[J].时珍国医国药,2005,16(5):444-447

[142] 冯乾坤,张慧丽,王寅鹏,等.中药资源保护中突出问题与应对策略[J].长春中医药大报,2010,26(2):288-289

[143] 姚洁敏,郎卿,严世芸,等.历代医家学说中的传统文化[J].中医教育,2011,30(2):59-62

[144] 彭芳胜,田华咏,滕建卓,等.土家医方剂学研究[J].中医药导报,2007,13(7):105-107

[145] 安春平,车离,程伟.古代中医学传承方式的变迁[J].中医药学报,2004,03:80-82

[146] 田野,王清,李国平,等.中国体育科学学科发展综合报告(2006—2007)[J].体育科学,200(4):3-14

[147] 李纪江,蔡睿.地域划分与体质地域分布特征现状综述[J].四川体育科学,2010,6(2):79-81;89

[148] 谭素娟,王蕊芳.对中医学重视地理环境的探究[J].中华中医药学刊,2008,26(8):1661-1662

[149] 薛丽飞.自然环境对人体体质的研究进展[J].江西中医学院学报,2006,6(18):72-73

[150] 杨响光,李颖慧.体质与养生[J].党政论坛(干部文摘),2014,(3):35

[151] 曾超,彭丹凤.简议土家医学文化的特点[J].中国民族医药杂志,2008,14(5):1-5

[152] 钱韵旭,李莉,李晓蕾,等.与地理环境息息相关的傣族传统医药[J].中国民族民间医药,2010(21):8,10

[153] 冯丽梅,鲁兆麟.我国医学流派时空变迁分析[J].陕西中医,2007,28

(3):311-313

[154] 吴云霞.新安医学与"和"文化[J].中医药临床杂志,2010,22(4):356

[155] 张琪,曹震,周奇峰,等.孟河医派传承特色探析[J].江苏中医药,2010,42(12):1-4

[156] 丁宝刚,孟庆刚.地理和文化环境对中医医者认知方式的影响[J].中华中医药学刊,1999,29(11):2440-2442

[157] 庄立会.地理阻隔在地域文化形成中的作用探析[J].文山师范高等专科学报,2009,22(3):16-18

[158] 李纪江,蔡睿.地域划分与体质地域分布特征现状综述[J].四川体育科学,2010(2):79-81,89

[159] 李海霞,王阶,何庆勇.不同地域血瘀证比较研究[J].辽宁中医杂志,2007(7):250-252

[160] 关北光.沿长江流域不同地势四省份老年人病种的地域特征[J].环境与职业医学,2009,26(4):381-383

[161] 呼永河,钟梁.四川地区湿热证候探讨[J].西南国防医药,2011,21(2):180

[162] 光磊,邢秋菊.引发克山病和大骨节病的地理环境因素分析[J].山西师范大学学报,2004,18(6):81-86

[163] 陈沛沛,季伟苹."海派中医"特征及上海中药老字号[J].中医药文化,2007,2(6):27-29

[164] 俞志鹏,唐艳湘,王文敏.中国云南佤族人群癫痫流行病学调查[J].中华流行病学杂志,2009,30(1):95-96

[165] 高日阳.中医药天人相应整体观的文化内涵[J].国医论坛,2004,19(3):11-12

[166] 李莉,李晓蕾.与地理环境息息相关的傣族传统医药[J].中国民族民间医药,2010,(21):8,10

[167] 刘杰书.恩施州自然环境与天然药物资源的研究[J].时珍国医国药,2005,16(5):444-447

[168] 高日阳.岭南中医药地域文化特色浅谈[J].国医论坛,2008,23(1):44-46

[169] 竹剑平,张承烈,胡滨等."钱塘医派"对《伤寒论》研究的贡献[J].浙江中医学院学报,2004,28(4):3-5

[170] 王侃,秦霖.气候因素对中医学形成和发展的影响[J].中华医史志,

2004,34(2):93-96

[171] 朱平安,孙曼云.中医与中国文化[J].十堰大学学报(社科版),1994
(4):12-16

[172] 鞠宝兆.《内经》医学地理学思想与应用[C].中华中医药学会2009年中
医运气学学术研讨会论文集,2009:96-101

[173] 巩克波.体质与鼻衄[D].山东中医药大学,2006

[174] 张亚军,王琦,杨巧芳,等.中医体质的流行病学研究进展[C].中华中医
药学会第六届全国中医体质学术研讨会暨2008国际传统医药创新与
发展态势论坛论文集,2008:24-30

[175] 金锡鹏,洪新宇.环境因素与人体衰老[C].2002年环境与职业医学中
美学术研讨会,2002:52-55

[176] 张清苓,姜元安,朱济英,等.天年颐养赖五味——结合老年人的生理特
点谈谈中医食疗保健[C].第八届国际营养药膳高层论坛,2009:
112-116

[177] 李夏.帛书《黄帝四经》研究[D].山东大学,2007:10

[178] 巩克波.体质与鼻衄[D].山东中医药大学,2006

[179] 赵加强.中医体质的文献研究[D].成都中医药大学,2008

[180] 冯天瑜.中国古文化的土壤分析[N].光明日报,1986-2-17